AF137834

G. Kautz ▪ K. Rick ▪ M. Sandhofer ▪ (Hrsg.) **Photoepilation**

G. KAUTZ
K. RICK
M. SANDHOFER

(Hrsg.)

Photo-
epilation

Zur Praxis
der Haarentfernung
mit Licht- und
Lasersystemen

Mit Beiträgen von

H.-P. BAUM, M. DROSNER, A. FRATILA, B. GREVE,
M. HEILIGER, R. HOFFMANN, S. HOFFMANN,
U. HOHENLEUTNER, I. KAUTZ, G. KAUTZ, C. KUNTE,
S. LORENZ, C. RAULIN, K. RICK, M. SANDHOFER,
J. SCHNEIDER, C. SCHROETER, CH. SMITH, S. STANGL,
M. TALIB, A. TROILIUS, C. TROILIUS, H. WOLFF,
W.-I. WORRET

Mit 212 farbigen Abbildungen
und 38 Tabellen

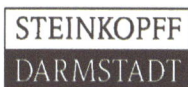

Dr. med. Gerd Kautz
Praxis für Dermatologie, Venerologie,
Allergologie, Umweltmedizin
Zentrum für Haut- und Lasertherapie
Am Markt 3, 54329 Konz

Dr. rer. biol. hum. Kai Rick
Europäisches Patentamt
Medizintechnik
Bayer Straße 34, 80335 München

Dr. med. Matthias Sandhofer
Praxis und Klinik für Dermatologie,
Venerologie und Dermatochirurgie
Starhemberger Straße 12, 4020 Linz
Österreich

ISBN 978-3-642-62300-4   ISBN 978-3-7985-1951-0 (eBook)
DOI 10.1007/978-3-7985-1951-0

Bibliografische Information Der Deutschen Bibliothek
Die Deutsche Bibliothek verzeichnet diese Publikation in der Deutschen Nationalbibliografie;
detaillierte bibliografische Daten sind im Internet über <http://dnb.ddb.de> abrufbar.

Dieses Werk ist urheberrechtlich geschützt. Die dadurch begründeten Rechte, insbesondere die der Übersetzung, des Nachdrucks, des Vor-
trags, der Entnahme von Abbildungen und Tabellen, der Funksendung, der Mikroverfilmung oder der Vervielfältigung auf anderen Wegen
und der Speicherung in Datenverarbeitungsanlagen, bleiben, auch bei nur auszugsweiser Verwertung, vorbehalten. Eine Vervielfältigung
dieses Werkes oder von Teilen dieses Werkes ist auch im Einzelfall nur in den Grenzen der gesetzlichen Bestimmungen des Urheberrechtsgesetzes der Bundesrepublik Deutschland vom 9. September 1965 in der jeweils geltenden Fassung zulässig. Sie ist grundsätzlich vergü-
tungspflichtig. Zuwiderhandlungen unterliegen den Strafbestimmungen des Urheberrechtsgesetzes.

www.steinkopff.springer.de

© Springer-Verlag Berlin Heidelberg 2004
Ursprünglich erschienen bei Steinkopff Verlag Darmstadt 2004
Softcover reprint of the hardcover 1st edition 2004

Die Wiedergabe von Gebrauchsnamen, Handelsnamen, Warenbezeichnungen usw. in diesem Werk berechtigt auch ohne besondere Kennzeichnung nicht zu der Annahme, dass solche Namen im Sinne der Warenzeichen- und Markenschutz-Gesetzgebung als frei zu betrachten
wären und daher von jedermann benutzt werden dürften.

Produkthaftung: Für Angaben über Dosierungsanweisungen und Applikationsformen kann vom Verlag keine Gewähr übernommen werden.
Derartige Angaben müssen vom jeweiligen Anwender im Einzelfall anhand anderer Literaturstellen auf ihre Richtigkeit überprüft werden.

Umschlaggestaltung: Erich Kirchner, Heidelberg

SPIN 10920381   105/7231-5 4 3 2 1 0 – Gedruckt auf säurefreiem Papier

Vorwort

Die Laser- und IPL-Technologien haben die Möglichkeiten der Epilation in den letzten Jahren entscheidend verändert. Der enorme technische Fortschritt macht es jedoch nicht einfach, sich einen Überblick über den Einsatz dieser Technologien und den aktuellen Stand der Forschung zu verschaffen. Daneben ist es schwierig, sich bei ständig neuen Angeboten unterschiedlicher Laser- und IPL-Geräten bei häufig fehlenden wissenschaftlichen Studien für die geeigneten Geräte zu entscheiden.

Die Laser- und IPL-Technologie wird im vollen Umfang nur von verhältnismäßig wenigen Dermatologen in Klinik und Praxis angeboten. Die Zahl der Anwender steigt jedoch in den letzten Jahren rapide an. Daraus und aus der Tatsache, dass die Laser- und IPL-Therapie noch kein Bestandteil des Medizinstudiums   und der späteren Ausbildung ist, ergibt sich auch ein großer Fortbildungsbedarf.

Dieses Buch soll den Einstieg in die Photoepilation ermöglichen. Es stellt den gegenwärtigen wissenschaftlichen Stand und die persönlichen Erfahrungen der Autoren auf dem Gebiet der Haarforschung und der Laser- und IPL-Technologie dar. Neben den wissenschaftlichen Informationen sollen auch praktische Hilfestellungen für den Praxisalltag gegeben werden. Es ist jedoch zu bedenken, dass die angegebenen Parameter und Einstellungen nicht unreflektiert übernommen werden können. Sogar bei identischen Systemen können die Behandlungsparameter variieren. Dies sollte auch in der täglichen Anwendung immer wieder bedacht und anhand des Therapieverlaufes sorgsam überprüft werden.

Zum jetzigen Zeitpunkt ist es noch nicht möglich, sämtliche Fragestellungen der Photoepilation bis ins Detail zu klären. Weitere Grundlagenforschungen und eine rege Diskussion der Ergebnisse auf dem jungen Gebiet der Laser- und IPL-Therapie müssen in den nächsten Jahren unbedingt folgen.

Durch die Mitarbeit vieler europäischer Haar- und Laserspezialisten sind Überschneidungen und Wiederholungen in einzelnen Kapiteln nicht zu vermeiden. Dadurch kann sich jedoch der Laser- und Blitzlampenanwender gezielt und inhaltlich abgeschlossen zu einzelnen Fragestellungen orientieren.

Besonders möchten wir uns bei allen Autoren für die Einbringung ihrer Spezialkenntnisse bedanken. Nur durch ihre Mitarbeit war es möglich, erstmals ein solch umfassendes Buch zur Photoepilation zusammenzustellen.

Großer Dank gilt unseren Familien, Freunden, Mitarbeitern und hilfreichen Geistern, die uns in den letzten arbeitsreichen Monaten intensiv unterstützt haben.

Besonders bedanken möchten wir uns bei Herrn Walter Baumeister und Herrn Klaus Koch für die graphische Gestaltung und technische Unterstützung.

Wir freuen uns, dass das Buch jetzt im Steinkopff Verlag erscheint und danken Frau Dr. Gertrud Volkert und ihrem Team für die konstruktive Zusammenarbeit.

Nur durch das Einverständis der abgebildeten Patienten war es uns möglich, praxisnah mit vielen Bilddokumentationen die Behandlungsmöglichkeiten der Photoepilation darzustellen. Ausdrücklich möchten wir uns daher auch bei diesen Patienten für die Unterstützung bedanken.

Über konstruktive Kritik würden wir uns freuen. Daneben sind die Autoren an der Zusendung neuester wissenschaftlicher Ergebnisse oder Erfahrungen sehr interessiert. Die ständige Auseinandersetzung mit dem Thema der Photoepilation wird zu einer weiteren Verbesserung der Behandlungen führen und damit dem Wohle der Patienten dienen.

Konz, im Mai 2004

GERD KAUTZ
KAI RICK
MATTHIAS SANDHOFER

Inhaltsverzeichnis

Autorenverzeichnis

Priv.-Doz. Dr. med. HANS-PETER BAUM
Institut für Pathologie
Hochstraße 7
66482 Zweibrücken

Priv.-Doz. Dr. med. MICHAEL DROSNER
Cutaris Zentrum für Haut-, Venen-
und Lasermedizin
Candidplatz 11
81543 München

Dr. med. ALINA FRATILA
Praxisklinik für Dermatologie,
Dermatochirurgie und Laserchirurgie
Friedrichstraße 57
53111 Bonn

Dr. med. BÄRBEL GREVE
Laserklinik Karlsruhe und Praxis für
Dermatologie, Venerologie, Allergologie,
Phlebologie
Kaiserstraße 104
76133 Karlsruhe

Dr. med. MATTHIAS HEILIGER
Praxis für Gynäkologie
Karlsgraben 15
52064 Aachen

Prof. Dr. med. ROLF HOFFMANN
Universitäts-Hautklinik Marburg
Deutschhausstraße 9
35033 Marburg

Dr. med. STEFFEN HOFFMANN
Praxis für Chirurgie
Wehlener Straße 31
01279 Dresden

Prof. Dr. med. ULRICH HOHENLEUTNER
Dermatologische Klinik
Universität Regensburg
Franz-Josef-Strauß-Allee 11
93053 Regensburg

Dr. med. INGRID KAUTZ
Praxis für Dermatologie, Venerologie,
Allergologie, Umweltmedizin
Zentrum für Haut- und Lasertherapie
Am Markt 3
54329 Konz

Dr. med. GERD KAUTZ
Praxis für Dermatologie, Venerologie,
Allergologie, Umweltmedizin
Zentrum für Haut- und Lasertherapie
Am Markt 3
54329 Konz

Dr. med. CHRISTIAN KUNTE
Klinik und Poliklinik für Dermatologie
und Allergologie
Ludwig-Maximilians-Universität München
Frauenlobstraße 9
80337 München

Dr. med. SUSANNE LORENZ
Dermatologische Klinik
Universität Regensburg
Franz-Josef-Strauß-Allee 11
93053 Regensburg

Priv.-Doz. Dr. med. CHRISTIAN RAULIN
Laserklinik Karlsruhe und Praxis für
Dermatologie, Venerologie, Allergologie
und Phlebologie
Kaiserstraße 104
76133 Karlsruhe

Dr. rer. biol. hum. KAI RICK
Europäisches Patentamt
Medizintechnik
Bayer Straße 34
80335 München

Dr. med. MATTHIAS SANDHOFER
Praxis und Klinik für Dermatologie,
Venerologie und Dermatochirurgie
Starhemberger Straße 12
4020 Linz, Österreich

Dipl. Kaufm. JÜRGEN SCHNEIDER
Hauptstraße 119
55743 Idar-Oberstein

Dr. med. CAREEN SCHROETER
Medisch Centrum Maastricht
Becanusstraat 17
6216 Maastricht, The Netherlands

Dr. med. CHRISTINA SMITH
Boston Consulting Group
Ludwig-Straße 21
80539 München

Dr. med. SABINE STANGL
Cutaris Zentrum für Haut-,Venen-
und Lasermedizin
Candidplatz 11
81543 München

MATTHIAS TALIB
Rechtsanwalt
Im Kirschgarten 16
65187 Eppstein

Dr. med. AGNETA TROILIUS, PhD
Plastikkirurgi Centrum
Abt. Laser-Dermatologie
Regementsgatan 35
21753 Malmoe, Sweden

Dr. med. CARL TROILIUS
Plastikkirurgi Centrum
Abt. Laser-Dermatologie
Regementsgatan 35
21753 Malmoe, Sweden

Prof. Dr. med. HANS WOLFF
Klinik und Poliklinik für Dermatologie
und Allergologie
Ludwig-Maximilians-Universität München
Frauenlobstraße 9
80337 München

Prof. Dr. med. WOLF-INGO WORRET
Klinik und Poliklinik für
Dermatologie und Allergologie
der technischen Universität München
Biedersteiner Straße 29
80802 München

1

Einführung

Einführung

M. SANDHOFER

EINLEITUNG

Millionen Menschen entfernen sich täglich unerwünschte Haare. Kulturelle Normen aber auch aktueller „Lifestyle" diktieren oft das Verlangen, normal wachsendes Haar zu beseitigen. Die meisten europäischen und auch amerikanischen Frauen bevorzugen haarlose Beine, Achsel- und Bikinizonen. Männer wiederum bevorzugen die Entfernung der Haare am Rücken und an den Schultern. Zudem gilt derzeit der „haarlose Waschbrettbauch" als Schönheitsideal!

In anderen Kulturkreisen wie in Japan wünschen sich z. B. Männer und Frauen die Entfernung der Körperhaare. Nicht zu vergessen die Vielzahl an Hirsutismus leidender Frauen, die trotz hormoneller Substitution und anderer medizinischer Maßnahmen still und geduldig ihr Erscheinungsbild hinnehmen müssen. Transsexuelle stellen zwar nur eine kleine Randgruppe dar, sie fordern jedoch um so heftiger die Entfernung ihrer unerwünschten Haare.

Medizinische und ästhetische Haarentfernung

Die Haarentfernung durch Rasur, Zupfen, Wachsen, Nadelepilation oder chemische Enthaarungsmittel ist schmerzhaft bzw. häufig von Nebenwirkungen begleitet, wobei der Erfolg häufig unbefriedigend und von kurzer Dauer ist.

Zudem sind es die Follikulitiden und allergische Kontaktdermatitiden, die eine weitere Herausforderung für die gepeinigten Patienten darstellen. Elektrolyse und Thermolyse können zwar langzeitig Haare entfernen, es ist jedoch nahezu unmöglich, die gesamte follikuläre Einheit damit zu zerstören, sodass fast immer mit einem Nachwachsen zu rechnen ist. Die gesetzten Läsionen führen häufig zu sichtbaren oder unsichtbaren Vernarbungen. Spätere Laseranwendungen in diesem Gebiet werden dadurch erschwert und betroffene Patienten sollten entsprechend aufgeklärt werden.

Es ist daher ein alter Traum der kosmetischen und pharmakologischen Industrie, Mittel und Wege zu finden, um ungewünschten Haarwuchs permanent zu beseitigen. Die Etablierung von Lasersystemen, die Haarfollikel destruieren können, sollten diesen Traum erfüllen. In den letzten Jahren wurde eine Reihe von Laserverfahren entwickelt, um Langzeitenthaarungen zu ermöglichen. Dazu wurde vor allem das Prinzip der selektiven Photothermolyse verwendet. Eine Unzahl von Firmen bewerben heute verschiedene Lasersysteme: vom Rubin über ▶

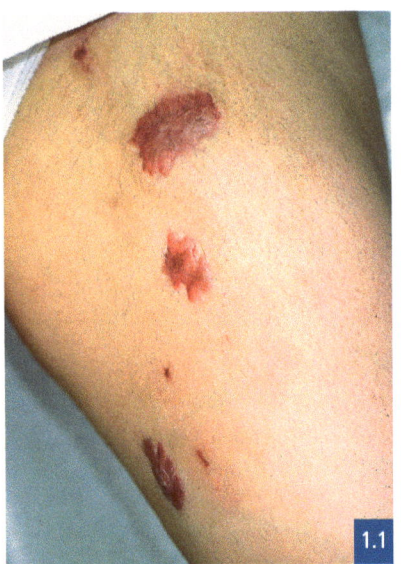

Hypertrophe Narben nach Verbrennungen Status nach Laserepilation Innenseite Oberschenkel.

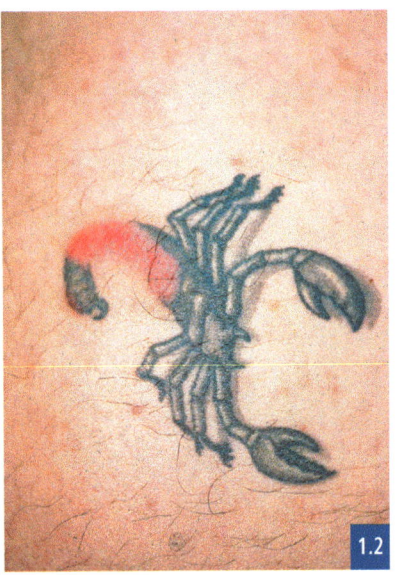

„Mitbehandlung" einer Tätowierung am Rücken im Rahmen einer Laserepilation.

Alexandrit, diversen Diodenlasern bis hin zum langwelligen Neodym-YAG-Laser und weitere auf der Blitzlampentechnologie basierende Systeme.

Die Technologie wie auch die Behandlungskontrolle sind für uns relativ neu. Endgültige und objektive Daten der vorhandenen Systeme sind nur teilweise vorhanden oder mit Vorsicht zu betrachten. Darüber hinaus stellen sich folgende klinische und viele weitere Fragen:

- Welcher Teil des Follikels muss getroffen werden?
- Ist es möglich, pigmentarmes Haar zu behandeln?
- Soll in einer bestimmten Zyklusphase interveniert werden?
- Welche Behandlungsintervalle sind ideal?
- Kann eine Permanentepilation überhaupt erzielt werden?

Um die Erwartungen unserer Patienten realistisch zu gestalten, ist es notwendig, die Ergebnisse der vorliegenden Studien zu vermitteln. Noch wichtiger ist es jedoch, die Patienten über mögliche Nebenwirkungen aufzuklären (Abb. 1.1).

Da es sich bei Epilationslasern um durchaus potente Lasersysteme handelt, sind photobiologische, physikalische und dermatologische Grundkenntnisse des Behandlers absolut erforderlich. Die Patienten sollten vor allem über die Nebenwirkungen bezüglich des Pigmentsystems, Verbrennungen und daraus resultierender Vernarbungen und Infektionen sowie über die Schmerzqualität der Anwendung informiert werden (Abb. 1.2). Die Verantwortung für die Therapie sollte nicht an eine Hilfskraft delegiert werden. Die jeweiligen Indikationen und Energieflüsse der Lasergeräte sollten immer von einem Arzt bestimmt werden. Zudem sollte die Behandlung während der günstigsten Jahreszeit vorgenommen werden.

Die Laserepilation steckt trotz ihrer Bekanntheit noch in den Kinderschuhen. Die vorliegenden Lanzeitergebnisse sind viel versprechend. Eine wissenschaftliche Auseinandersetzung mit der Thematik der Enthaarung erscheint auch weiterhin erforderlich.

Letztlich müssen wir generell die Anwendungstechniken verstehen lernen, um Patienten mit unerwünschtem Haarwuchs zufrieden stellend behandeln zu können.

2

Grundlagen

Biologie des Haarfollikels

R. HOFFMANN

EINLEITUNG

Außer durch ihre biologische Schutzfunktionen spielen Haare eine wichtige psychosoziale Rolle in unserer Gesellschaft. Es ist daher nicht überraschend, dass das Verlangen nach Medikamenten, die Wachstum und Aussehen von Haaren beeinflussen, zwar zu einem lukrativen Markt geführt hat, aber bislang nur zu wenigen wirklich wirksamen Mitteln. Es kann aber davon ausgegangen werden, dass aus neuesten Fortschritten in unserem Verständnis über die Biologie und Pathologie des Haarfollikels effektivere Therapieformen resultieren werden. Dieses bessere Verständnis wird auch dazu beitragen, die derzeitigen Konzepte zur Laserepilation zu verbessern. Mögliche Ansatzpunkte sollen im Folgenden dargestellt werden.

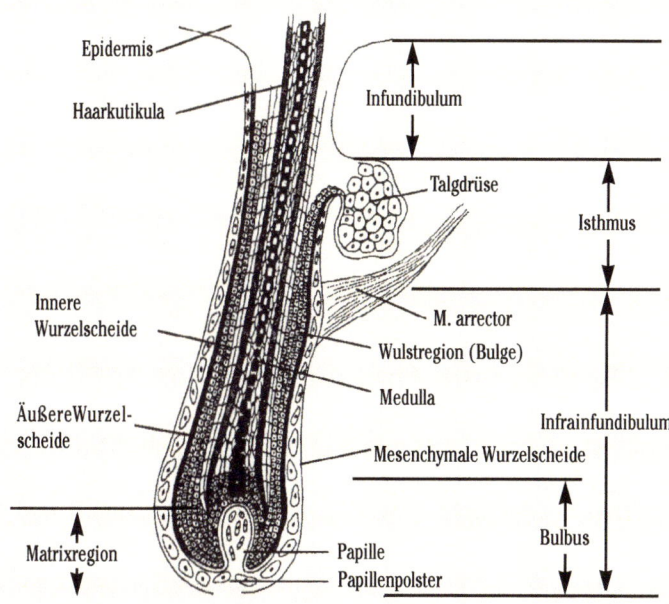

2.1 *Aufbau eines Terminalhaarfollikels (Anagenphase).*

Haarphysiologische Grundlagen

Aufbau eines Haarfollikels

Unter Aussparung von Schleimhaut, Handtellern und Fußsohlen finden sich am gesamten Integument des Menschen Haarfollikel, die eine in sich geschlossene komplexe Funktionseinheit, ein Miniaturorgan, darstellen. Topographisch-anatomisch werden vier Anteile unterschieden [8](Abb. 2.1): ▶

Infundibulum:	Abschnitt zwischen Haarfollikelostium und Einmündung der Talgdrüse in den Haarkanal.
Isthmus:	Abschnitt zwischen Talgdrüseneinmündung und der Ansatzstelle des M. arrector pili.
Infrainfundibulum - (suprabulbärer Anteil)	Abschnitt zwischen der Ansatzstelle des M. arrector pili bis zum Bulbus.
Bulbus:	Haarbulbus einschließlich der Papille.

Je nach der Dicke und Länge unterscheiden wir drei Haartypen:

Lanugohaar:	Diese Haare werden bereits in utero etwa in der 32. Schwangerschaftswoche abgestoßen. Daher lassen sich die feinen, dünnen, marklosen, meist nicht pigmentierten Haare nur bei unreifen Frühgeborenen beobachten.
Vellushaar:	Dieses ist definiert als kurzes (maximal 1 cm langes), dünnes (maximal 40 µm dickes), markloses und meist nicht pigmentiertes Haar.
Terminalhaar:	Dickes (mehr als 40 µm), langes, markhaltiges, pigmentiertes Haar. Sowohl die Umwandlung eines Vellushaars in ein Terminalhaar (z. B. Bartwuchs in der Pubertät) als auch die des Terminalhaars in ein Vellushaar (androgenetische Alopezie) ist möglich.

Funktionelle Anatomie des Haarfollikels

Beim Menschen ist die Haarentwicklung, d.h. die Anlage der Haarfollikel, bereits mit der Geburt abgeschlossen. Man schätzt, dass der behaarte Kopf etwa 100.000–150.000 Haarfollikel aufweist, die mit ihren Bulbi tief im subkutanen Fett gelegen sind und in Gruppen von 3–5 Haarfollikeln, sog. follikulären Einheiten, über die Kopfhaut verteilt sind. Diese follikulären Einheiten sind von einem feinen kollagenen Fasergeflecht umgeben und werden durch breitere Kollagenfasern voneinander getrennt.

Die Haarfollikel variieren je nach ihrer Lokalisierung zwar sehr in ihrer Größe und Form, besitzen jedoch die gleiche Grundstruktur. Die Matrixzellen in der Haarwurzel z. B. produzieren den Haarschaft, dessen größter Anteil, der Kortex, aus haarspezifischen Intermediärfilamenten und zugehörigen Proteinen besteht. Pigment bildende Melanozyten bestimmen die Haarfarbe und sind zwischen den Matrixzellen verteilt. Die von den Matrixzellen gebildeten Hornmassen werden von der starren inneren Haarwurzelscheide, deren Maße und Rundungen ▶

die Form des Haars ausmachten, zusammengedrückt und in ihre endgültige Form gebracht. Spezialisierte mesenchymale Bindegewebszellen bilden am proximalen Ende des Haars die dermale Haarpapille. Diese bestimmt die Wachstumsgeschwindigkeit des Haars sowie dessen Größe.

Haarbulbus

Der zwiebelförmige Haarbulbus bildet das proximale Ende des wachsenden Follikels und reicht bei Terminalhaaren bis in das subkutane Fettgewebe. Im Haarbulbus gelegene Haarmatrixzellen differenzieren aus und bilden dadurch den Schaft. Die Zellen der Matrix sind „transit amplifying cells", d.h. eine Population von Zellen, die nach einer Phase hoch proliferativen Wachstums absterben. In den proximalen Haarbulbus hinein wölbt sich wie eine Zwiebel die dermale Haarpapille (Abb. 2.2), die durch ein feines Nerven- und Gefäßgeflecht versorgt wird. Die Papille unterscheidet sich von der Dermis dadurch, dass sie in eine extrazelluläre Matrix eingebettet ist, die in ihrer Zusammensetzung einer Basalmembran gleicht. Im Anagen (Haarwachstumsphase) können einzelne Fibroblasten der dermalen Haarpapille über Zellfortsätze in direkten Kontakt zu den Matrixkeratinozyten treten. Dies erleichtert die Signalvermittlung wesentlich.

Über der Kuppe der dermalen Papille sind Melanozyten angesiedelt, die in Abhängigkeit vom Haarzyklus ab dem Anagenstadium IV bis zu Beginn des Katagens Melanogeneseaktivität aufweisen.

Durch die spezialisierten mesenchymalen Stammzellen - Haarpapillenzellen - wird die Aktivität der Matrixkeratinozyten durch morphogene und mitogene Signale reguliert [7]. Kommt es in diesem Haarsegment zu Störungen, so wird die Wachstumsphase - Anagen - beendet und der Follikel tritt in die Regressionsphase, das Katagen, ein.

Daraus wird deutlich, dass Prozesse, welche die Matrixkeratinozyten und die darüber liegende Wulstregion (Abb. 2.3) („bulge area") zerstören, zu irreversiblem Haarverlust führen, während solche Noxen, die lediglich die Funktion der Papillenzellen beeinflussen, z. B. das entzündliche Infiltrat bei einer Alopecia areata, reversiblen Haarverlust zur Folge haben. Wird die dermale Papille zerstört, kommt es ebenfalls zu irreversiblem Haarverlust.

Interessant ist die Beobachtung, dass die Größe der Papille die Dicke der zu bildenden Haarschäfte determiniert [2, 3]. Daher werden die größten Haarpapillen in Barthaaren und zunehmend kleinere bei einer androgenetischen Alopezie gefunden.

Mesenchymale Wurzelscheide

Die bindegewebige Follikelhülle, der sog. Haarbalg, besteht aus zwei Schichten kollagener Fasern, wobei die innere zirkulär um den Haarschaft angeordnet ist. ▶

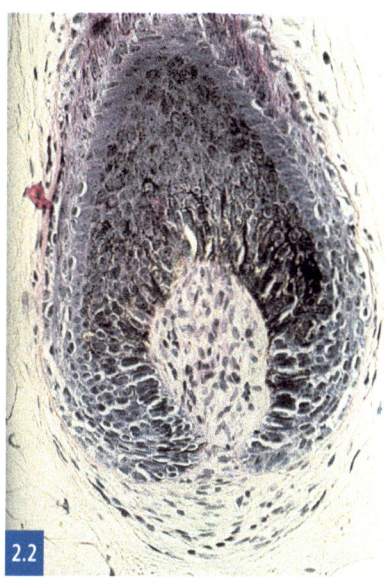

2.2

Längsschnitt durch den Haarbulbus. Die dermale Haarpapille stülpt sich zwiebelartig in die Haarmatrix. Die seitlichen Anteile der Haarmatrix bilden die Wurzelscheiden. Die Melanozyten sitzen der Papille kappenartig auf (HE x 400).

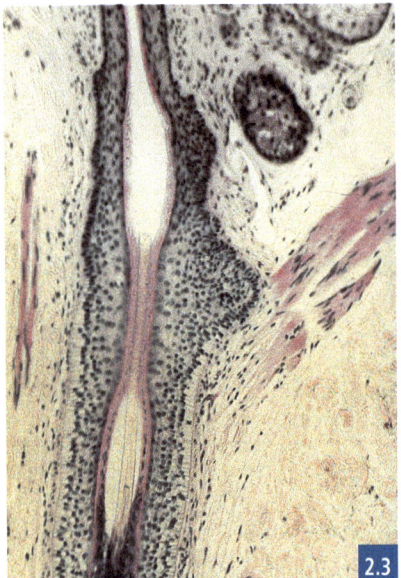

2.3

Längsschnitt durch den Haar-
follikel mit besonders guter Dar-
stellung des Wulstes (HE x 80).

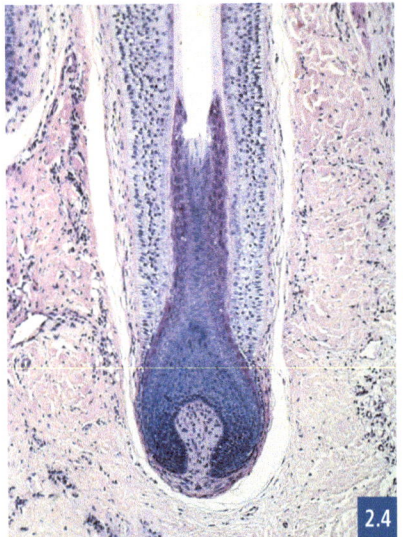

2.4

Längsschnitt durch den Haar-
follikel unterhalb des Isthmus.
Deutlich unterscheiden sich
Henle- und Huxley-Schicht, die
äußere Wurzelscheide, die Glas-
haut sowie die mesenchymale
Wurzelscheide (HE x 400).

Der dickere äußere Teil der mesenchymalen Wurzelscheide enthält parallel zum Haarschaft verlaufende kollagene und elastische Fasern. Zusätzlich finden sich als Zeichen der taktilen Funktion des Haars Nervenfaserringgeflechte, die bis auf die Glasmembran vordringen. Die mesenchymale Haarwurzelscheide geht fließend am proximalen Ende in das Papillenpolster über. Zwischen mesenchymaler und epithelialer Wurzelscheide liegt die Glasmembran (Abb. 2.4).

Epitheliale Wurzelscheiden

Der Haarschaft wird hülsenförmig von teleskopartig ineinander geschobenen epithelialen Wurzelscheiden umgeben. In der Höhe der intrafollikulären Haarschaftbildung und -pigmentierung lassen sich im Querschnitt leicht eine innere Wurzelscheide (IWS) und eine äußere Wurzelscheide (ÄWS) abgrenzen (Abb. 2.4). Die IWS wird aus der äußeren, meist zweilagigen Henle-Schicht, der mittleren mehrlagigen Huxley-Schicht sowie der Kutikula gebildet. Alle drei Schichten entstehen aus den am äußeren Bulbusrand gelegenen Matrixzellen. Während die äußere Wurzelscheide kontinuierlich in die Basalzellschicht der Epidermis übergeht, bricht die IWS etwa auf Höhe des Infundibulums ab. Daher zeigt der distale Übergang zur epidermalen Auskleidung des Haarfollikelostiums eine epidermale Verhornung. Direkt unterhalb der Talgdrüsenmündung grenzt die ÄWS an die IWS.

Ein wichtiger Ort der ÄWS ist die Ansatzstelle des M. arrector pili, die sog. Wulstregion (Abb. 2.3). In dieser Region sowie proximal davon vermutet man den Sitz der epithelialen Stammzellen des Haarfollikels.

Mittels eines Horizontalschnitts auf Höhe des Isthmus erkennt man Terminalhaare anhand des im Vergleich zur IWS dickeren Haarschafts und Vellushaare an feinen Haarschäften, die dünner als die IWS sind.

Embryologie des Haarfollikels

Während der Embryogenese beeinflussen sich das Ektoderm und das Mesoderm gegenseitig, um Haarfollikel zu bilden. Während dieser Zeit wird die genaue Verteilung der Haarfollikel auf der Hautoberfläche festgelegt und der zukünftige Phänotyp eines jeden Haars bestimmt. Viele der molekularen Signale, die diese Begebenheiten kontrollieren, wurden erstmalig an Drosophila melanogaster (Fruchtfliege) entdeckt. Beispiele hierfür sind sog. hedgehog-, patched-, wnt-, oder notch-Gene. Diese sind u.a. für die normale Entwicklung der Fruchtfliege notwendig und ebenfalls für die normale Entwicklung des Haarfollikels beim Säugetier von kritischer Bedeutung. Der menschliche Körper wird zum Zeitpunkt der Geburt von ca. 5 Mill. Haarfollikeln bedeckt; nach der Geburt werden keine zusätzlichen Haarfollikel mehr angelegt. Die genaue Verteilung der Haarfollikel wird von Genen bestimmt, die sehr früh in der Morphogenese exprimiert sind, z. B. LEF-1, BMP-1, TGF-β2R.

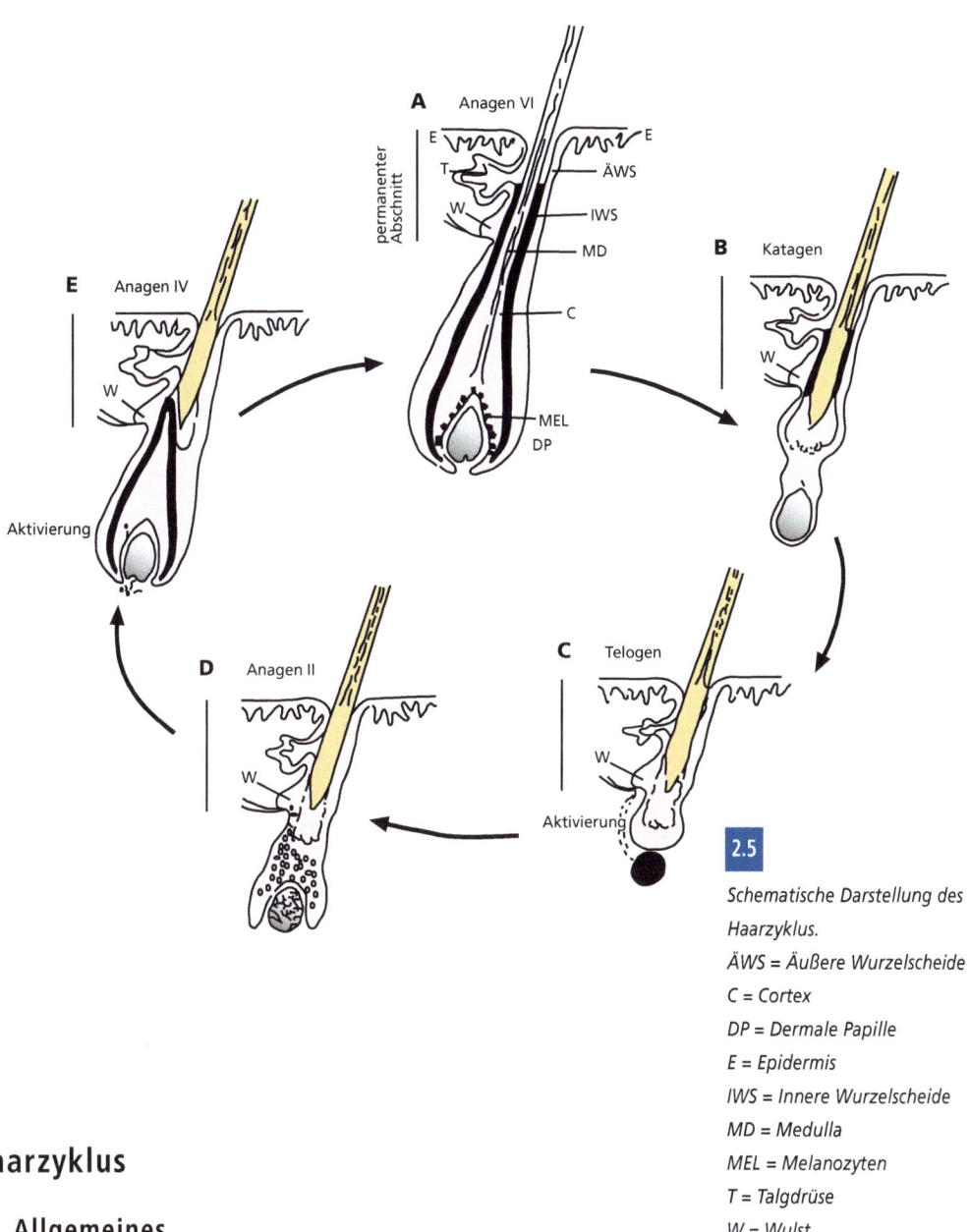

A Anagen VI

permanenter Abschnitt

E

T

W

E

ÄWS

IWS

MD

C

E Anagen IV

W

Aktivierung

B Katagen

W

MEL

DP

D Anagen II

W

C Telogen

W

Aktivierung

Aktivierung

2.5

Schematische Darstellung des Haarzyklus.

ÄWS = Äußere Wurzelscheide

C = Cortex

DP = Dermale Papille

E = Epidermis

IWS = Innere Wurzelscheide

MD = Medulla

MEL = Melanozyten

T = Talgdrüse

W = Wulst

Haarzyklus

Allgemeines

Der größte Anteil des Haarfollikels ist eine lebenslang zyklisch auf- und abgebaute, aus konzentrisch angeordneten Keratinozyten bestehende Faserfabrik. Durch diese zyklischen Wachstumsphasen ergibt sich, dass kein Haar beim Menschen unendlich lang wächst und in der Anagenphase verbleibt, sondern nach festgeleg- ▶

tem Rhythmus, gesteuert durch zahlreiche physiologische, aber auch pathologischer Faktoren, in das Katagenstadium übertreten kann (Abb. 2.5).

Der Haarbulbus tritt nach einem streng regulierten Schema in das Katagen als Zwischenschritt ein, um anschließend das ruhende Telogenhaar zu formen (Abb. 2.6) [7]. Wie dieser Ablauf reguliert wird, ist äußerst komplex und nicht in allen Details bekannt. Eine Übersicht über unser bisheriges Wissen würde den Rahmen dieses Kapitels sprengen. Wichtig ist, dass an der Kopfhaut das Anagenstadium mehrere Jahre, das Katagen wenige Wochen und das Telogen mehrere Monate dauert. Daraus resultiert, dass im histologischen Schnitt hauptsächlich Anagenfollikel und nur vereinzelte Telogenhaare zu sehen sind. Demnach ist die Beobachtung von mehr als einem Katagenhaar pathologisch und kann z. B. auf eine Alopecia areata hindeuten (Tab. 2.1).

Tabelle **2.1**

Dauer der Haarwachstumsphasen

Haarzyklusstadium	Anagen	Katagen	Telogen
Beschreibung	Wachstum	Regression	Ruhe
Prozentuale Verteilung	80–90%	1–2%	10–20%
Dauer	2–5 Jahre	wenige Wochen	wenige Monate

Eine besondere Herausforderung in der Haarforschung ist es, die molekularen Signale, die den Transit zwischen diesen Stadien dirigieren, zu bestimmen. Obwohl der größte Teil unseres momentanen Wissens aus klinischen Beobachtungen gewonnen wurde, haben Versuche an Mäusen manche der molekularen Mechanismen des Haarzyklus identifiziert. Zusammenfassend sind eine Vielzahl von Wachstumsfaktoren und deren Rezeptoren kritisch für einen regelrechten Haarzyklus, doch kein einzelner Wachstumsfaktor scheint diesen Prozess allein zu bestimmen, denn nur das Zusammenspiel vieler Faktoren reguliert das Haarwachstum.

Anagen

Nach funktionellen morphologischen Kriterien lässt sich das Anagen in sechs Einzelphasen unterteilen [5]. Der neue Haarzyklus beginnt bereits, wenn noch ein altes Telogenhaar im Haarkanal steckt. Zunächst ist eine erhöhte Proliferation der epithelialen Stammzellen in der Wulstregion festzustellen, in der Folge wächst das neue Haar entlang der mesenchymalen Wurzelscheide in die Tiefe und umfasst dabei die dermale Haarpapille. Nach einer Reihe von Zwischenstadien erreicht der Haarschaft im Anagen V die Hautoberfläche und im Anagen VI hat der Haarschaft seine volle Länge. Zu Beginn des Anagenstadiums rekapituliert der Haarfollikel Mechanismen, die schon in seiner Entwicklung eine besondere Bedeutung haben. Besonders wichtige Faktoren sind z. B. IGF-1 und FGF-7, da beide von der

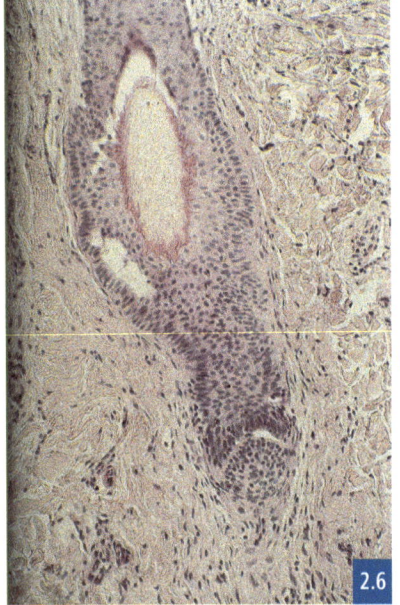

2.6

Telogenfollikel mit Resten des ehemaligen Terminalhaarfollikels und dermale Papille (HE x 200).

Haarpapille produziert werden und gezeigt werden konnte, dass Mäuse, denen IGF-1 fehlt, nur spärlich entwickelte Haarfollikel aufweisen, während bei Mäusen ohne FGF-7 eine gestörte Haarfollikelmorphogenese vorliegt.

Katagen

Während des Katagens durchleben die Haarfollikel einen kontrollierten Prozess der Rückbildung, der insbesondere durch programmierten Zelltod gekennzeichnet ist. Eines der ersten Zeichen des beginnenden Katagens ist die Retraktion der melanozytären Dendriten. Danach sistiert die Melanogenese und die mitotische Aktivität der Matrixkeratinozyten. Erst in der Folge verändern sich die Differenzierungsvorgänge der epithelialen Wurzelscheide, wodurch der Bulbus an seinem proximalen Ende zunehmend an Dicke verliert. Die Haarpapille verschmälert sich und gibt ihre Zellen frei. Die Glashaut wird deutlich breiter und umhüllt die Reste undifferenzierter Matrixzellen sowie die nun freiliegenden Zellen der dermalen Haarpapille. Der Haarfollikel schrumpft auf etwa 1/3 seiner ursprünglichen Länge und die Keratinozyten der äußeren Wurzelscheide umschließen den von den Matrixzellen gebildeten Kolben. Das Haar tritt in die Ruhephase, das Telogen, ein.

Telogen

Während der Telogenphase reift der Haarschaft zu einem Kolbenhaar heran. Dieses wird nach einer gewissen Zeit, meistens beim Kämmen oder Waschen, abgestoßen. Es ist nicht eindeutig erwiesen, ob das Abstoßen ein aktiver, regulierter Prozess, oder ein passives Geschehen ist. Die meisten Menschen verlieren 50–150 Kopfhaare täglich. Die Telogenphase dauert typischerweise 2–3 Monate. Während des Telogens steigt der Haarkolben unter Hinterlassung eines feinen Bindegewebestrangs (angiofibrotischer Strang) entlang Resten der mesenchymalen Wurzelscheide bis in Höhe des Wulstes auf und wird nach wenigen Monaten als Kolbenhaar abgestoßen. Die follikeltypischen Strukturen wie Matrix, Wurzelscheiden und Kutikula fehlen dem Telogenhaar. Unterhalb des Telogenhaars finden sich noch unreife, basaloide Epithelsäulen, die sog. germinativen Einheiten, sowie eine kompakte dermale Haarpapille. Der Anteil der Telogenfollikel variiert erheblich je nach Körperregion (d.h. 5–15 % der Kopfhautfollikel befinden sich zu einem gegebenen Zeitpunkt im Telogen, verglichen mit 40–50 % der Follikel am Rumpf). ▶

Mögliche Ansatzpunkte der Lasertherapie

Vernarbende und nicht vernarbende Alopezien

Außer bei eher seltenen vererbten Haardefekten, die durch Mutationen im Keratin oder anderen Strukturproteinen entstehen, und bei vernarbenden Alopezien reflektieren Haarverlust und ungewolltes Wachstum meist Fehler im Haarzyklus und sind daher - im Prinzip - umkehrbare Phänomene. Die follikulären Zielstrukturen für eine dauerhafte Lasertherapie bei Hypertrichose, Hirsutismus (Abb. 2.7) oder beim Becker-Nävus (Abb. 2.8) können am Beispiel von unterschiedlichen Alopezien verdeutlicht werden. ▶

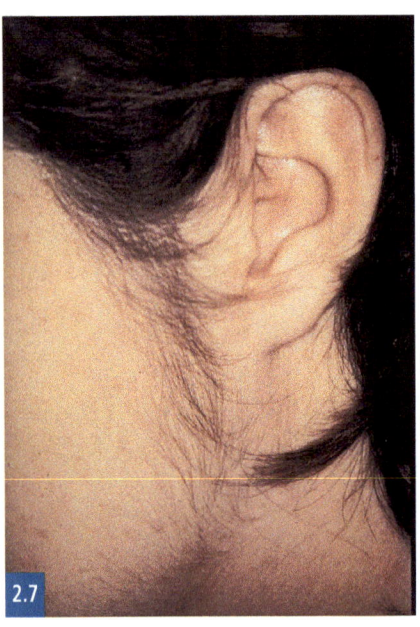

2.7

Verstärkte Behaarung im Wangenbereich und am Kinn.

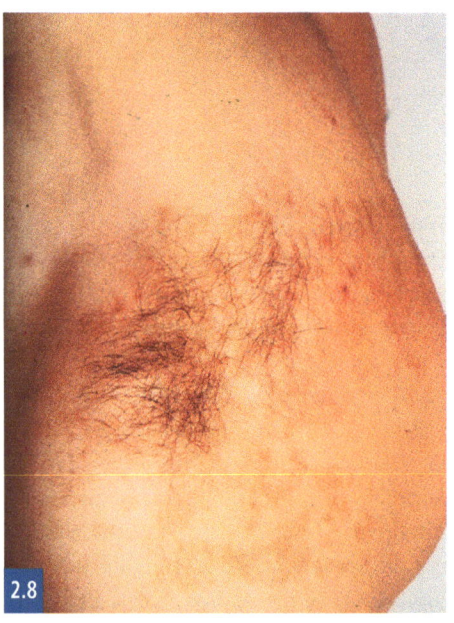

2.8

Becker-Nävus am Gesäß.

Alopecia areata

Die Alopecia areata (kreisrunder Haarausfall) ist nach der androgenetischen Alopezie, die eher ein vererbtes Merkmal als eine Krankheit ist, die häufigste Form des Haarausfalls (Abb. 2.9). In der Regel verläuft der Haarverlust ohne subjektive Beschwerden. Die Haarerkrankung manifestiert sich in jedem Lebensalter, jedoch liegt der Erkrankungsgipfel im zweiten und dritten Lebensjahrzehnt. Typischerweise entstehen am behaarten Kopf eine oder mehrere kreisrunde haarlose Stellen ohne klinische Zeichen einer Entzündung, Vernarbung oder Atrophie. Nur in frühen Stadien (III, IV) der Anagenphase kommt es zur Präsentation eines bisher unbekannten Antigens (oder mehrerer Antigene; Autoantigenes) im Bulbus. Dieses Ereignis lockt T-Lymphozyten (CD4:CD8= ca. 4:1) an, die bienenschwarmartig (Abb. 2.10) die Haarwurzel umgeben und meist die Haarpapille und die Haarmatrix infiltrieren [1, 4]. Dadurch wird der physiologische Haarzyklus abrupt unterbrochen, woraus eine erhöhte Anzahl an Katagenhaaren resultiert. Dadurch, dass die dermale Haarpapille nicht zerstört wird, ergibt sich nur ein passagerer Haarausfall. ▶

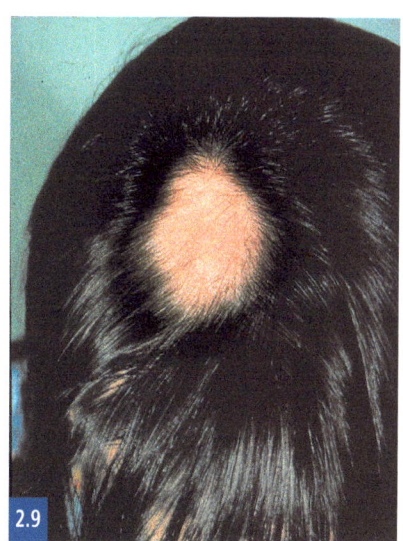

2.9

Fleckförmige Alopecia areata.

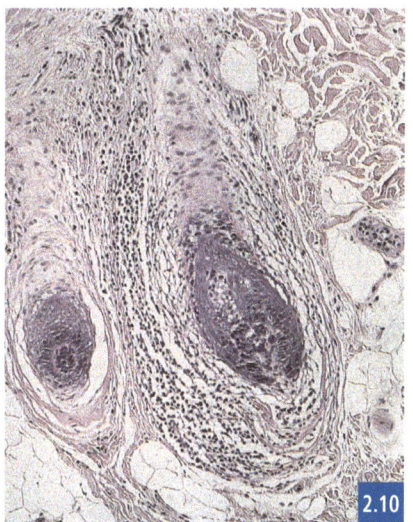

2.10

Längsschnitt: Peribulbäre lymphozytäre Infiltrate mit Induktion eines Katagenhaars (HE x 100).

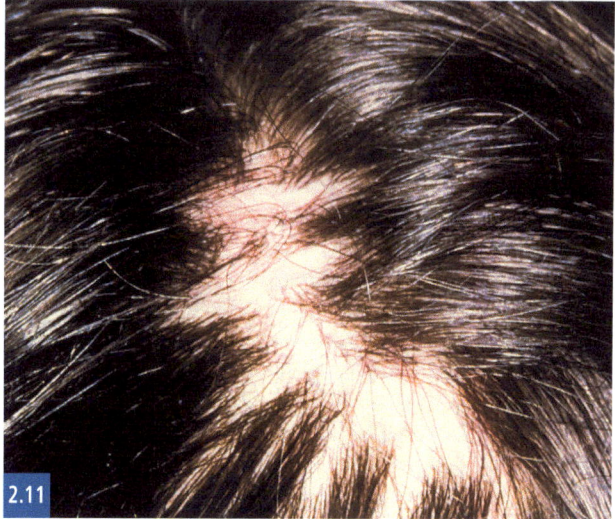

2.11

Typische fleckförmige vernarbende Alopezie bei der Pseudopelade Brocq.

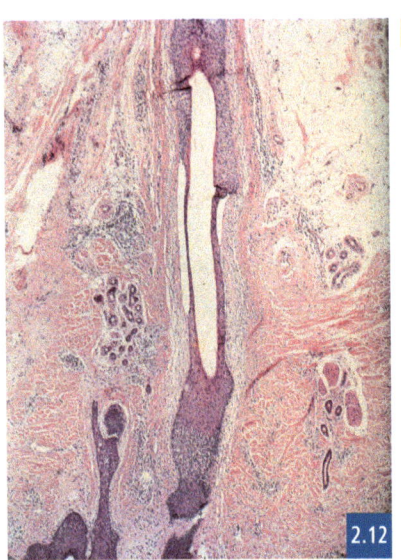

Längsschnitt: Atrophie der Wurzelscheiden innerhalb der Wulstregion mit perifollikulärer Fibrose und spärlichem lymphozytären Infiltrat (HE x 50).

Pseudopelade Brocq

Anders verläuft der Haarausfall bei der Pseudopelade Brocq (PPB). Klinisch stellt sich eine PPB als fleckförmige Alopezie dar, die in Form von kleinen, meist polygonalen Kahlstellen beginnt, die sich zu großen, unregelmäßigen Alopezieherden mit glänzender Oberfläche entwickeln können. Die Verteilung früher Alopezieherde wird als „Fußstapfen im Schnee" beschrieben (Abb. 2.11). Typischerweise fehlen klinisch meist jegliche Entzündungszeichen, und so verläuft die PPB fast immer langsam, entwickelt sich aber unaufhaltsam weiter, so dass nach mehreren Jahren große Kahlstellen mit einer permanenten Alopezie entstehen können. In einem sehr frühen Stadium sind diskrete perifolliküläre lymphozytäre Infiltrate entlang der Wulstregion und ein Ödem der perifollikulären Bindegewebshülle ohne Veränderungen entlang der basalen Keratinozyten der Epidermis oder des Haarfollikelepithels typisch. Später kommt es zur perifollikulären Fibrose, das Follikelepithel verdünnt sich zunehmend bis zur Zerstörung des Follikels mit nachfolgender Fremdkörperreaktion um die freigelegten Kortexstrukturen (Abb. 2.12).

Lichen planopilaris

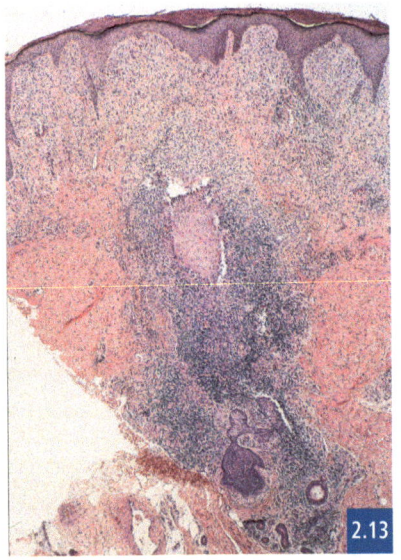

Längsschnitt: Ausgeprägte lymphozytäre Infiltrate auf Höhe der Talgdrüsenebene (Wulstbereich) (HE x 100).

Auch beim Lichen planopilaris (LPP) entwickelt sich ein irreversibler Haarverlust. Klinisch stellt sich der LPP in Frühstadien dar als eine Alopezie mit perifollikulärem Erythem und hyperkeratotischen follikulären Papeln. Der LPP ist häufiger bei Frauen vorwiegend im mittleren Lebensalter. Im Zuge der Follikelzerstörung entstehen glatte, atrophische, polygonale Kahlstellen. Bei 50–70% der Patienten treten typische Effloreszenzen eines LPP auch an anderen Körperstellen auf, so dass eine komplette körperliche Untersuchung einschließlich der Mundschleimhaut und Nägel für die klinische Diagnose notwendig ist. Das vorrangige mikroskopische Merkmal von LPP ist die lichenoide Interface-Dermatitis sowohl entlang der Epidermis als auch des Follikelepithels (Abb. 2.13). Die Anzahl der Follikel ist deutlich vermindert und die lymphozytären Infiltrate finden sich zumeist entlang der Wulstregion. Im Korium sind je nach Stadium angiofibrotische Stränge und eher mäßig dichte, oberflächliche, perivaskuläre und periadnexielle lymphozytäre Infiltrate zu sehen [6]. Die Ablagerung von dermalem Mucin, typisch für einen Lupus erythematodes, kommt beim LPP nicht vor. Im Endstadium fehlen die epithelialen Follikelstrukturen vollständig, nur vereinzelt sind noch nackte Haarschäfte, begleitet von einer Fremdkörperreaktion, zu beobachten. Diese Merkmale sind allerdings nicht spezifisch für den LPP, sondern können bei allen Formen vernarbender Alopezien vorkommen.

Bei vernarbenden Alopezien wie der PPB und dem LPP finden sich irreversible Alopezien, die aufgrund einer destruierenden Entzündung im Bereich des

Wulstes entstehen. Aus diesen Beispielen, lässt sich ableiten, dass die zu treffende Zielstruktur für eine permanente Laserepilation der Wulst, aber auch die dermale Haarpapille ist. Wie diese Strukturen effektiv zu erreichen sind, soll im folgenden Kapitel diskutiert werden.

Bedeutung des Haarzyklus bei der Laserepilation

Wie weiter oben erwähnt, sitzen die Pigment bildenden Zellen des Haarfollikels, die Melanozyten, der dermalen Haarpapille kuppenartig auf. Sie bilden nicht ständig Pigment, sondern zeigen eine streng haarzyklusabhängige Melanogeneseaktivität. Erst im späten Angagen IV beginnt die Melanogenese, und damit ist erst ab diesem Zeitpunkt genügend Melanin für eine durchzuführende Lasertherapie vorhanden. Klinisch ist diese Phase des Haarzyklus nicht sichtbar und daher werden solche Haare, die sich im frühen Anagen befinden, nicht vom Laserstrahl zerstört. Bei Telogenhaaren hat sich die enge Verbindung mit den pigmentierten Matrixzellen und Melanozyten gelöst, sodass auch Telogenhaare nicht durch eine Lasertherapie dauerhaft entfernt werden können.

Bedeutung der Haarfollikelmikroanatomie bei der Laserepilation

Wie in der Abb. 2.2 verdeutlicht, umgeben die Pigment bildenden follikulären Melanozyten die dermale Haarpapille nur inkomplett. Daraus muss abgeleitet werden, dass bei einer Lasertherapie die tief gelegenen Anteile der Haarpapille nicht zerstört werden und damit zur Neubildung eines Haars zur Verfügung stehen. Es ist daher zu erwarten, dass aufgrund der nun geringeren Zellzahl eine kleinere dermale Haarpapille neu gebildet und damit ein dünneres Haar produziert wird.

Die für den Haarfollikel besonders wichtigen Stammzellen in der Wulstregion sind nicht pigmentiert und daher derzeit mit konventionellen Laserverfahren nicht selektiv zerstörbar. Eine zumindest theoretische Möglichkeit wäre der Einsatz von liposomal verpackten Pigmenten, die als exogen applizierte Chromophore das Ziel einer selektiven Photothermolyse sein könnten.

17

Literatur

1   Bergfeld WF (1989) Alopecia: histolo-
    gic changes. Adv Dermatol
    4:301–320; discussion 321
2   Hutchinson PE, Thompson JR (1997)
    The cross-sectional size and shape of
    human terminal scalp hair. Br J
    Dermatol 136:159–165
3   Hutchinson PE, Thompson JR (1999)
    The size and form of the medulla of
    human scalp hair is regulated by the
    hair cycle and cross-sectional size of
    the hair shaft. Br J Dermatol
    140:438–445
4   Ioannides G (1982) Alopecia: a
    pathologist's view. Int J Dermatol
    21:316–328
5   Kligman A (1959) The human hair
    cycle. J Invest Dermatol 31:307–316
6   Mehregan DA, Van Hale HM, Muller
    SA (1992) Lichen planopilaris: clinical
    and pathologic study of forty-five
    patients. J Am Acad Dermatol
    27:935–942
7   Paus R, Cotsarelis G (1999) The biolo-
    gy of hair follicles. N Engl J Med
    341:491–497
8   Sperling LC (1991) Hair anatomy for
    the clinician. J Am Acad Dermatol
    25:1–17

Histologische Struktur des Haarfollikels

H.-P. BAUM

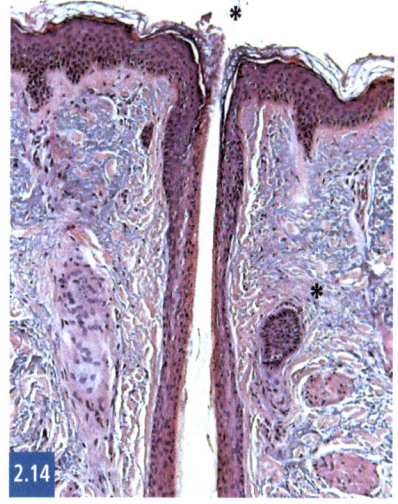

Infundibulärer Abschnitt des Haarfollikels mit Follikelostium (Stern) und benachbarter Epidermis (HE x 50).

Auf Längsschnitten kann der Haarfollikel anatomisch in drei Segmente unterteilt werden:

- Infundibulum (trichterförmiger Abschnitt [Abb. 2.14], der sich vom Follikelostium der Hautoberfläche bis zur Einmündung des Talgdrüsenausführungsgangs erstreckt),
- Isthmus (mittlerer Abschnitt von der Einmündung der Talgdrüse bis zum Ansatz des Arrektorenmuskels [Abb. 2.15–2.17]),
- infraisthmischer Abschnitt (vom Ansatz des Arrektorenmuskels bis zum tiefsten Punkt des Follikels [Abb. 2.18]).

Am unteren Ende des Follikels sitzt der Bulbus, der eine eiförmige Papille aus reich vaskularisiertem Bindegewebe umschließt (Abb. 2.19). Die Matrixzellen des Bulbus stehen ebenso mit dem Bindegewebe der Papille in Kontakt wie die Basalzellen der Epidermis mit dem Papillarkörper. Über eine schmale Öffnung am distalen Ende des Bulbus ist die Papille mit der Bindegewebsscheide verbunden, die den gesamten Follikel einhüllt. Konzentrisch-zirkuläre und longitudinal verlaufende Kollagenfasern mit ihren zugehörigen Fibroblasten bilden die äußersten Schichten der Bindegewebsscheide. Eine hyaline PAS-positive Basalmembran, aufgebaut aus Kollagen Typ III und neutralen Mucopolysacchariden, trennt die Bindegewebsscheide vom Epithel der nach innen angrenzenden äußeren Wurzelscheide. Ein schmaler Saum von Epithelzellen der äußeren Wurzelscheide umschließt den Haarbulbus. Der Hauptteil der mitotischen Aktivität findet sich in den Matrixzellen der distalen Hälfte des Bulbus und - in geringerem Ausmaß - in der äußeren Wurzelscheide. Dendritische Melanozyten liegen disseminiert zwischen den Matrixzellen der oberen Hälfte des Haarbulbus.

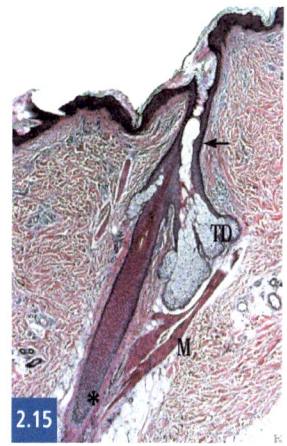

Permanenter Abschnitt des Haarfollikels mit Infundibulum und Isthmusregion. TD: Talgdrüse mit Einmündung (Pfeil); M: M. arrector pili mit Ansatzpunkt (Stern) (HE x 25).

Im Gegensatz zu den germinativen Zellen der Epidermis, die nur eine Zellsorte produzieren (Stachelzellen), differenzieren sich die Zellen der Haarmatrix in sechs verschiedene Richtungen. Die Zellveränderungen treten zuerst nahe der Basis des Bulbus in Erscheinung. Hier entstehen aus den plumpen Matrixzellen elongierte Zellen, die drei konzentrische Schichten der inneren Wurzelscheide und drei konzentrische Schichten des Haarschafts bilden. Von innen nach außen sind es Medulla, Kortex und Kutikula des Haarschafts sowie Kutikula, Huxley- und Henle-Schicht der inneren Wurzelscheide. Lanugo- und Vellushaare besitzen keine Medulla. Die Huxley-Schicht zeichnet sich durch kräftig eosinophil anfärbbare Trichohyalingranula aus. Die innere Wurzelscheide ist von der mehrschichtigen äußeren Wurzelscheide umgeben, deren Zellen reichlich Glykogen enthalten (Abb. 2.20).

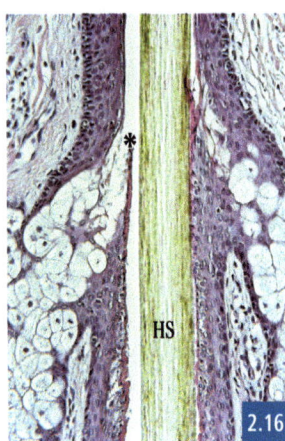

*Einmündung (Stern) der Talg-
drüse in den Follikelgang, der
einen pigmentierten Haarschaft
(HS) enthält (HE x 100).*

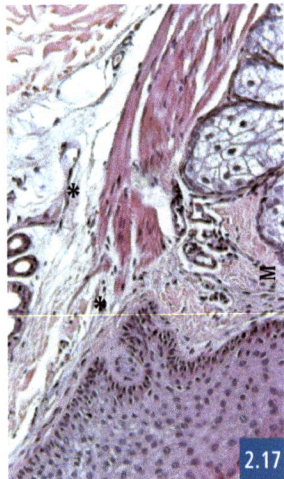

*Ansatz des M. arrector pili (M)
an einer spezialisierten Zell-
gruppe (Sterne) des Follikelepithels (bulge Region)
(HE x 100).*

Die innere Wurzelscheide und der Haarschaft gleiten beim Haarwachstum gemeinsam aufwärts über die äußere Wurzelscheide, deren Zellen ihre Lage nicht verändern.

Der gesamte Follikel unterhalb der Isthmusregion existiert nur während der Anagenphase, da er während der Involutionsphase des Haarzyklus (Katagen) verschwindet, während der Telogenphase fehlt und sich erst mit Beginn der nächsten Wachstumsphase (Anagen) neu ausbildet. Der Isthmus und das Infundibulum sind dagegen permanente Strukturen. In Höhe des Isthmus lösen sich die Zellen der inneren Wurzelscheide auf, und die äußere Wurzelscheide, die jetzt nicht mehr in Kontakt mit dem Haarschaft steht, beginnt zu verhornen (Abb. 2.21).

Eine anatomische Grenze des Haarfollikels ist markiert durch den Eintritt des Talgdrüsenausführungsgangs in die Follikelwand (Abb. 2.16). Dieser Punkt bildet die obere Grenze des Isthmus und die untere Grenze des Infundibulums. Das Infundibulum tritt durch die Epidermis (Akrotrichium = intraepidermaler Abschnitt des Follikels) und öffnet sich zur Hautoberfläche. Das infundibuläre Epithel sieht genau so aus wie die Epidermis, mit der es in kontinuierlicher Verbindung steht. Beide Epithelien bilden Keratohyalingranula und eine korbgeflechtartige Hornschicht (Abb. 2.14).

Der Haarschaft ragt als verhorntes Produkt des Follikels über die Hautoberfläche und ist von außen nach innen aus den drei bereits genannten Komponenten zusammengesetzt: Kutikula, Kortex und Medulla. Die Medulla ist ungleichmäßig ausgebildet und fehlt manchmal. Fetale Haare und Vellushaare haben keine Medulla. Die Zellen der Medulla sind locker angeordnet im Gegensatz zu den dicht gepackten, spindelförmigen Keratinozyten des Kortex. Die Kortikalzellen liegen mit ihren Längsachsen in Richtung des Haarschafts. Auf der Oberfläche des Haarschafts sitzt eine einzige Schicht von Kutikulazellen, die sich dachziegelartig überlappen.

Die Farbe des Haarschafts hängt im Wesentlichen ab von der Menge und Verteilung von Melanin. In blonden Haaren produzieren die Melanozyten des Bulbus weniger Melanosomen. Graue Haare entstehen als Folge eines verminderten Melanozytengehalts des Bulbus, und in weißen Haaren alter Menschen fehlen Melanozyten.

Das Haarwachstum erfolgt zyklisch und umfasst das Anagen-, Katagen- und Telogenstadium. Der Übergang von der Wachstumsphase (Anagen) zur Involutionsphase (Katagen) ist gekennzeichnet durch einen Verlust der Metachromasie der Papille. Gleichzeitig retrahiert sich die glykogenreiche äußere Wurzelscheide zu einem verhornenden Epithelsäckchen um das untere Ende des Haarschafts, und es entsteht ein Kolbenhaar (Abb. 2.22). Die Melanozyten des Bulbus stellen die Melaninsynthese ein, wodurch das aufgetriebene Ende des Kolbenhaars weiß wird. Nur ein schmaler Strang von Epithelzellen bleibt vom infraisthmischen Abschnitt des Follikels übrig. Dieser Epithelstiel ist von einer stark verdickten, gir- ▶

landenförmig verlaufenden Basalmembran umgeben. Schließlich aszendiert das Kolbenhaar, bis es in Höhe des Ansatzes des Arrektorenmuskels liegt.

Während des Telogens (Ruhephase) (Abb. 2.23) bleibt das Kolbenhaar in seinem verhornten Säckchen, und der darunter liegende Epithelstrang schrumpft und wandert nach oben. Während sich dieser Epithelstrang verkürzt, folgt ihm die Papille aufwärts. Darunter bleibt ein Strang kollagenen Bindegewebes erhalten.

Die Anagenphase des Haarzyklus beginnt mit der Ausbildung einer neuen epithelialen Matrixzone in der Umgebung der bindegewebigen Papille und dem gemeinsamen Abstieg von Matrix und Papille entlang des darunter liegenden Kollagenstrangs. Es bildet sich ein neuer Bulbus, und aus den Bulbuszellen entstehen eine neue innere Wurzelscheide und ein neuer Haarschaft. Die infraisthmischen Abschnitte der äußeren Wurzelscheide rekonstituieren sich aus dem erhalten gebliebenen Epithel der Isthmusregion.

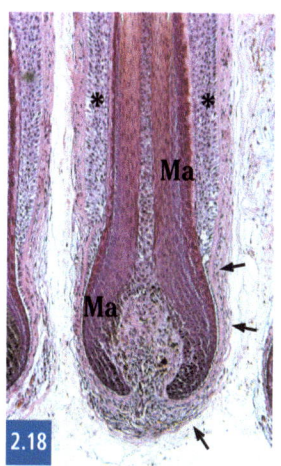

2.18

Infraisthmischer Follikel-
abschnitt mit Follikelbulbus
(Pfeile) und äußerer
Wurzelscheide (Stern) HE x 50).

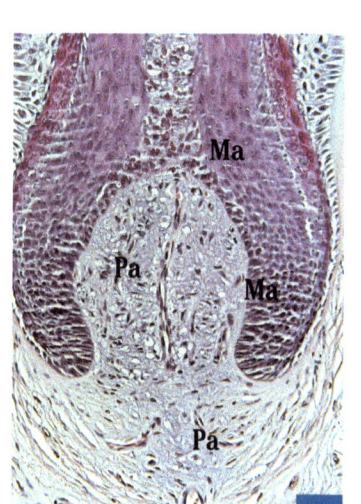

2.19

Follikelbulbus. Die Matrix (Ma)
umschließt partiell die
gefäßführende bindegewebige
Papille (Pa)(HE x 100).

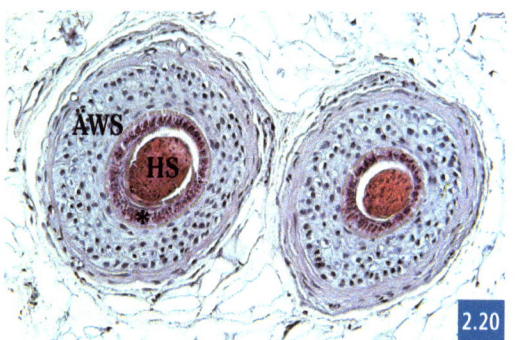

2.20

Infraisthmische
Follikelquerschnitte innerhalb
des subkutanen Fettgewebes.
ÄWS: äußere Wurzelscheide;
Stern: innere Wurzelscheide;
HS: Haarschaft (HE x 100).

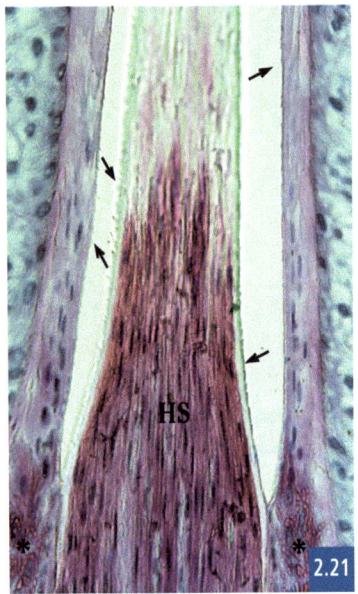

Ablösung der inneren
Wurzelscheide (Stern) vom
Haarschaft (HS). Beachte
die gegeneinander gerich-
teten sägezahnförmigen
Oberflächen der Kutikula
von Haarschaft und inne-
rer Wurzelscheide (Pfeile)
(HE x 200).

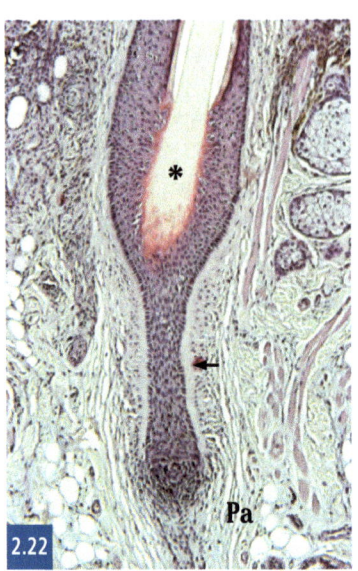

Katagenfollikel mit
Kolbenhaar (Stern), da-
runter ein Epithelstrang
(Pfeil), der in Resten der
Papille (Pa) endet
(HE x 50).

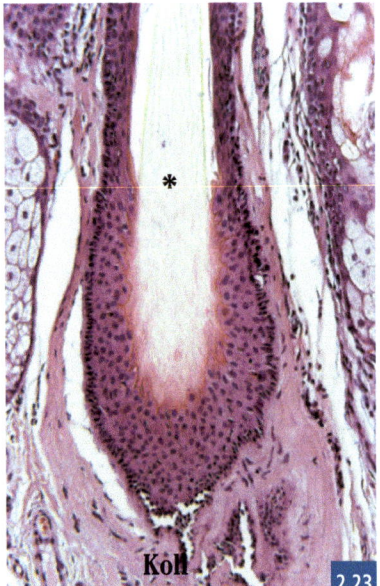

Telogenfollikel mit
Kolbenhaar (Stern) über
einem kollagenen
Bindegewebsstrang (Koll)
als Residuum des früheren
infraisthmischen
Follikelabschnitts
(HE x 100).

Literatur

1   Christophers E, Sterry W, Schubert
    Ch, Bräuer H (Hrsg) (1987) Feinbau
    von Haar und Haarbalg. In Elementa
    Dermatologica. Cassella-Riedel
    Pharma, Medical Service München,
    S. 54–61
2   Bertolino A, Klein LM, Freedberg IM
    (1993) Biology of hair follicles. In
    Fitzpatrick TB, Eisen AZ, Wolff K,
    Freedberg IM, Austen KF (EDS)
    Dermatology in General Medicine.
    McGraw-Hill, New York, pp 289–293
3   Stenn KS, Bhawan J (2000)
    Pilosebaceous apparatus. In Farmer
    ER, Hood AF (EDS) Pathology of the
    Skin. McGraw-Hill, New York,
    pp 101–105

Endokrinologische Grundlagen

M. HEILIGER

EINLEITUNG

Eine verstärkte Behaarung von männlichen Verteilungstypen an Gesicht und Körper kommt bei Frauen oft in Verbindung mit Menstruations- und Zyklusstörungen, Seborrhö, Akne sowie polyzystischen Ovarien vor.

Bei Vorliegen einer dieser Erkrankungen sollte auch im Rahmen der Lasertherapie eine fundierte gynäkologische und endokrinologische Anamnese durchgeführt werden. Im Einzelfall muss dann eine ausführliche Diagnostik und Therapie der Grunderkrankung erfolgen. Nur dies führt langfristig zu guten Epilationsergebnissen. Eine fachübergreifende Zusammenarbeit im Rahmen der Lasertherapie von Haaren ist daher unbedingt erforderlich.

Männlicher und weiblicher Genitaltrakt entstehen zunächst in gleicher Weise. Die Urnierenkanälchen nehmen beim männlichen Embryo Verbindungen zur Gonade auf. Somit bilden die paarig angelegten Urnieren und Urnierengänge (Wolffsche Gänge) nach vollständiger Differenzierung das ableitende Organ für die männlichen Gonaden.

Seitlich der Urnierengänge entstehen im 2. Embryonalmonat zwei weitere paarig angelegte Gangsysteme, die Müllerschen Gänge. Beim genetisch determinierten weiblichen Embryo entwickeln sich aus diesen zunächst primitiven Strukturen die Eileiter, der Uterus und die proximalen vier Fünftel der Vagina.

Das Ovar ist im Lauf seiner Entwicklung tief greifenden morphologischen und funktionellen Änderungen unterworfen (Tab. 2.2).

2.2 Tabelle

Ovaränderungen im Lebensverlauf

Fetales Ovar	Länglich geformt, klein und flach
Säuglingsovar	Veränderung zu einer eher spindelförmigen Struktur
Sexuelle Reifung	Elliptisch mit glatter Oberfläche
Nach vollendeter Pubertät	Deutliche Vorwölbungen der Ovaroberfläche mit Größenwachstum von 3,5x2,5x1,5 cm
Mit fortschreitendem Alter	Durch Ovulationen und Zunahme der Follikelatresien Entstehung von narbigen Einziehungen
Klimakterium und Senium	Durch Rarefizierung Strukturänderung mit Reduktion der Ovargröße auf durchschnittlich 2,1x1,2x0,75 cm

Die Gonaden besitzen nach Eintritt der Geschlechtsreife eine sekretorische und inkretorische Funktion und verfügen dazu bei Mann und Frau über unterschiedliche Strukturen. Im Rahmen der sekretorischen Aufgaben werden in den Keimzellen der Hoden die Samenzellen und in den Ovarien die Eizellen gebildet. Der Ausgangspunkt der Follikelreifung sind in beiden Ovarien zusammen etwa 400.000 Primordialfollikel. Man unterscheidet Primordial- und Primärfollikel in den äußeren Rindenschichten des Ovars von fortgeschrittenen Stadien, den Sekundär- und Tertiärfollikeln in den tiefen Kortexzonen des Ovars.

Follikelreifung im Ovar

Abb. 2.24 stellt die Ultrastruktur einer wachsenden Eizelle dar. Im Verlauf der Follikelreifung bilden sich folgende Strukturen:

a   Primordialfollikel.
b   Primärfollikel.
c   Sekundärfollikel mit Oozyte 1. Ordnung und vielschichtigem Follikelepithel (2). Membrana pellucida (1), Corona radiata (3), Theca interna (4), Theca externa (5).
d   Tertiärfollikel mit Oozyte 1. Ordnung, vielschichtigem Follikelepithel und Antrumbildung (6). Die Theka ist hier nicht dargestellt
e   Graafscher Follikel (sprungbereiter Tertiärfollikel) mit Oozyte 1. Ordnung im Cumulus oophorus (8) und maximal ausgeweitetem, mit Liquor folliculi gefülltem Antrum (7).

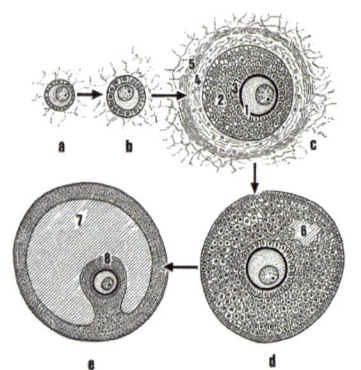

2.24

Ultrastruktur einer wachsenden Eizelle.

Inkretorische Ovarialfunktion

Unter dem Einfluss der Hypophysenhormone FSH und LH gelangt das Ovar zu Wachstum und Reifung sowie zu einer deutlich vermehrten Steroidbiosynthese in den Theka- und Granulosazellschichten. Über einen Zeitraum von 28 Tagen findet in zyklischen Abschnitten zu verschiedenen Phasen die Reifung eines Follikels zum Graafschen Follikel statt (Abb. 2.24).

Androgene sind Vorläufermoleküle für die Bildung der Östrogene und somit unmittelbar in die Steuerung aller Reproduktionsvorgänge der Frau involviert. Die Biosynthese von Progesteron, Östrogenen und Androgenen wird nachfolgend erläutert.

Die Umwandlung von Progesteron in Androstendion erfolgt in den Theca-interna-Zellen des Ovars. Nach Diffusion in die Granulosazellen wird Androstendion dann in Östron, Testosteron und Östradiol umgewandelt.

Die Anwesenheit der Aromatase ist entscheidend für die Bildung von Östron und Östradiol (Abb. 2.25). Diese Aromatase kommt auch in peripheren Organsystemen vor (Leber, Gehirn, Fett, Muskulatur, Haarfollikel). In der Menopause ▶

wird weiter Androstendion in der Nebenniere gebildet und somit zum entscheidenden Substrat für die Östrogensynthese nach Sistieren der Ovarialfunktion.

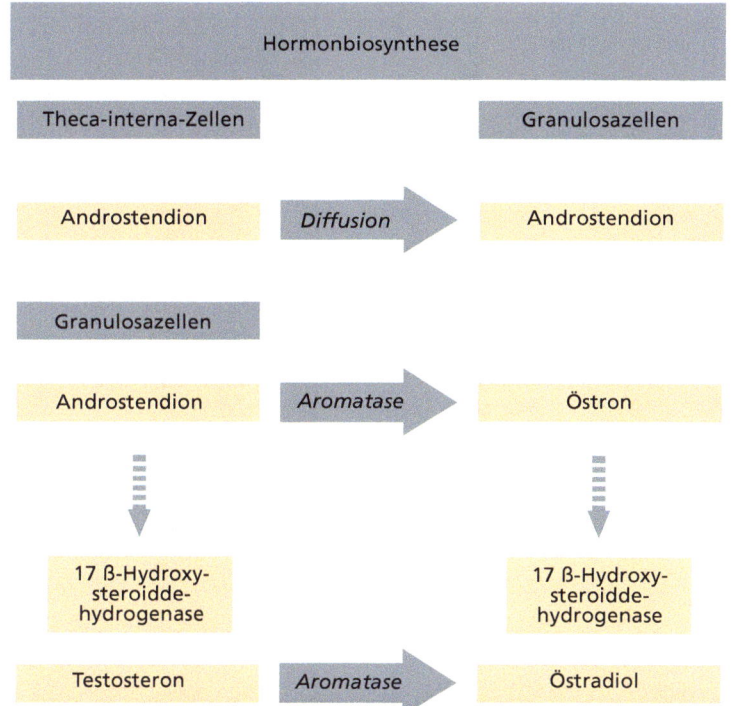

2.25

Hormonbiosynthese.

Androgenisierung

Störungen in der Biosynthese von Progesteron, Östrogenen und Androgenen können zu typischen Androgenisierungserscheinungen bei der Frau führen. Die in der
Tab. 2.3 aufgeführten Erkrankungen können Hinweise auf hormonelle Störungen
sein. Häufig treten diese Symptome auch zusammen auf. Daher muss beim
Verdacht auf Hirsutismus mit dem Wunsch einer Laserepilation auch auf andere
klinische Androgenisierungshinweise geachtet werden.

    Bei Vorliegen einer dieser Erkrankungen sollte auch im Rahmen der Laser-
therapie eine fundierte gynäkologische und endokrinologische Anamnese durch-
geführt werden. Im Einzelfall muss dann eine ausführliche Diagnostik und
Therapie der Grunderkrankung erfolgen. Nur dies führt langfristig zu guten
Epilationsergebnissen. Eine fachübergreifende Zusammenarbeit im Rahmen der
Lasertherapie von Haaren ist daher unbedingt erforderlich. ▶

Androgenisierungserscheinungen	
Alopezie	Ausfall des Kopfhaars (kann auch androgen bedingt sein)
Seborrhö	Vermehrte Talgproduktion, vor allem im Gesicht und am Stamm (häufig durch Hyperandrogenämie bedingt)
Akne	Eitrige Entzündung von Talgdrüsen (wird durch Hyperandrogenämie begünstigt)
Hypertrichose	Vermehrte Körperbehaarung oder flächenhaft an einzelnen Hautabschnitten (nicht durch Hyperandrogenämie bedingt)
Hirsutismus	Verstärkte Behaarung von männlichem Verteilungstyp an Gesicht und Körper (meist durch Hyperandrogenämie bedingt) Vergrößerte Ovarien mit multiplen Zysten
Polyzystisches Ovar	(meist durch Hyperandrogenämie bedingt)

Tabelle **2.3**

Androgenisierungs-erscheinungen

Androgeneinflüsse	
Alopezie	(+)
Seborrhö	++
Acne facialis et corporis	+
Hypertrichose	-
Hirsutismus	+++
Polyzystisches Ovar	+++

Tabelle **2.4**

Androgeneinflüsse

Die dermalen Fibroblasten der androgenäbhängigen Hautareale sind mit spezifischen Androgenrezeptoren ausgestattet. Diese Rezeptoren findet man an den Haarwurzelpapillen, den Melanozyten und Talgdrüsen.

Durch das Enzym 5α-Reductase kommt es in diesen Zellen der Haut zur Umwandlung von Testosteron zu Dehydrotestosteron (DHT), das mit Abstand aktivste Androgen, entsprechend einer 2,5fachen Wirksamkeit von Testosteron. Dehydrotestosteron setzt nun Proteine aus der Gruppe der Wachstumsfaktoren ▶

frei (FGF = Fibroblasten-Wachstumsfaktor), die wiederum auf das Melanozyten-
und Haarwachstum wirken. Die Wirkstärke der Androgene ist in der folgenden
Tab. 4 dargestellt.

Androgene und ihre biologische Wirksamkeit	
Dehydroepiandrosteron	+
Androstendion	++
Testosteron	+++
Dehydrotestosteron	++++

 2.5 Tabelle

Androgene und ihre biologische
Wirksamkeit

Hirsutismus

Der Begriff Hirsutismus ist definiert als verstärkte Behaarung vom männlichen
Verteilungstyp an Gesicht und Körper. Bei der Frau bleiben Ausbreitung und
Dichte der androgenabhängigen Haarfollikel normalerweise auf den Mons pubis
und die Axillae beschränkt.

Bei Hirsutismus wirken Androgene, hier besonders das Dehydrotestosteron,
auf genetisch entsprechend determinierte Haarfollikel derart ein, dass es zu einer
zeitlichen Ausdehnung der Anagenphase des Haarfollikels (Proliferationsphase)
kommt, verbunden mit einer Verlängerung, Verdickung und dunkleren Pigmentierung der feinen Vellushaare. Aus Vellushaaren werden Terminalhaare an den
männlichen Vorzugsstellen wie Oberlippe, Kinn, Hals, Mammae (prästernal und
perimamillär), Linea alba, Oberschenkelinnenseite (Bikinizone) und Armen
(Tab 2.6).

Der Hirsutismus kann somit nicht nur als eine Erkrankung des Haars ange-
sehen werden. Vielmehr ist er die Folge einer erhöhten Androgenproduktion,
Androgenwirkung oder 5α-Reductase-Aktivität am genetisch determinierten
Haarfollikel.

Der Hirsutismus kommt oft in Verbindung mit Menstruations- und Zyklus-
störung, Seborrhö, Akne sowie polyzystischen Ovarien vor.   ▶

Hirsutismus nach Schweregraden		
Grad		Lokalisation
I-Leicht	1	Behaarung Linea alba
	2	Oberlippe
	3	Prämamillär
II-Mittel	=	I
	+ 4	Kinn
	+ 5	Bikinizone
III-Schwer	=	I + II
	+ 6	Prästernal
	+ 7	Rücken (LWS-Bereich)
	+ 8	Glutealregion
	+ 9	Schultern

Tabelle **2.6**

Hirsutismus nach Schweregraden

Polyzystische Ovarien

Polyzystische Ovarien liegen bei mindestens 25% aller Frauen mit sekundärer Amenorrhö und bei nahezu 50% mit Oligomenorrhö und Hirsutismus vor. Das klinische Bild ist gekennzeichnet durch Amenorrhö, Infertilität, Virilisierungserscheinungen wie Hirsutismus, häufig mit Adipositas sowie vergrößerten Ovarien mit multiplen Zysten. Oft sind beide Ovarien gleichermaßen betroffen. Es handelt sich hier um eine persistierende polyfollikuläre Reaktion, verbunden mit einer Erhöhung des LH-FSH-Quotienten. Dadurch kommt es zu einer gesteigerten Bildung von Androgenen in den Ovarien aufgrund einer Thekazellhyperplasie durch den azyklisch gesteigerten LH-Stimulus. Gleichzeitig bedingt dies eine verminderte Aromataseaktivität in den Granulosazellen. Aus der unphysiologischen Verschiebung der LH-FSH-Relation zugunsten einer erhöhten LH-Sekretion resultiert eine erniedrigte Östradiolsynthese. Dies ist die Folge einer reduzierten Aromataseaktivität durch eine deutlich erniedrigte FSH-Sekretion und andererseits eine übermäßige Androgenanhäufung.

In der Peripherie wird vermehrt aus Androgenen Östron gebildet. Somit ist bei polyzystischen Ovarien die Relation von Östradiol zu Östron erheblich zugunsten des letzteren verschoben. Die pathogenetischen Mechanismen der polyzystischen Ovarien sind bis heute noch nicht gänzlich bis in alle Detailfragen geklärt. Unklar ist vor allem, ob die polyzystischen Ovarien durch eine hypothalamohypophysäre Dysregulation primär verursacht wird oder ob die Ursache in einer ovariellen Steroidbiosynthesestörung zu suchen ist.

Gynäkologische und endokrinologische Diagnostik

Tab. 2.7 gibt Leitlinien für ein gynäkologisches und endokinologisches Vorgehen bei Hirsutismus, Akne, Seborrhö und polyzystischen Ovarien. In diesem Zusammenhang muss nochmals darauf hingewiesen werden, dass in den meisten Fällen der Laserspezialist mit diesen Untersuchungen weit überfordert ist.

Der ästhetische Wunsch einer Haarentfernung bei Hirsutismus macht damit eine aufwendige medizinische Betreuung des Patienten erforderlich.

Dies verdeutlich auch, dass eine Haarentfernung eine Maßnahme unter ärztlicher Aufsicht oder Betreuung sein sollte.

Diagnostik bei Hirsutismus	
Anamnese	Menarche, Zyklusdynamik, Medikamente
Untersuchung	Haut, sekundäre Geschlechtsmerkmale, Hauttypbestimmung, bimanuelle vaginale (rektovaginale) Untersuchung, Vaginalsonographie (besonders Ovarbeurteilung)
Labordiagnostik	• FSH – LH – Prolactin – TSH (Hypophyse) • T3 – T4 – TBG (Schilddrüse) • DHEA-S (Nebennierenrinde) • E2 – Testosteron – Progesteron (Ovar)

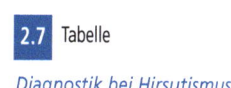

2.7 Tabelle

Diagnostik bei Hirsutismus

Literatur

1   Bargmann W (1977) Histologie und
    Mikroskopische Anatomie des
    Menschen, 7. Aufl. Thieme, Stuttgart

2   Beier HM, Karlson P (1982) Proteins
    and Steroids in Early Pregnancy.
    Springer, Berlin

3   Besser GM, Cudworth AG (1987)
    Clinical Endocrinology. Gower
    Medical Publishing, London

4   Bettendorf G, Breckwoldt M (1989)
    Reproduktionsmedizin. Fischer,
    Stuttgart

5   Breckwoldt M, Beier HM, Neumann
    F, Bräuer H (1994) Exemplarische
    Endokrinologien Bd. 2. Medical
    Service, München

6   Breckwoldt M, Neumann F, Bräuer, H
    (1991) Exemplarische Endo-
    krinologica Bd. 1. Medical Service,
    München

7   Frick H, Leonhardt H, Starck D (1978)
    Spezielle Anatomie. Thieme,
    Stuttgart

8   Herder Lexikon der Biologie, (1983)
    Bd 1–8. Herder, Freiburg

9   Hirsch-Kauffmann M, Schweiger M
    (1987) Biologie für Mediziner.
    Thieme, Stuttgart

10 Leidenberger FA (1992) Klinische
    Endokrinologie für Frauenärzte.
    Springer, Berlin

11 Pschyrembel W (1964) Praktische
    Gynäkologie. de Gruyter, Berlin

12 Römer Th, Szunibl W (1999)
    Pschyrembel Wörterbuch,
    Gynäkologie und Geburtshilfe,
    2. Aufl.

13 Siegenthaler W (1987) Klinische
    Pathophysiologie, 6. Aufl. Thieme,
    Stuttgart

14 Sobotta J, Hammersen F (1985)
    Histologie-Farbatlas der Mikros-
    kopischen Anatomie, 3. Aufl. Urban
    & Schwarzenberg, München

15 Thomas U (1998) Labor und Diag-
    nose, 5. Aufl.

Hypertrichose - Hirsutismus

C. KUNTE, H. WOLFF

Der Begriff Hypertrichose bezeichnet eine für die jeweilige Körperregion untypisch starke Behaarung. Hypertrichosen können generalisiert, umschrieben, im
Rahmen von Genodermatosen oder als Hirsutismus auftreten (Tab. 2.8).

Zu den generalisierten Hypertrichosen gehören die kongenitale und erworbene Hypertrichosis lanuginosa sowie konstitutionelle Hypertrichosen. Bei neu
auftretenden generalisierten Hypertrichosen sollten endokrin aktive Tumoren
oder Paraneoplasien ausgeschlossen werden. Die umschriebenen Formen lassen
sich einteilen in angeborene, wobei hier meist nävoide Veränderungen eine Rolle
spielen, und erworbene Hypertrichosen. Auf die Vielzahl von Hypertrichosen im
Rahmen von Genodermatosen soll hier nicht weiter eingegangen werden. Der
Hirsutismus, der sich pathogenetisch und klinisch von den anderen Hyper-
trichoseformen unterscheidet, wird getrennt abgehandelt.

Wichtig ist eine Unterscheidung der Begriffe Hypertrichose, Androgenisierung, Hirsutismus und Virilisierung. Bei der Hypertrichose handelt es sich um
eine allgemeine, untypisch starke Behaarung ohne Bevorzugung androgenabhän-
giger Regionen.
▶

Generalisierte Hypertrichosen	Kongenitale Hypertrichosis lanuginosa
	Erworbene Hypertrichosis lanuginosa
	Konstitutionelle Hypertrichosen
Umschriebene Hypertrichosen	Angeborene Hypertrichosen
	Kongenitale melanozytäre Nävuszellnävi
	Melanosis naeviformis
	Nävoide Hypertrichose
	Hypertrichose im Sakralbereich
	Erworbene Hypertrichosen
	Erworbene Porphyria cutanea tarda Hypertrichosis pinnae auriculae Medikamentös induzierte Hypertrichosen
Hypertrichosen bei Genodermatosen	
Hirsutismus	

2.8 Tabelle

Systematik der Hypertrichosen

Bei der Androgenisierung treten Seborrhö, androgenetische Alopezie, Hirsutismus und Akne auf (SAHA-Syndrom).

Als Hirsutismus wird die pathologisch vermehrte Körperbehaarung vom männlichen Muster bei der Frau bezeichnet.

Zur Behandlung der Hypertrichosen und des Hirsutismus steht neben der zu bevorzugenden kausalen Therapie auch eine Reihe weitere Therapieverfahren zur Verfügung. Diese lassen sich in mechanische, chemische, elektrische und das neue Verfahren der selektiven Photothermolyse einteilen. Auf letzteres soll hier nicht näher eingegangen werden, da die selektive Photothermolyse in weiteren Kapiteln ausführlich bearbeitet wird.

Generalisierte Hypertrichosen

Kongenitale Hypertrichosis lanuginosa

Die Hypertrichosis lanuginosa congenita ist eine sehr seltene, angeborene, manchmal erbliche Erkrankung mit ausgeprägter generalisierter Behaarung.

Bei den Betroffenen sind bei Geburt die Ohren in der Regel stark behaart, die Augenbrauen können dicht und buschig, die Wimpern auffallend lang sein. Bereits bei Geburt oder in der frühen Kindheit sind am Körper feine, marklose, bis 20 cm lange Lanugohaare zu finden. Die Haarfarbe ist silbriggrau bis blond. Betroffen kann das gesamte Follikel tragende Integument sein. Betont behaart ist die Haut über der Wirbelsäule, der Sakralregion, an den Ohren und die Wangenhaut. Bart-, Scham- und Axillarbehaarung sind ebenfalls verstärkt. Auch in der Pubertät persistiert in Achseln, Bart- und Pubesbereich die lanugoartige Behaarung. Das Behaarungsmuster ist kaum zu beeinflussen. Besserungen oder Verschlechterungen im Lauf des Lebens wurden beschrieben.

Sehr selten sind in Assoziation dentale Defekte, Glaukom, Photophobie, Pylorusstenose und Retardierung beschrieben (Abb. 2.26).

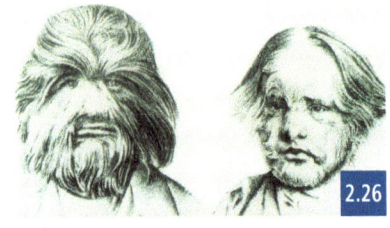

Kongenitale Hypertrichose.

2.26

Erworbene Hypertrichosis lanuginosa

Bei der Hypertrichosis lanuginosa aquisita handelt es sich um eine erworbene Hypertrichose mit Lanugohaaren, meist als paraneoplastisches Syndrom.

Ursächlich sind maligne Tumoren innerer Organe wie Prostata, Rektum, Leber, Mamma, Pankreas, Uterus, Blase, Gallenblase oder Ovarien. Auch Lymphome und Leukämien können gelegentlich zu dieser Paraneoplasie führen. Bei Frauen überwiegen kolorektale Karzinome, bei Männern Lungenkarzinome. Frauen sind häufiger betroffen.

Innerhalb kurzer Zeit können am gesamten Integument feine, silbrig glänzende, lanugoähnliche Haare wachsen. Bei schwacher Ausprägung finden sich diese vornehmlich im Gesicht. Das Wachstum der Haare kann schleichend sein, aber auch bis 2,5 cm pro Woche betragen. Die Haare können eine Länge von bis zu 15 cm erreichen. Vorhandenes Terminalhaar wird nicht beeinflusst.

Die Hypertrichosis lanuginosa aquisita kann den ersten Hinweis auf einen Tumor geben. Bei jedem Patienten, bei dem eine außergewöhnliche und rasch einsetzende Behaarung auftritt, sollte eine Tumorsuche erfolgen.

Die Prognose ist abhängig von dem zugrunde liegenden Tumor und dessen Ausdehnung. Bei vollständiger Tumorentfernung ist eine Rückbildung der Behaarung möglich. Meist sind die Malignome bei Diagnosestellung bereits metastasiert, sodass die Prognose ungünstig ist.

Generalisierte konstitutionelle Hypertrichose

Bei der deutlich verstärkten Körperbehaarung mit Terminalhaaren wird ein autosomal dominanter Erbgang mit variabler Expressivität angenommen. Betroffen sind vornehmlich Männer, meist dunkle Hauttypen IV oder V nach Fitzpatrick. In der Pubertät setzt starkes Wachstum von Terminalhaaren am gesamten Integument ein. Typisch ist eine normale Verteilung der Körperbehaarung, wobei eine deutliche Zunahme der Haardicke, -länge und -menge auffällt (Abb. 2.27). Rein histologisch gesehen ist dieser Behaarungstyp nicht pathologisch. Zu bedenken ist allerdings, dass diese starke Form der Hypertrichose erhebliche psychische und im Sommer auch mikroklimatische Probleme für den Betroffenen bedingen kann.

Die Diagnose erfolgt klinisch. Mit einer Zunahme der Behaarung im Lauf des Lebens ist zu rechnen. Therapeutisch können die Haare rasiert werden, was eine zumindest temporäre Reduktion der Haardichte zur Folge hat, da sich am Körper immer etwa 50% der Haare im Telogenstadium befinden. Ferner stehen weitere Verfahren zur temporären oder permanenten Epilation zur Verfügung.

Umschriebene Hypertrichosen

Kongenitale umschriebene Hypertrichosen

Kongenitale melanozytäre behaarte Nävuszellnävi (Naevus naevocellularis pigmentosus et pilosus)

Hierbei handelt es sich um Nävuszellnävi unterschiedlicher Größe. Diese Nävi sind von derben, vibrissenartigen, meist stark pigmentierten Terminalhaaren durchsetzt. Kleinere kongenitale Nävuszellnävi treten mit einer Prävalenz von 1–6%, große und Riesennävi bei 1 von 10.000 bis 20.000 Geburten auf (Abb. 2.28). Früher wurden stark behaarte Riesennävi auch Tierfellnävi genannt. Dieser Begriff sollte heute jedoch nicht mehr verwendet werden. Besser ist der Ausdruck Riesenpigmentnävus.

Bei kleineren Nävi sollte eine frühzeitige Exzision erwogen werden. Diese kann einzeitig oder mit mehreren Teilexzisionen erfolgen. Bei sehr ausgedehntem ▶

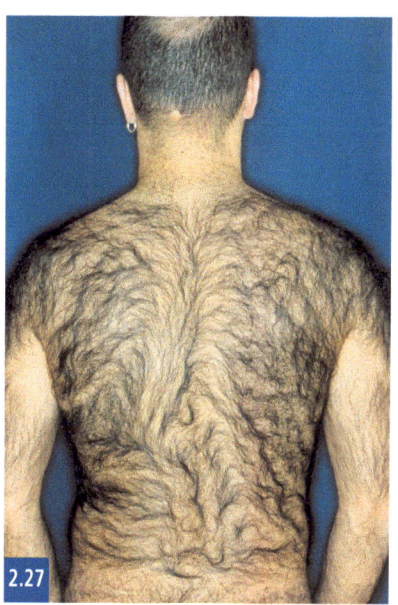

2.27

Konstitutionelle Hypertrichose.

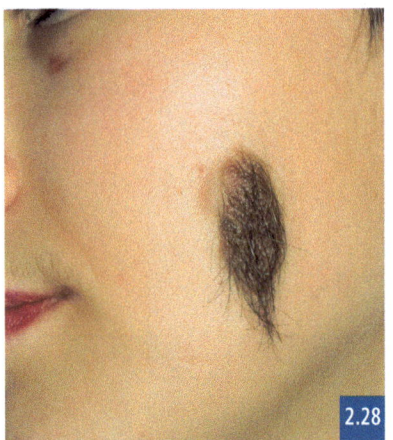

Naevus naevocellularis pigmen-
tosus et pilosus.

Befund ist eine Exzision mit primärem Wundverschluss nicht möglich. Hier kann nach Exzision eine plastische Deckung mit Spalthaut oder Meshgraft-Transplantaten erfolgen. Ist der Befund zu ausgedehnt, sind engmaschige klinische Kontrollen nötig. Die dermatoskopische Betrachtung der Nävi oder einzelner stärker pigmentierter Areale in den Nävuszellnävi sollte regelmäßig durchgeführt werden. Unter Zuhilfenahme bildgebender Verfahren wie Videodokumentation oder Fotografie wird die Verlaufsbeobachtung erleichtert. Auf gleiche Aufnahmebedingungen ist zu achten, damit ein Vergleich möglich wird. Bei lokalisierten Veränderungen können diese exzidiert und histologisch untersucht werden. Bei einigen großen kongenitalen Nävuszellnävi kann die Behandlung mittels hochtouriger Dermabrasion in den ersten Lebenswochen gute Erfolge erbringen.

Die Prognose von Nävuszellnävi ist generell günstig zu beurteilen. Das Lebenszeitrisiko von Melanomen im Bereich besonders großer Nävuszellnävi liegt allerdings bei 10–20 %. Bei Riesennävi sollte auch an eine neurokutane Melanose gedacht werden. Neben den ausgedehnten Hautveränderungen finden sich Pigmentveränderungen an Gehirn, den Meningen und im Rückenmark. Gelegentlich tritt ein Hydrocephalus internus mit schwer wiegenden zerebralen Störungen auf, sodass die Kinder nicht selten daran bereits im 1. Lebensjahr sterben. Aus den zentralnervösen Pigmentansammlungen kann sich frühzeitig ein metastasierendes malignes Melanom entwickeln.

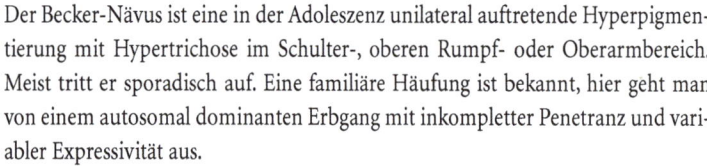

Becker-Nävus (Melanosis naeviformis)

Der Becker-Nävus ist eine in der Adoleszenz unilateral auftretende Hyperpigmentierung mit Hypertrichose im Schulter-, oberen Rumpf- oder Oberarmbereich. Meist tritt er sporadisch auf. Eine familiäre Häufung ist bekannt, hier geht man von einem autosomal dominanten Erbgang mit inkompletter Penetranz und variabler Expressivität aus.

Selten entwickelt sich bereits in der ersten, meist in der zweiten Lebensdekade ein langsam wachsender hell- bis dunkelbrauner Fleck von bizarrer Form. Das Wachstum dauert einige Monate bis wenige Jahre. Später treten kräftige, pigmentierte Terminalhaare in der Hautveränderung auf (Abb. 2.29). Die Haare sind meist dunkler als die anderen Körperhaare. Männer sind etwa viermal häufiger betroffen als Frauen. Dies kann jedoch daran liegen, dass die Behaarung bei ihnen stärker hervortritt als bei Frauen.

Im Lauf des Lebens kann die Pigmentierung etwas nachlassen. Eine spezifische Therapie ist nicht möglich. Die auf Seite 35 beschriebenen Therapieverfahren können das klinische Erscheinungsbild bessern. ▶

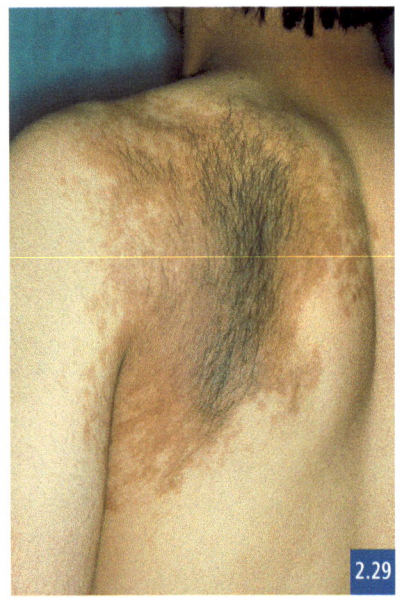

Becker-Nävus.

Nävoide Hypertrichose

Dies ist eine isoliert stehende, meist solitäre, umschriebene Hypertrichose ohne verstärkte Pigmentierung der darunter befindlichen Haut. Zu sehen sind lange, kräftige Terminalhaare, die eine stärkere Pigmentierung aufweisen können als die anderen Körperhaare. Die Veränderung ist in der Regel bereits bei Geburt vorhanden oder entwickelt sich kurz danach.

Hypertrichose im Sakralbereich (Faunschwanz)

Diese Form bedeutet eine isolierte, verstärkte Behaarung mit Terminalhaaren lumbosakral. Die lumbosakrale Hypertrichose kann ein Zeichen für das Vorliegen einer okkulten Spina bifida sein.

Am lumbosakralen Übergang in der Medianlinie findet sich eine scharf begrenzte Hypertrichose mit gelegentlich stärker pigmentierten Terminalhaaren (Abb. 2.30). Mädchen sind etwa viermal häufiger betroffen. Die Hypertrichose ist häufig bereits bei Geburt vorhanden oder tritt in der frühen Kindheit auf. Selten zervikale oder thorakale Lokalisation. Häufig Assoziation mit spinalen Dysraphien wie Spina bifida occulta, Diastematomyelie, Lipomyelomeningozele oder Meningomyelozele.

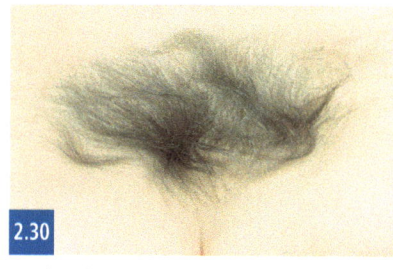

Lumbosakrale Hypertrichose

Zusätzlich oder anstelle der lumbosakralen Hypertrichose können sich als weitere Marker für spinale Dysraphien auch ein Pilonidalsinus, Atrophien der Haut, Impressionen, Hypo- oder Hyperpigmentierungen, Teratome, Hamartome, Hämangiome, Teleangiektasien, fibroepitheliale Polypen oder andere benigne oder maligne Tumoren finden.

Eine pädiatrisch-neurologische Abklärung und Verlaufsbeobachtung ist erforderlich. Besonders wichtig ist diese Abklärung vor operativen Eingriffen in der Region.

Die Prognose ist abhängig von den assoziierten Fehlbildungen. Die Hypertrichose kann belassen oder exzidiert und je nach Größe des Defekts primär verschlossen oder mittels freiem Transplantat versorgt werden. Rasur, temporäre oder permanente Depilation sind weitere therapeutische Optionen.

Erworbene umschriebene Hypertrichosen

Porphyria cutanea tarda

Dies ist ein Defekt der Uroporphyrinogendecarboxilase mit Auftreten einer schweren Elastose der belichteten Haut und Blasenbildung an den Handrücken.

Reduktion der Enzymaktivität der Uroporphyrinogendecarboxilase um über 50% in der Leber bei normalem Enzymproteingehalt. Männer sind häufiger betroffen. Manifestationsalter 40.–70. Lebensjahr. Der alleinige Enzymdefekt reicht im Allgemeinen nicht aus, um zur Manifestation der Erkrankung zu führen. ▶

Als Triggerfaktoren gelten Langzeitbehandlung mit Medikamenten, die eine Induktion der Cytochrom-P450-Isoenzyme in der Leber bewirken. Hierzu gehören östrogenhaltige Kontrazeptiva, Behandlung von Prostatakarzinomen mit Östrogenen und Alkoholabusus. Epidermolysis-bullosa-artige Hautveränderungen an chronisch lichtexponierten Hautarealen. In diesen Bereichen kommt es als Folge der Blasenbildung zu Krusten, Narben, Milien, Hyper- und Hypopigmentierungen. Hypertrichose der Augenbrauen und Wangen, Gesichtszyanose, Cutis rhomboidalis nuchae und häufig auch Morbus Favre-Racouchot mit Zysten, Komedonen und aktinischer Elastose im Gesicht.

Im Urin findet sich eine 10- bis 50fach erhöhte Porphyrinausscheidung, vornehmlich der hochkarboxylierten Porphyrine Uro- und Hepatoporphyrin. Für die Diagnose ist diese Bestimmung ausreichend. Zur Differenzierung zwischen angeborener und erworbener Porphyria cutanea tarda kann die Enzymaktivität der Uroporphyrinogendecarboxilase bestimmt werden. Bei der angeborenen Porphyria cutanea tarda ist diese reduziert, bei der erworbenen normal. Häufig ist gleichzeitig noch eine Erhöhung des Eisenspiegels und des Ferritins im Serum zu finden. Diese beiden Parameter können auch zur Verlaufskontrolle der Therapie dienen.

Die Prognose ist prinzipiell günstig zu beurteilen. Eine Meidung möglicher hepatotoxischer Noxen steht im Vordergrund. Therapeutisch kann eine Aderlassbehandlung und/oder eine Therapie mit Chloroquin erfolgen.

Hypertrichosis pinnae auriculae

Die Gehörgangshypertrichose tritt vornehmlich bei stärker behaarten und pigmentierten Männern in der 3. und 4. Lebensdekade auf. Bei zunehmendem Lebensalter weitere Verstärkung der Behaarung mit Wachstum pigmentierter Terminalhaare. Eine spezifische Therapie existiert nicht, regelmäßiges Abschneiden ist möglich.

Medikamentös induzierte Hypertrichosen

Hypertrichosen können auch Nebenwirkungen von Pharmaka sein. Ob die Induktion des Haarwachstums durch eine androgene Wirkung oder durch andere Mechanismen der jeweiligen Substanz ausgelöst wird, ist häufig nicht klar. Liegt ein androgener Effekt zugrunde, so findet sich die vermehrte Behaarung vor allem in den androgenabhängigen Arealen. Einige Autoren bezeichnen dies als Medikamentenhirsutismus oder Hirsutismushypertrichose. Liegen andere Mechanismen zugrunde, so ist Haarwuchs generalisiert oder anderweitig lokalisiert zu beobachten. Im Allgemeinen ist eine medikamentös induzierte Hypertrichose meist innerhalb weniger Monate reversibel (Abb. 2.31).

In Tab. 2.9 sind einige Medikamente aufgeführt, die eine Hypertrichose auslösen können.

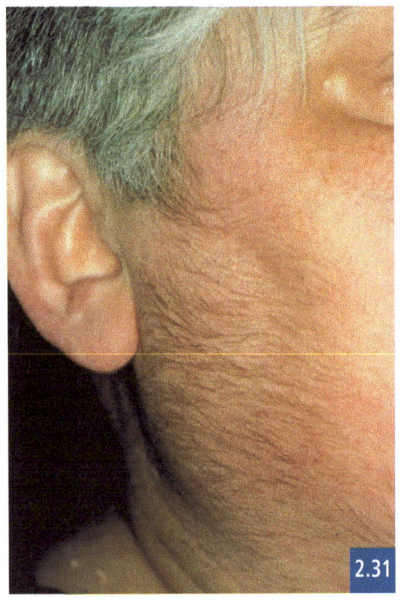

2.31

Durch Corticosteroide induzierte Hypertrichose.

Auslöser	Interferon a
	Glucocorticosteroide
	Zidovudin
	Phenytoin
	Minoxidil
	Diazoxid
	Ciclosporin A
	Danazol

2.9 Tabelle

Medikamente, die eine Hyper-trichose induzieren können (Auswahl)

Sonstige erworbene umschriebene Hypertrichosen

Eine Vielzahl weiterer Störungen metabolischer Art, Traumata sowie andere physiologische oder pathologische Situationen können eine Hypertrichose nach sich ziehen.

Hypertrichosen treten gelegentlich nach schweren Schädel-Hirn-Traumen, bei Hypothyreose, prätibialem Myxödem, Dermatomyositis, Mangelernährung und nach chronischer umschriebener mechanischer oder thermischer Irritation auf. Auch um akzessorische Mamillen findet sich häufig eine umschriebene Hypertrichose.

Hirsutismus

Hirsutismus ist eine pathologisch vermehrte Körperbehaarung vom männlichen Muster bei der Frau. Prädilektionsstellen sind insbesondere Oberlippe und Kinn, Sternum, Brustwarzen, Linea alba und Innenseite der Oberschenkel (Abb. 2.32 und 2.33). Die vermehrte Behaarung wird im Wesentlichen durch eine verstärkte Androgenwirkung verursacht. Betroffen sind deshalb vor allem Körperregionen, deren Haarwurzeln androgensensibel sind.

Hirsutismus ist ein Teilsymptom der Virilisierung. Unter Virilisierung (Vermännlichung) versteht man eine allgemeine Differenzierung des weiblichen Körpers in die männliche Richtung. Weitere Virilisierungserscheinungen sind männlicher Phänotyp mit starker Muskulatur, Klitorishypertrophie und Vertiefung der Stimme. Gelegentlich kommt es zur Atrophie der Mammae, des Uterus und des äußeren Genitales. Meist liegt eine Amenorrhö vor.

Ist die Ursache des Hirsutismus bekannt, handelt es sich um einen symptomatischen Hirsutismus. Bei geschlechtsreifen Frauen findet sich häufig eine diskrete Form des Hirsutismus, bei dem sich auch nach intensiver Diagnostik keine ▶

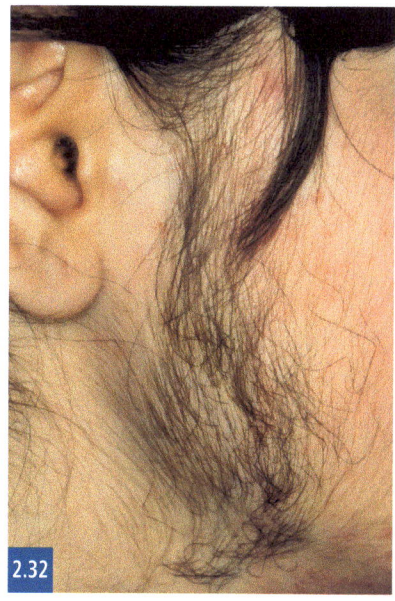

2.32

Hirsutismus.

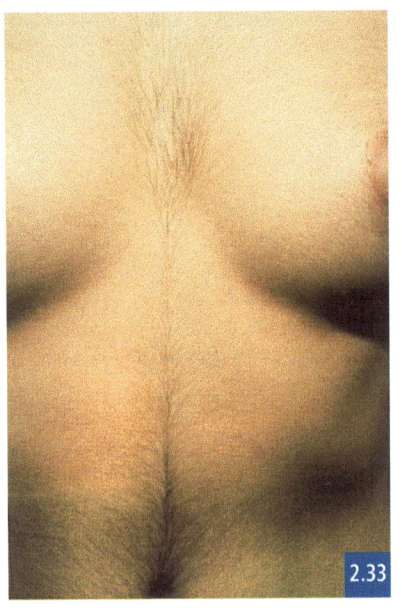

2.33

Hirsutismus.

Störung feststellen lässt. In diesen Fällen spricht man von idiopathischem Hirsutismus (Tab. 2.10).

Besonders wichtig ist die Medikamentenanamnese bei der Abklärung des Hirsutismus, da eine Vielzahl von Pharmaka dosisabhängig entsprechende Erscheinungen auslösen können. Nach Absetzen des Medikaments ist der Hirsutismus meist reversibel.

Beim endokrinen Hirsutismus können Überfunktionen, benigne oder maligne Tumoren der Nebennierenrinde, der Ovarien oder der Hypophyse ursächlich sein.

Ein Hirsutismus kann auch während einer Schwangerschaft auftreten. Bei rasch zunehmender Behaarung in der Schwangerschaft ist allerdings auch an ein Luteom zu denken.

Angeborene Ursachen für einen Hirsutismus können Pseudohermaphroditismus femininus oder eine Gonadendysgenesie sein.

Viele Frauen entwickeln nach der Menopause Zeichen eines Hirsutismus. Meist lassen sich keine erhöhten Androgenspiegel nachweisen. Vermutet wird ein relatives Übergewicht der Nebennierenrindenhormone nach Erlöschen der Ovarialtätigkeit.

Hirsutismus	Ursachen
Idiopathischer Hirsutismus	Ursache unbekannt
Symptomatischer	Ovariell
Hirsutismus	Androgen produzierende Ovarialtumoren Polyzystische Ovarien (PCO-Syndrom)
	Adrenal
	Androgen produzierende NNR-Tumoren (extrem selten) Cushing-Syndrom Menopause Adrenogenitales Syndrom (AGS)
	Medikamentös
	Testosteron und Anabolika Gestagene (Progesteronderivate) Glucocorticosteroide und ACTH Nichtsteroidale Medikamente (Phenytoin, Spironolacton)

Tabelle **2.10**

Ursachen des Hirsutismus

Beim Syndrom der polyzystischen Ovarien (Stein-Leventhal-Syndrom) und anderen seltenen Syndromen finden sich aufgrund erhöhter Androgenspiegel im Serum häufig Hirsutismuserscheinungen. ▶

Bei einem Hirsutismus vor der Pubertät muss insbesondere an ein kongenitales adrenogenitales Syndrom oder an Ovarial- und Nebennierenrindentumoren gedacht werden. Physiologisch ist allerdings das Wachstum der Scham- und Achselbehaarung etwa ab dem 10. Lebensjahr.

Die Diagnose eines idiopathischen Hirsutismus sollte nur gestellt werden, wenn der Befund diskret ist, Virilisierungserscheinungen fehlen und trotz intensiver Suche keine endokrine Störung oder auslösende Medikamente als Ursache gefunden werden können. Die Häufigkeit des idiopathischen Hirsutismus wird in der Literatur sehr unterschiedlich mit 6–90% angegeben. In den letzten Jahren wird eine geringere Prävalenz des idiopathischen Hirsutismus publiziert als früher, nicht zuletzt aufgrund neuer Erkenntnisse und verbesserter Diagnostik. Häufig ist die Ursache hier genetisch bedingt.

Weitere Ursachen eines nicht endokrin bedingten Hirsutismus können Anorexia nervosa und neurologische Erkrankungen sein.

In der Diagnostik wichtig sind eine genaue Anamneseerhebung mit Erfassung genetischer Faktoren, Alter bei Erkrankungsbeginn, Einnahme von Pharmaka, Dauer und Progredienz der Erkrankung, Zyklusstörungen, Sterilität, Virilisierungserscheinungen, Akne, Seborrhö, Alopezie, Libido und bisherige therapeutische Maßnahmen.

Bei der Untersuchung ist auf die Stärke und Verteilung der Behaarung, auf Virilisierungserscheinungen, andere androgeninduzierte Hautaffektionen oder Zeichen eines Hyperkortizismus zu achten. Weiterhin ist der Genitalbefund wichtig (Klitorishypertrophie).

Laboranalytisch ist in erster Linie die Bestimmung des gesamten und freien Testosterons und des Dihydroepiandrosteronsulfats (DHEA-S) im Serum wichtig. Gegebenenfalls sind Suppressionstests und der ACTH-Test sinnvoll. Weiterhin sollte LH, FSH und TSH bestimmt sowie die Leberfunktion abgeklärt werden.

Eine Zyklusdiagnostik und der Ausschluss Hormon produzierender Tumoren, gegebenenfalls auch eine Chromosomenanalyse zur Bestimmung des Kerngeschlechts, können notwendig werden.

Die Abklärung des Hirsutismus sollte interdisziplinär mit dem behandelnden Gynäkologen erfolgen.

Prognose und Therapie sind abhängig von der zugrunde liegenden Störung. Auslösende Medikamente sollten ab- oder umgesetzt werden. Androgen bildende Tumoren müssen operativ entfernt werden.

Beim adrenalen Hirsutismus wird die Androgenproduktion der Nebennierenrinde durch niedrige Corticosteroidgaben unterdrückt.

Beim ovariellen, nicht tumorbedingten Hirsutismus kann eine Behandlung mit Ovulationshemmern erfolgen. Die tägliche Östrogendosis sollte 50 µg betragen, die Gestagene dürfen keine androgene Partialwirkung haben. Sinnvoll ist der Einsatz von Gestagenen mit antiandrogener Partialwirkung wie Cyproteronacetat oder Chlormadinonacetat. Empfohlen wird z. B. der Einsatz von Cyproteronacetat ▶

41

10–50 mg/Tag für die Tage 1–15 des Zyklus in Kombination mit einem oralen Kontrazeptivum.

Spironolacton oder Flutamid werden ebenfalls zur Behandlung eingesetzt. Empfohlen werden Flutamid 250 mg zweimal täglich oder Spironolacton 100 mg/Tag in Kombination mit einem oralen Kontrazeptivum. Auf eine Zulassung des jeweiligen Präparats für die entsprechende Indikation ist jedoch zu achten.

Zum anderen können die in diesem Buch ausführlich dargestellten lokal wirksame Verfahren zur Entfernung der Haare angewandt werden.

Therapie der Hypertrichosen

Die Therapie der Hypertrichosen ist äußerst schwierig. Im Vordergrund steht die Behandlung möglicher zugrunde liegender Ursachen wie medikamentös induzierte Hypertrichose oder Hirsutismus.

Wichtig ist bei der Enthaarung die Unterscheidung von Epilation und Depilation. Epilation ist die vollständige Entfernung des Haarschafts, z. B. durch Wachs. Bei der Depilation wird meist durch chemische Wirkstoffe nur ein Teil des Haarschafts entfernt.

Eine Epilation kann mechanisch, chemisch, elektrisch oder mit den neuen Verfahren der selektiven Photothermolyse erzielt werden (Tab. 2.11). Mit mechanischen und chemischen Verfahren lassen sich nur temporäre Erfolge erzielen. Mit elektrischen Methoden, der selektiven Photothermolyse, Röntgentherapie und operativer Entfernung sind auch permanente Enthaarungen möglich. Die Röntgentherapie ist heute obsolet. Eine chirurgische Intervention bietet sich nur in Einzelfällen an.

Mechanisch	Wachs, Zug, Rasur, Abrasion
Chemisch	Thioglykolate, Bleichung
Elektrisch	Elektrolyse, Thermolyse
Photothermolyse	Alexandrit-, Nd:YAG-, Rubinlaser Blitzlampe (Epilight, PhotoDerm)

Tabelle **2.11**

Therapie der Hypertrichose.

Mechanische Therapie

Mechanisch lassen sich Haare durch Wachsbehandlung und Zug oder durch Rasur entfernen. Bei der Wachsepilation wird warmes Wachs auf das zu enthaarende ▶

Areal aufgebracht. Nach dem Abkühlen wird das Wachs ruckartig von der Haut abgezogen. Alle Haare, die im Wachs eingebettet sind, werden hierdurch entfernt. Vornehmlich werden kräftige Terminalhaare herausgezogen, kurze feine Vellushaare, die der Wachseinbettung entgehen, verbleiben zumeist im Haarkanal. Vorteil dieses Verfahrens ist, dass die enthaarten Areale für mehrere Tage, gelegentlich auch für Wochen haarfrei sind und dass in einer Sitzung größere Flächen auf einmal behandelt werden können. Nachteilig ist die Schmerzhaftigkeit, das Nichterfassen feiner Haare und die Möglichkeit des Auftretens von Entzündungen oder gar Vernarbungen.

Durch Zug können einzelne Haare auch mittels einer Pinzette entfernt werden. Dieses Verfahren ist allerdings schmerzhaft und zeitaufwendig, so dass es sich nur für kleine Flächen wie die Augenbrauen, Oberlippe und Kinn eignet. Eine andere Möglichkeit ist der Einsatz technischer Geräte wie z. B. des „Lady-Shave"-Apparats. Bei diesem Gerät bewegen sich Rollen so gegeneinander, dass beim Überfahren der Haut Haare ausgezogen werden. Es eignet sich zur Anwendung im Extremitäten- oder Bikinibereich. Auch diese Enthaarungsmethode ist schmerzhaft, Follikulitiden sind häufig.

Ein weiteres klassisches mechanisches Enthaarungsverfahren ist die Abrasion. Hierbei kommen Abrasionshandschuhe oder -steine zum Einsatz. Durch rhythmisches und gegenläufiges Überstreichen der Haut werden die Haare geknickt, bis sie abbrechen. Es ist ein mühsames und nur mäßig effektives Verfahren, da nur der Teil des Haarschafts entfernt wird, der aus der Haut ragt.

Mit Hilfe der Rasur lassen sich Haare ebenfalls auf mechanischem Wege temporär entfernen. Vorteil ist die einfache und rasche Durchführbarkeit. Nachteil ist der nur kurz anhaltende Effekt. Im Gesicht kann nach Rasur am Morgen bereits nachmittags der „five o´clock shadow" sichtbar werden. Nicht selten kommt es nach Rasur zu Follikulitiden, besonders im Bikinibereich, wo die Haare gekräuselt wachsen.

Bei häufiger Durchführung sind Hautirritationen nicht selten. Fraglich ist die Induktion noch stärkerer Terminalhaare durch wiederholte Epilationen.

Chemische Therapie

Chemisch lässt sich eine Hypertrichose durch Bleichung der Haare und somit Reduktion des Kontrastes von Haut zu Haar kosmetisch verbessern. Eine chemische Depilation ist unter anderem mit Thioglykolaten zu erreichen. Das Prinzip dieser Behandlung beruht auf der Hydrolyse von Disulfidbrücken im Haarschaft. Der Haarschaft wird durch Disulfidbrücken stabilisiert, die zwischen Cysteinmolekülen aufgespannt sind. Er besteht zu 15% aus der Aminosäure Cystein, die Epidermis dagegen nur zu etwa 2%. Der Einfluss der Thioglykolate auf die Epidermis ist somit gering. Nach einer gewissen Einwirkzeit können die Haarreste von der Haut geschabt oder abgewaschen werden. Da der Ansatzpunkt der Auf- ▶

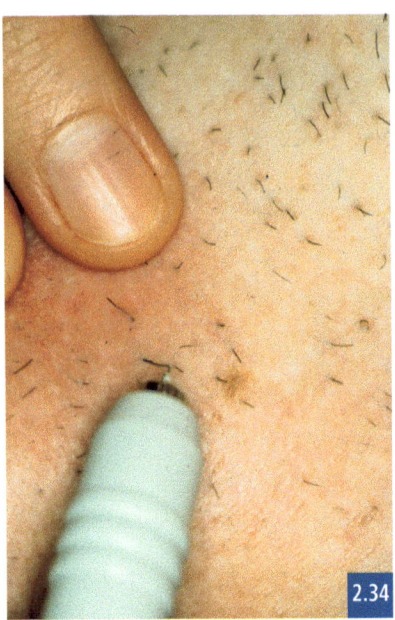

2.34

Praktische Durchführung der
Elektrolyse und Thermolyse.

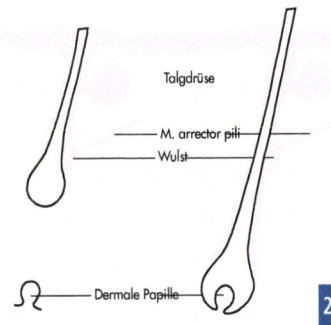

Talgdrüse

M. arrector pili
Wulst

Dermale Papille

2.35

Schema je eines Anagen-
und Telogenhaars.

lösung des Haarschafts in der Tiefe des Haarkanals unterhalb der Keratinisierungszone des Haarschafts liegt, hält der Enthaarungseffekt für einige Tage an. Nachwachsende Haare sind meist nicht so stoppelig wie nach einer Rasur. Nicht selten kommt es bei alkalischen Präparaten und zu langer Einwirkzeit zur Hautirritation. Auch allergische Kontaktekzeme sind möglich. Zur Entfernung sehr kräftiger Terminalhaare, z. B. Barthaaren bei Männern, sind Thioglykolate aufgrund des langsamen Wirkungseintritts nicht geeignet.

Therapie mittels Elektrolyse und Thermolyse

Bei der Elektrolyse handelt es sich um eine Gewebezerstörung durch Natriumhydroxid, das bei einer niedrigen Stromstärke aus Kochsalz und Wasser im Haarfollikel entsteht. Die chemische Reaktion mit der folgenden Gewebedestruktion benötigt 30–60 s und ist somit relativ zeitintensiv.

Nur mit Hilfe einer Mehrnadeltechnik lassen sich in einer Sitzung größere Areale behandeln. Aufgrund des langen Stromflusses kann die Behandlung schmerzhaft sein (Abb. 2.34).

Bei der Thermolyse handelt es sich um kurzzeitige, hochfrequente Stromflüsse, also um eine meist unipolare Diathermie. Bei Verwendung einer manuellen Technik werden relativ geringe Intensitäten der oszillierenden Ströme verwendet. Die Einwirkzeit ist mit 3–20 s relativ lang. Bei der Blitzlampenmethode werden höhere Stromintensitäten für nur sehr kurze Zeit (1/20–1/2 s) unter der Vorstellung verwendet, dass eine ausreichende Gewebsdestruktion in einer Zeit erreicht wird, die zu kurz ist, um Schmerzen entstehen zu lassen (Abb. 9).

Die Epilation mittels Elektrolyse und Thermolyse ist nur bei Anagenhaaren effektiv. Nur bei ihnen kann die Epilationsnadel so tief in den Haarkanal gesteckt werden, dass sowohl dermale Papille als auch Wulstregion chemisch oder thermisch destruiert werden (Abb. 2.35).

Damit bei der Behandlung nur wachsende Anagenhaare epiliert werden, empfiehlt sich 3–5 Tage vor dem Epilationstermin eine Rasur. Alle nachwachsenden Haare befinden sich dann im Anagenstadium und sind somit einer Epilation zugänglich. An Nebenwirkungen können Entzündungen und bei zu intensiver Therapie auch Narben auftreten.

Schlussfolgerung

Eine ausgeprägte Hypertrichose kann für Betroffene eine starke seelische Belastung bedeuten, die sogar zu sozialer Isolation führen kann. Die therapeutischen Möglichkeiten bei Hypertrichosen haben mit Entwicklung der Laser- und Blitzlampentechnologien in den letzten Jahren stark zugenommen. Weitere Entwicklungen sind in den nächsten Jahren zu erwarten. Aktuelle Schönheitsideale verlangen viele Haare am Kopf und möglichst wenige am Körper. Deshalb ▶

wird an den Dermatologen, in dessen Fachbereich auch die Behandlung von Haarkrankheiten gehört, immer wieder die Frage herangetragen werden, wie ein „Zuviel oder Zuwenig" an Haaren zu behandeln ist.

Literatur

1   Azziz R, Waggoner WT, Ochoa T, Knochenhauer ES, Boots LR (1998) Idiopathic hirsutism: an uncommon cause of hirsutism in Alabama. Fertil Steril 70:274–278

2   Barth JH (1997) How hairy are hirsute women? Clin Endocrinol Oxf 47:255–260

3   Braun-Falco O, Plewig G, Wolff HH (1995) Erkrankungen der Haare. In Dermatologie und Venerologie. Springer, Berlin, S. 992–1028

4   Bumb RA, Makkar RK, Sulemani AA (1995) Acquired hypertrichosis singularis. Arch Dermatol 131:617

5   Camacho F (1997) Hypertrichosis. In Camacho F, Montagna W: Trichology. Aula Medica Group, Madrid, pp 243–264

6   Caputo R, Crosti C, Menni S (1991) Haarkrankheiten im Kindesalter In Orfanos CE: Haar und Haarkrankheiten. Fischer, Stuttgart, S. 771–796

7   Carmina E (1998) Prevalence of idiopathic hirsutism. Eur J Endocrinol 139:421–423

8   Carmina E, Lobo RA (1998) The addition of dexamethasone to antiandrogen therapy for hirsutism prolongs the duration of remission. Fertil Steril 69:1075–1079

9   Castello R, Tosi F, Perrone F, Negri C, Muggeo M, Moghetti P (1996) Outcome of long-term treatment with the 5-alpha-reductase inhibitor finasteride in idiopathic hirsutism: clinical and hormonal effects during a 1-year course of therapy and 1-year follow-up. Fertil Steril 66:734–740

10 Cusan L, Dupont A, Belanger A, Tremblay RR, Manhes G, Labrie F (1990) Treatment of hirsutism with the pure antiandrogen flutamide. J Am Acad Dermatol 23:462–469

11 Dierickx CC, Grossman MC, Farinelli WA, Anderson R (1998) Permanent hair removal by normal-mode ruby laser. Arch Dermatol 134:837–842

12 Drosner M, Worret WI (1998) Dauerhafte Haarentfernung mit dem Rubinlaser bisher nicht möglich (Statement). T & E Dermatologie 28:132–133

13 Drosner M, Worret WI (1998) Überlegungen zur permanenten Enthaarung. Kosmet Med 19:214–218

14 Erenus M, Yücelten D, Durmusoglu F, Gürbüz O (1997) Comparison of finasteride versus spironolactone in the treatment of idiopathic hirsutism. Fertil Steril 68:1000–1003

15 Falsetti L, Gambera A (1999) Comparison of finasteride and flutamide in the treatment of idiopathic hirsutism. Fertil Steril 72:41–46

16 Fuchs M (1997) Thermokinetische Selektivität - ein neues hocheffektives Wirkprinzip zur dauerhaften Haarentfernung: Erfahrung mit dem LPIR-Alexandrit-Laser. Derm 3:2–8

17 Futterweit W, Dunaif A, Yeh HC, Kingsley P (1988) The prevalence of hyperandrogenism in 109 consecutive female patients with diffuse alopecia. J Am Acad Dermatol 19:831–836

46

18 Grossman MC, Dierickx C, Farinelli
    W, Flotte T, Anderson R (1996)
    Damage to hair follicles by normal-
    mode ruby laser pulses. J Am Acad
    Dermatol 35:889–894

19 Guzick D (1998) Polycystic ovary syn-
    drome: symptomatology, pathophy-
    siology, and epidemiology. Am J
    Obstet Gynecol 179:S89–S93

20 Hammerstein J, Cupceancu B (1969)
    Behandlung des Hirsutismus mit
    Cyproteronacetat. Dtsch Med Wschr
    94:829–834

21 Imthurn B (1997) Pathogenese und
    Diagnostik von Androgenisierungs-
    erscheinungen. Praxis 86:993–995

22 Kelestimur F, Sahin Y, Ayata D, Tutus
    A (1996) The prevalence of non-clas-
    sical adrenal hyperplasia due to 11
    beta-hydroxylase deficiency among
    hirsute women in a Tukish popula-
    tion. Clin Endocrinol Oxf 45:381-384

23 Kelestimur F, Sahin Y (1998) Com-
    parison of Diane 35 and Diane 35
    plus spironolactone in the treatment
    of hirsutism. Fertil Steril 69:66–69

24 Kligman AM, Peters L (1984)
    Histologic changes of human hair
    follicles after electrolysis: A compari-
    son of two methods. Cutis
    34:169–176

25 Kobayashi T(1985) Electrosurgery
    using insulated needles: Epilation. J
    Dermatol Surg Oncol 11:993–1000

26 Lin TYD, Manuskiatti W, Dierickx CC,
    Farinelli WA, Fisher ME, Flotte T,
    Baden HP, Anderson RR (1998) Hair
    growth cycle affects hair follicle
    destruction by ruby laser pulses. J
    Invest Dermatol 111:107–113

27 McKinstry CT, Inaba M, Anthony JN
    (1979) Epilation by electrocoagu-
    lation: Factors that result in re-
    growth of hair. J Dermatol Surg
    Oncol 5:407–411

28 Mimouni-Bloch A, Metzker A,
    Mimouni M (1997) Severe folliculitis
    with keloid scars induced by wax
    epilation in adolescents. Cutis
    59:41–42

29 Moghetti P, Castello R, Negri C, Tosi
    F, Magnani CM, Fontanarosa MC,
    Armanini D, M Muggeo (1995)
    Flutamide in the treatment of hirsu-
    tism: long-term clinical effects,
    endocrine changes, and androgen
    receptor behavior. Fertil Steril
    64:511–517

30 Mortola JF (1999) Drugs used in
    reproductive endocrinology and
    infertility. In Korting HC, Schäfer-
    Korting M (Eds) The Benefit / Risk
    Ratio. A Handbook for the Rational
    Use of Potentially Hazardous Drugs,
    CRC Press, Boston, pp 287–306

31 Natow AJ (1986) Chemical removal
    of hair. Cutis 38:91–92

32 Orfanos CE, Hertel H (1988) Haar-
    wachstumsstörungen bei Hyper-
    prolaktinämie. Z Hautkr 63:23–26

33 Peluso AM, Misciali C, Vincenzi C,
    Tosti A (1997) Diffuse hypertrichosis
    during treatment with 5% topical
    minoxidil. Br J Dermatol 136:118–120

34 Polson DW, Adams J, Wadsworth J,
    Franks S (1988) Polycystic ovaries - a
    common finding in normal women.
    Lancet 1:870–872

35 Richards RN, McKenzie MA, Meharg
    GE (1986) Electroepilation (electroly-
    sis) in hirsutism. 35,000 hours´ expe-
    rience on the face and neck. J Am
    Acad Dermatol 15:693-697

36 Richards RN, Uy M, Meharg G (1990) Temporary hair removal in patients with hirsutism: A clinical study. Cutis 45:199–202

37 Ridley CM (1969) A critical evaluation of the procedures available for the treatment of hirsutism. Br J Dermatol 81:146–153

38 Rivers JK, Frederiksen PC, Dibdin C (1990) A prevalence survey of dermatoses in the Australian neonate. J Am Acad Dermatol 23:77–81

39 Sommer S, Render C, Burd R, Sheehan-Dare R (1998) Ruby laser treatment for hirsutism: clinical response and patient tolerance. Br J Dermatol 138:1009–1014

40 Sperling LC, Heimer WL (1993) Androgen biology as a basis for the diagnosis and treatment of androgenic disorders in women. II. J Am Acad Dermatol 28:901–916

41 Sudduth SL, Koronkowski MJ (1993) Finasteride: the first 5 alpha-reductase inhibitor. Pharmacotherapy 13:309–325

42 Tolino A, Petrone A, Sarnacchiaro F, Cirillo D, Ronsini S, Lombardi G, Nappi C (1996) Finasteride in the treatment of hirsutism: new therapeutic perspectives. Fertil Steril 66:61–65

43 Wagner RF (1993) Medical and technical issues in office electrolysis and thermolysis. J Dermatol Surg Oncol 19:575–577

44 Wagner RF, Tomich JM, Grande DJ (1985) Electrolysis and thermolysis for permanent hair removal. J Am Acad Dermatol 12:441–449

45 Wolff H, Kunte C (1999) Hypertrichosen. In Wolff H, Kunte C (Hrsg) Diagnostik und Therapie von Haarerkrankungen. UNI-MED, Bremen S. 50–60

46 Woollons A, Price ML (1997) Roaccutane and wax epilation: a cautionary tale. Br J Dermatol 137:839–840

47 Wright RC (1992) Traumatic folliculitis of the legs: A persistent case associated with use of a home epilating device. J Am Acad Dermatol 27:771–772

48 Yücelten D, Erenus M, Gürbüz O, Durmusoglu FR (1999) ecurrence rate of hirsutism after 3 different antiandrogen therapies. J Am Acad Dermatol 41:64–68

49 Zemtsov A, Wilson L (1997) Successful treatment of hirsutism in HAIR-AN syndrome using flutamide, spironolactone, and birth control therapy. Arch Dermatol 133:431–433

Biophysikalische Aspekte

K. RICK

EINLEITUNG

Unerwünschter Haarwuchs stellt ein weit verbreitetes kosmetisches Problem dar. Die Jahresumsätze auf dem weltweiten Enthaarungsmarkt werden auf über 3 Milliarden US-Dollar geschätzt. Allein in den USA lassen sich nach einer Studie von Moretti u. Miller [21] eine Million Frauen für jährlich 1000 US-Dollar mittels Elektrolyse enthaaren. Weitere 80 Millionen Frauen investieren insgesamt rund 500 Millionen US-Dollar in Epilationsprodukte. Auf dieser Grundlage erlebte die Photoepilation im Lauf der letzten 5 Jahre einen enormen Aufschwung. Auf Laser oder Licht basierende Techniken werden in Zukunft etwa 20% des heutigen Marktes für Elektrolyse einnehmen [21].

Die damit verknüpfte äußerst dynamische Marktentwicklung der Photoepilation führte zu einer wachsenden Diskrepanz zwischen der wirtschaftlichen Umsetzung und einer wissenschaftlichen Aufarbeitung dieser neuen Therapieform. Um einen langfristigen Erfolg der Methode sicherzustellen, ist jedoch ein elementares Verständnis der physikalischen und biologischen Abläufe unumgänglich. Basierend auf der grundlegenden Wechselwirkung zwischen Licht und Gewebe werden im Folgenden Kriterien für eine optimale Parameterwahl zur Photoepilation entwickelt. Sie ermöglichen einen Vergleich der verschiedenen Laser- und Blitzlampensysteme zur dauerhaften Haarentfernung unter biophysikalischen wie auch klinischen Gesichtspunkten.

Biologie des Haarfollikels

Während beim modernen Menschen kosmetische Aspekte des Haarwuchses im Vordergrund stehen, diente die natürliche Körperbehaarung eines Lebewesens in der Biologie ursprünglich vor allem dem Lichtschutz und der Regulierung des Wärmehaushalts.

Der Haarfollikel ist anatomisch in drei vertikal angeordnete Zonen aufgeteilt. Der proximale Teil des Follikels (Infrainfundibulum) unterhalb des Ansatzes des M. arrector pili umfasst den Bulbus pili und die Haarpapille. Der mittlere Teil des Follikels (Isthmus) endet am Ausgang der Talgdrüse. Von hier stellt das Infundibulum die Verbindung zur Hautoberfläche her. Pluripotente Zellen im Bulbus pili sowie dem sog. Haarwulst in der Umgebung des M. arrector pili werden für das Haarwachstum verantwortlich gemacht.

Das im Follikel gebildete Haar wird entsprechend seiner Länge und Beschaffenheit unterschieden in Lanugo-, Vellus- und Terminalhaar. Das weiche, feine Lanugohaar bedeckt den Fetus bis kurz vor der Geburt. Vellushaare werden ▶

im Lauf der Pubertät durch Terminalhaare ersetzt [27]. Pigmentierung und Durchmesser des Haarschafts nehmen dabei zu. Der Haarschaft des Vellushaars ist unpigmentiert mit einem Durchmesser von weniger als 30 µm [13]. Typische Durchmesser des Haarschafts von Terminalhaar liegen im Bereich von 40–120 µm [12]. Der Durchmesser des zugehörigen Bulbus pili beträgt zwischen 200 und 300 µm [3, 4, 7, 8].

Das Wachstum von Vellus- wie Terminalhaaren ist gekennzeichnet durch einen regelmäßigen Wechsel von Wachtums- und Ruhephase. Die Follikel durchlaufen hierbei den individuellen, anatomisch und hormonell regulierten Zyklus einer aktiven Proliferationsphase (Anagen), gefolgt von einer Regressionsphase (Katagen) und der abschließenden Ruhephase (Telogen) [20]. Während die Katagenphase eine relativ einheitliche Zeitspanne von etwa 3–4 Wochen einnimmt, variiert die Dauer der Anagen- und Telogenphase beträchtlich in Abhängigkeit von der Körperregion [15, 20, 24, 26, 34].

So ist zu einem beliebigen Zeitpunkt die Mehrzahl der Follikel auf der Kopfhaut in der Anagenphase (80–85%), die restlichen Follikel befinden sich in der Katagen- (2%) oder Telogenphase (10–15%). In anderen Körperregionen dagegen (Hände, Arme, Beine) sind 50% der Haarfollikel und mehr in der Telogenphase [30]. Die Länge der Haare in verschiedenen Körperregionen hängt demnach überwiegend von der relativen Dauer der Anagen- und Telogenphase ab. ▶

Tabelle **2.12**

Übersicht der wichtigsten biologischen Parameter zur Photoepilation [26, 29]

Körperregion	% Telogene Haare	% Anagene Haare	Telogendauer	Anagendauer	Follikel/cm^2	Wachstums-rate/Tag	Gesamtzahl der Follikel	Follikeltiefe (mm)
Kopfhaut	13	85	3–4 Monate	2–6 Jahre	350	0,35 mm	1 Million	3–5
Augenbrauen	90	10	3 Monate	4–8 Wochen	400	0,16 mm	gesamt	2–2,5
Ohren	85	15	3 Monate	4–8 Wochen	450	0,18 mm	für	
Wangen	30–50	50–70	3 Monate	4–8 Wochen	880	0,32 mm	Gesicht	2–4
Kinn	30	70	10 Wochen	1 Jahr	500	0,38 mm	und	1–2,5
Oberlippe	35	65	6 Wochen	16 Wochen	500	0,38 mm	Kopf	1–2,5
Axillae	70	30	3 Monate	4 Monate	65	0,30 mm		3,5–4,5
Rumpf	70	30	3 Monate	4 Monate	70	0,30 mm	425.000	2–4,5
Bikinizone	70	30	12 Wochen		70	0,30 mm	425.000	3,5–4,75
Arme	80	20	18 Wochen	13 Wochen	80	0,30 mm	220.000	
Beine	80	20	24 Wochen	16 Wochen	60	0,21 mm	370.000	2,5–4
Brust	70	30	24 Wochen	16 Wochen	65	0,35 mm	30.000	3–4,5

Tab. 2.12 bietet eine grobe Übersicht der Verhältnisse in verschiedenen Regionen [26, 29].

Die Follikeldichte und -tiefe hängen sowohl von der betrachteten Körperregion, als auch vom jeweiligen Haarzyklus ab. Der Bulbus pili eines terminalen anagenen Haarfollikels liegt in der Regel im subkutanen Fettgewebe. Die Follikeltiefe ist maximal in der Axilla, am Rumpf und im Schambereich mit bis zu 7 mm. Follikel an der Oberlippe erreichen dagegen nur eine Tiefe von etwa 2 mm. Neben der Lokalisation hat auch der Haarzyklus einen erheblichen Einfluss auf die Follikeltiefe [15]. Nach Ablauf der Anagenphase zieht sich die Haarpapille in Richtung des Haarwulstes zurück und der untere Teil des Follikels degeneriert [16]. Der resultierende telogene Follikel ruht nur noch in einer Tiefe von etwa 1,5 mm [32].

Ein entscheidender Faktor für die Photoepilation ist die Melaninverteilung im Follikel während der verschiedenen Phasen des Haarzyklus. Follikuläre Melanozyten synthetisieren größere Melanosomen als die der Epidermis und sind ausschließlich aktiv in den Anagenphasen I–VI [5, 31]. Mit Beginn der Katagenphase endet die Melanogenese und das bulbäre Ende des Telogenhaars ist entsprechend unpigmentiert.

Die Haarfarbe selbst ist eine Funktion von Menge und Zusammensetzung des Melanins im Haarschaft [6, 23]. Follikuläre Melanozyten produzieren zwei chemisch verwandte Typen von Melanin, das braunschwarze Eumelanin und das rötliche Pheomelanin. Das gemittelte UV- und sichtbare Spektrum von beiden Melaninpigmenten zeigt eine graduelle Abnahme der Absorption mit steigender Wellenlänge [1, 18]. Der Absorptionskoeffizient von Pheomelanin bei 694 nm ist jedoch bereits um einen Faktor 30 niedriger als der von Eumelanin [19]. Über 700 nm ist die Absorption durch Pheomelanin nahezu vernachlässigbar.

Konzentration und relative Mischung beider Melaninkomponenten sind verantwortlich für die große Bandbreite natürlicher Haarfarben. Schwarzes oder dunkelbraunes Haar enthält große, ellipsoide, stark melanisierte Eumelanosomen, rotes Haar dagegen überwiegend sphärische Pheomelanosomen [14]. Bei blondem Haar synthetisieren die Melanosomen der Haarmatrix weniger, unvollständig melanisierte Melanosomen mit einer entsprechend geringeren Lichtabsorption. Graues Haar resultiert aus einer reduzierten Anzahl aktiver Melanozyten und nur schwach melanisierten Melanosomen. Bei senilem, weißem Haar finden sich keine dopapositiven Melanozyten mehr [6].

Stellenwert der Photoepilation

Haardichte und Verteilung prägen entscheidend das Erscheinungsbild des Menschen in der modernen Gesellschaft. Der Bedarf an sicheren und effizienten Verfahren zur lokalen Reduktion von übermäßigem Haarwuchs ist entsprechend groß. Traditionelle Methoden zur temporären Haarentfernung umfassen das Rasieren, Zupfen, Bleichen, Wachsen und die chemische Depilation [26].   ▶

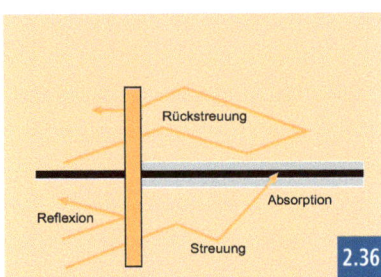

Wechselwirkung von Licht
und Gewebe.

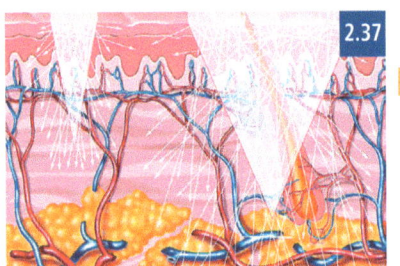

Einfluss der Bestrahlungsfläche
auf die Eindringtiefe.

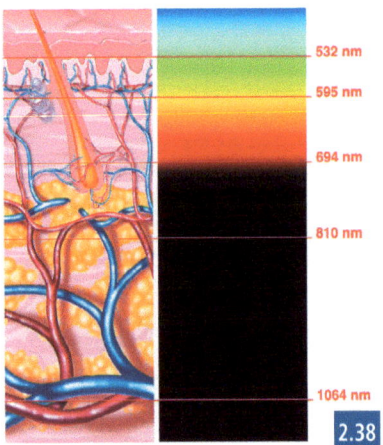

Einfluss der Wellenlänge auf die
Eindringtiefe.

Die Elektrolyse (Gleichstrom) bzw. Elektrothermolyse (HF-Wechselstrom) von Haarfollikeln mittels Nadelelektrode galt lange Zeit als einziges Verfahren zur dauerhaften Haarentfernung [25]. Die Möglichkeit einer vollständigen elektrochemischen bzw. elektrothermischen Zerstörung einzelner Haarfollikel ist hierbei unumstritten; Effizienz und das Risiko unerwünschter Nebenwirkungen von postinflammatorischen Hyperpigmentierungen bis hin zur Narbenbildung sind jedoch weitgehend abhängig von der Erfahrung und Geschicklichkeit des behandelnden Personals [33]. Alle genannten Enthaarungstechniken verbindet die Notwendigkeit einer regelmäßigen, meist schmerzhaften und bei größeren Flächen äußerst zeitraubenden Anwendung. Die Photoepilation verspricht dagegen eine gezielte, simultane Behandlung mehrerer Follikel. Sie ist damit eine vergleichsweise schnelle und zugleich schmerz- und nebenwirkungsarme Alternative zu den traditionellen Verfahren. Gelingt es zudem, die für das Haarwachstum verantwortlichen follikulären Strukturen zu zerstören, kann von einem dauerhaften Erfolg der Behandlung ausgegangen werden.

Lichtstreuung und Eindringtiefe

Grundlage der Photoepilation ist die Wechselwirkung von eingestrahltem Licht mit dem Haarfollikel (Abb. 2.36). Etwa 5 % des einfallenden Lichts werden bereits am Stratum corneum reflektiert und gehen der Therapie damit verloren. Der dominante Wechselwirkungsprozess in der Dermis ist die Streuung des Lichts an Gewebeinhomogenitäten wie Elastin- und Kollagenfasern oder Gefäßwänden. Die Photonen des einfallenden Lichts verändern bei jedem Streuprozess ihre Flugrichtung, ohne dabei Energie abzugeben. Mit steigender Penetration ins Gewebe nimmt die Zahl der Photonen im ursprünglich gebündelten Lichtstrahl immer mehr ab und dieser verliert seine gerichtete Charakteristik. Ein räumliches Zielen auf tiefer liegende Strukturen im Gewebe wird damit nahezu unmöglich gemacht. Der limitierende Einfluss der Streuung auf die effektive Eindringtiefe des Lichts ins Gewebe kann reduziert werden, wenn anstelle einer kleinen punktuellen Bestrahlungsfläche die Ausdehnung der Lichtquelle möglichst groß gewählt wird (Abb. 2.37).

Neben der Fleckgröße hat auch die Wellenlänge („Farbe") des eingestrahlten Lichts maßgeblichen Einfluss auf die Eindringtiefe. Die Wahrscheinlichkeit für einen Streuprozess wird mit steigender Wellenlänge immer geringer und die Eindringtiefe von Licht im sichtbaren Spektralbereich nimmt entsprechend zu (Abb. 2.38). Während blaues Licht nur den Bruchteil eines Millimeters eindringen kann, erreicht das rote bereits eine Tiefe von mehreren Millimetern. Die maximale Eindringtiefe wird im nahen Infrarot um etwa 1050 nm erzielt. Im mittleren und fernen Infrarot sorgt die bei höherer Wellenlänge einsetzende Wasserabsorption für eine stark verminderte Lichtpenetration ins Gewebe. ▶

Selektive Photothermolyse

Der entscheidende Wechselwirkungsprozess für die therapeutische Wirkung des eingestrahlten Lichts ist dessen Absorption durch endogene oder exogene Chromophore. Die Photonen des Lichtstrahls geben hierbei ihre gesamte Energie an das Zielchromophor ab und erhitzen es. Die wichtigsten endogenen Chromopore sind Wasser, Hämoglobin und Melanin (Abb. 2.39). Das spektral unterschiedliche Absorptionsverhalten der Chromophore erlaubt durch Einstrahlung geeigneter Wellenlängen eine gezielte Erwärmung und damit Zerstörung der Trägerstrukturen bei gleichzeitiger Schonung der biologischen Umgebung, die sog. selektive Photothermolyse [2]. So wird rotes Licht einer Wellenlänge um 580 nm überwiegend in Hämoglobin aufgenommen und führt zu einer selektiven Zerstörung von vaskulären Strukturen, ohne angrenzendes Gewebe zu schädigen. Melanin dagegen absorbiert überwiegend im UV und kurzwelligen Anteil des sichtbaren Spektralbereichs. Mit steigender Wellenlänge geht die Absorption durch Melanin kontinuierlich zurück und wird im Infraroten durch die konkurrierende Wasserabsorption abgelöst.

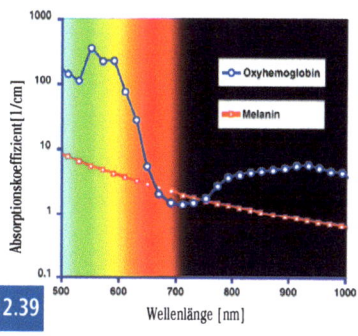

2.39

Absorptionsspektren von Melanin und Hämoglobin.

Die Absorption von Licht in follikulären Melanosomen gilt als der zentrale Wirkungsmechanismus der Photoepilation [35]. Als Absorber kommen vor allem der melaninhaltige Haarschaft und der Bulbus pili infrage. Neuere Untersuchungen belegen zudem die Existenz von aktiven dendritischen Melanosomen auch im Haarwulst [22].

Eine dauerhafte Wirkung der Photoepilation basiert auf der bleibenden Schädigung follikulärer Stammzellen. Während der Melaningehalt des Haarwulstes gering, aber zeitunabhängig zu sein scheint, unterliegt die Pigmentierung des Bulbus pili den temporären Schwankungen des Haarzyklus. Die hohe Aktivität follikulärer Melanosomen während der Anagenphase III–VI legt eine Therapie in diesem Zeitraum nahe. Ausgehend von dieser Überlegung ist jedoch nur der Anteil anagener Follikel einer gegebenen Lokalisation zu einem definierten Zeitpunkt der Therapie zugänglich. Daraus resultiert die physiologisch begründete Notwendigkeit einer mehrfachen Behandlung der Lokalisation, um eine vollständige Enthaarung zu erreichen (Abb. 2.40).

Klinische Beobachtungen von Grossman et al. [10] zeigen eine reduzierte Effizienz der Photoepilation nach Entfernung des dermalen Haarschafts beispielsweise durch Wachsepilation und legen damit einen Beitrag des Haarschafts zur thermischen Schädigung der germinativen Bereiche des Follikels nahe. Da auch der telogene Haarfollikel über einen pigmentierten Haarschaft verfügt, ist eine erfolgreiche Photoepilation während der Telogenphase denkbar.

Um für einen dauerhaften therapeutischen Effekt die Schwelle der follikulären Reparaturmechanismen zu überschreiten, muss eine ausreichende Energiedosis an den Follikel abgegeben werden. Die hierzu erforderliche Leistungs- ▶

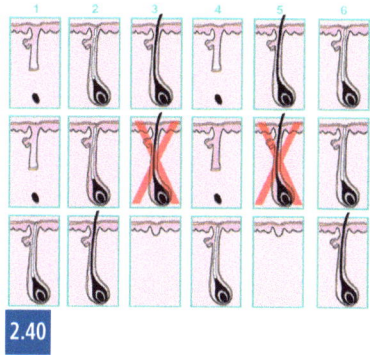

2.40

Zusammenhang zwischen Haarzyklus und der Notwendigkeit einer wiederholten Behandlung.

dichte steigt mit der Wellenlänge des applizierten Lichts, da die Absorptionswahr-scheinlichkeit von Melanin kontinuierlich abnimmt. Dies kommt umso mehr zum Tragen, je geringer die absolute Konzentration an photoaktivem Eumelanin im Follikel ist. Aufgrund der höheren Melaninkonzentration können dunkle Haare (schwarz, braun) mit einer deutlich geringeren Leistungsdichte erfolgreich therapiert werden als blonde Haare. Rote Haare mit einem hohen relativen Gehalt an Pheomelanin reagieren nur sehr begrenzt auf das eingestrahlte Licht. Weiße Haare dagegen sind mangels entsprechendem Chromophor im Follikel einer Photoepilation auf Basis der Melaninabsorption nicht zugänglich.

Der Erfolg einer Haarentfernung mittels selektiver Photothermolyse ist somit von zwei gegenläufigen physikalischen Vorgängen abhängig. Während kurze Wellenlängen eine maximale Absorption im Melanin des Haarfollikels sicherstellen, ermöglicht oft erst längerwelliges Licht eine ausreichende Penetration hinunter bis zur dermalen Papille. Das Wechselspiel zwischen optimaler Absorption und maximaler Eindringtiefe lässt hierbei keine eindeutige Lösung zu. So muss für jeden Patienten individuell ein Kompromiss aus minimaler Wellenlänge mit zugleich noch ausreichender Tiefenwirkung gewählt werden.

Die charakteristische Eigenschaft eines Lasers, Licht nur einer einzigen Wellenlänge abzugeben (Monochromasie), erlaubt eine exakte Steuerung der therapeutischen Wirkung. Diese geht jedoch zulasten der therapeutischen Bandbreite, da eine Adaptation der Wellenlänge des Lasers an die spektralen Anforderungen der Indikation unmöglich wird.

Die Blitzlampentechnologie (IPL-[Intense-Pulsed-Light-]Technology) umgeht diese Einschränkung durch den Einsatz von sog. Bandpassfiltern, die gezielt ein definiertes spektrales „Wellenlängenfenster" aus der breiten Emissionsbande einer hochenergetischen Blitzlampe herausschneiden. Während die Wellenlänge eines Lasers weitgehend durch seine Bauart vorgegeben ist, kann der optische Filter vor einer Blitzlampe beliebig ausgetauscht und das Emissionsspektrum der Lichtquelle damit an die jeweilige Indikation angepasst werden (Abb. 2.41).

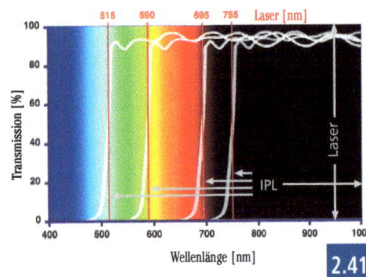

2.41

Wirkung der Bandpassfilter in der IPL-Technologie am Beispiel eines Filters von 515, 590, 695 und 755 nm im Vergleich zu einem 950-nm-Laser.

Thermokinetische Selektivität

Eine weitere Möglichkeit, die Selektivität der Photoepilation zu steigern, beruht auf dem unterschiedlichen Zeitverhalten der Abkühlung einzelner Gewebestrukturen nach deren lichtinduzierter Erwärmung. Das Volumen eines Körpers nimmt proportional zur dritten Potenz des Radius ($\sim r^3$) zu, die Oberfläche jedoch nur mit dessen Quadrat ($\sim r^2$). Aufgrund ihrer im Verhältnis zum Volumen geringeren Oberfläche kühlen große Körper langsamer ab als kleine. Follikuläre Strukturen kühlen entsprechend mit einer thermischen Relaxationszeit von 30–100 ms deutlich langsamer ab als die Epidermis mit etwa 3–10 ms thermischer Relaxationszeit [28, 29]. Der Haarschaft selbst gibt eine Temperaturerhöhung bereits nach 0,3–1 ms durch Wärmetausch an seine Umgebung ab. Zur selektiven Schädigung ▶

des Follikels bei optimaler Schonung der Epidermis ist eine Pulslänge des Epilationssystems über der thermischen Relaxationszeit der Epidermis und zugleich unter der des Follikels zu wählen ("thermokinetische Selektivität") [10, 28, 29]. Die maximale Oberflächentemperatur in der Epidermis kann durch Wärmetausch mit der äußeren Umgebung bereits während der Lichtexposition reduziert werden. Im Gegensatz hierzu begrenzt die im Vergleich zur Expositionszeit lange thermische Relaxationszeit des Follikels eine Wärmeleitung und damit die potenzielle thermische Schädigung auf den Follikel. Eine Pulslänge im Millisekundenbereich ermöglicht einerseits die Diffusion der überwiegend im stark pigmentierten Haarschaft und im Bulbus pili entstehenden Wärme auch auf benachbarte, schwach pigmentierte Teile des Follikels und schont andererseits kollaterale extrafollikuläre Gewebestrukturen.

Durch Aufteilen der applizierten Energie in mehrere, dicht aufeinander folgende Einzelimpulse kann eine weitere Steigerung der Gewebeselektivität des Verfahrens erreicht werden. Ein einzelner Lichtimpuls erwärmt sowohl Epidermis als auch Haarfollikel. Wird ein zweiter Lichtimpuls exakt zu dem Zeitpunkt abgegeben, in dem die Epidermis wieder ihre Ausgangstemperatur erreicht hat, akkumuliert die Wärme in dem noch nicht vollständig abgekühlten Follikel. Der Follikel wird selektiv erhitzt, ohne die Epidermis höheren Temperaturen auszusetzen und dadurch unnötig zu schädigen.

Durch gleichzeitige Ausnutzung der unterschiedlichen Absorption (selektive Photothermolyse) und thermischen Relaxation (thermokinetische Selektivität) von Zielstruktur und angrenzendem Gewebe kann eine Läsion unter weitgehender Schonung der Umgebung therapiert werden. Die technische Umsetzung dieses Vorgehens erfordert eine gezielte Anpassung der Lichtquelle durch Auswahl verschiedener Parameter. Neben dem geeigneten Spektralbereich sind Energiedichte, Pulslänge, Anzahl der Lichtimpulse sowie die Pausen dazwischen festzulegen.

Adjuvante Kühlverfahren

Bevor das applizierte Licht seine therapeutische Wirkung im Haarfollikel entfalten kann, muss die ebenfalls pigmentierte Epidermis möglichst unbeschadet passiert werden. Zielchromophor im Haarfollikel ist wie in der Epidermis Melanin. Das Prinzip der selektiven Photothermolyse basiert also lediglich auf der unterschiedlichen Konzentration von Melanin in beiden Strukturen. Bei einem gegebenen Lasertyp bzw. dessen Wellenlänge ist die therapeutische Effizienz einer definierten Lichtdosis überwiegend durch die Haarfarbe festgelegt, die maximal tolerierte Lichtdosis jedoch durch die Hautfarbe, d.h. den Melaningehalt der Epidermis. Die Toleranzgrenze der Epidermis kann physikalisch erhöht werden, indem die Behandlungsfläche vor, während und nach der Behandlung passiv oder aktiv gekühlt wird. Zudem reduziert die Kälteanwendung in Zusammenhang mit der ▶

Photoepilation das subjektive Schmerzempfinden des Patienten deutlich und macht die Behandlung angenehmer.

Oberflächliche Hautkühlung basiert auf einer passiven oder aktiven Abführung der in der Epidermis entstehenden Wärme. Die einfachste Form der passiven Oberflächenkühlung besteht im Aufbringen von kaltem, transparentem Gel (ähnlich dem Gel für Ultraschallaufnahmen) zwischen Haut und Lichtapplikator. Durch seinen hohen Wassergehalt sorgt das Gel für eine verbesserte Hydration des Stratum corneum und erhöht damit dessen Wärmeleitfähigkeit. Der sofortige Wärmeaustausch zwischen Gel und Gewebe kühlt die Epidermis, erwärmt aber zugleich das Gel. Die Eigenerwärmung des Gels reduziert den Temperaturgradienten zur Epidermis und eine effiziente Kühlung kann nur über einen relativ kurzen Zeitraum nach Gelapplikation aufrecht gehalten werden. Ein positiver Nebeneffekt der Gelanwendung ist die optische Anpassung der Brechungsindizes von Applikator und Haut. Die Lichteinkopplung wird verbessert und eine unerwünschte Rückstreuung von Licht in die Epidermis reduziert.

Aktive Kühlsysteme sind meist in das Applikationshandstück integriert und werden zeitgleich mit dem Lichtimpuls angewendet. Kurze Expositionszeiten unter einer Sekunde sind bei aktiver Kühlung essentiell, um eine kontraproduktive Kühlung des Haarfollikels durch Kältediffusion in die Tiefe auszuschließen. Zur Verfügung stehen flüssigkeitsgekühlte Glas- oder Saphirfenster und die sog. dynamische Kühlung mittels Kryogenspray oder tiefgekühlter Luft.

Die Wärmeleitfähigkeit von Luft, Wasser/Glas und Saphir verhalten sich wie 1:25:50 [28]. Gekühlte Glasfenster erfordern aufgrund der verhältnismäßig geringen Wärmeleitfähigkeit also eine längere Expositionszeit als beispielsweise Saphirfenster. Das Risiko einer relevanten Kühlung des Haarfollikels ist bei Glasfenstern damit deutlich höher. Die Konvektionskühlung mittels Glas- oder Saphirfenster verlangt einen engen mechanischen Kontakt zum Gewebe. Die damit verbundene Kompression des Gewebes durch den Applikator verringert die Kapillardurchblutung und damit eine konkurrierende Absorption durch Hämoglobin in der Region. Zugleich wird die Wegstrecke zwischen Hautoberfläche und proximalem Ende des Follikels verringert. Als problematisch hat sich dagegen in der Praxis bei beiden Systemen die Kondensation von Wasser an den gekühlten Fensterflächen erwiesen.

Die dynamische Kühlung mit Kryogen ermöglicht den größten physikalischen Temperaturgradienten in die Tiefe. Das Kryogengas zwischen Applikator und Epidermis erschwert jedoch die optische Einkopplung des abgegebenen Lichts deutlich und führt durch den fortwährenden Verbrauch des teuren Gases zu verhältnismäßig hohen laufenden Kosten. Tiefgekühlte Luft erscheint unter wirtschaftlichen Gesichtspunkten deutlich günstiger; die klinische Wirksamkeit der im Vergleich zu Kryogen weit weniger kalten Luft wird sich jedoch erst in der Praxis zeigen.   ▶

Alternativverfahren

Eine Alternative zur photothermischen Nutzung des endogenen Chromophors Melanin kann der Einsatz exogen zugeführter Chromophore darstellen. Topisch applizierte Carbonpartikel lassen sich vor einer geplanten Photoepilation in den Follikel massieren und anschließend mittels kurz gepulstem Nd:YAG-Laser zur photomechanischen Zerstörung des umgebenden Gewebes nutzen [9, 17]. Diese Methode erhielt als erste die FDA-Zulassung für eine laserinduzierte Haarentfernung, die jedoch nicht dauerhaft zu sein scheint.

Licht kann auch dazu verwendet werden, einen exogen zugeführten oder im Haarfollikel induzierten Photosensibilisator photochemisch zu aktivieren (PDT = photodynamische Therapie) [11]. Die zur Anregung photochemischer Prozesse notwendigen Leistungsdichten sind vergleichsweise gering und erlauben den großflächigen Einsatz auch preiswerter Lampensysteme. Allerdings steht derzeit noch kein klinisch zugelassener Photosensibilisator zur Verfügung.

Da die Wahl der verwendeten Lichtquellen zur Aktivierung exogen applizierter Chromophore nicht an biologische Vorgaben gebunden ist, sondern sich ausschließlich an den spektralen Eigenschaften des Chromophors orientiert, versprechen diese Verfahren neue Möglichkeiten der Photoepilation auch bei problematischen Patienten mit besonders dunkler Haut oder hellen und sogar weißen Haaren.

Zusammenfassung

Um einen Haarfollikel selektiv zu zerstören, gilt es die zwei entscheidenden Komponenten Chromophor und Licht optimal aufeinander abzustimmen. Die gewählte Wellenlänge hat hierbei entscheidenden Einfluss auf eine selektive Absorption des applizierten Lichts, während die Pulsparameter über die thermische Relaxation den Wärmefluss nach der Lichtexposition steuern. Eine adjuvant durchgeführte Kühlung des Behandlungsareals kann das Nebenwirkungsrisiko deutlich senken. Moderne Epilationssysteme verfügen über eine steigende Anzahl flexibler Einstellungsparameter und ermöglichen die erfolgreiche Photoepilation eines immer größeren Patientenkreises. Mit der Anzahl der technisch wie klinisch relevanten Parameter steigen jedoch auch die Anforderungen an die Bedienung des Geräts. Selbst modernste Technologie kann deshalb eine fundierte Ausbildung und umfangreiche praktische Erfahrung mit den genannten Epilationssystemen nicht ersetzen.

Literatur

1   Anderson RR, Parrish JA (1981) The optics of human skin. J Invest Dermatol 77:13–19

2   Anderson RR, Parrish JA (1983) Selective photothermolysis: Precise microsurgery by selective absorption of pulsed radiation. Science 220:524–526

3   Bassukas I, Hornstein O (1989) Effects of plucking on the anatomy of the anagen hair bulb. Arch Dermatol Res 281:188–192

4   Birbeck M, Mercer E (1957) The electron microscopy of the human hair follicle. J Biophys Biochem Cytol 3:203–213

5   Burchill SA, Ito S, Thody AJ (1991) Tyrosinase expression and its relationship to eumelanin and phaeomelanin synthesis in human hair follicles. J Dermatol Sci 2:281–286

6   Cesarini J (1990) Hair melanin and color. In Orfanos C, Happle R (Eds): Hair and Hair Diseases. Springer, Berlin

7   Commo S, Bernard BA (1997) Immunohistochemical analysis of tissue remodeling during the anagen-catagen transition of the human hair follicle. Br J Dermatol 13:31–38

8   Costsarelis G (1998) Hair follicle development, cycling and stem cells. Prog Dermatol 32:1–8

9   Goldberg G, Litter C, Wheeland RG (1997) Topical suspension-assisted Q switched Nd:YAG laser hair removal. Dermatol Surg 23:741–745

10 Grossman MD, Dierickx CC, Farinelli WA, et al (1996) Damage to hair follicles by normal-mode ruby laser pulses. J Am Acad Dermatol 35:889–894

11 Grossman M, Wimberly J, Dwyer P, et al (1995) PDT for hirsutism. Lasers Surg Med 7:44S

12 Hayashi A (1975) Trichogram. J Invest Dermatol 60:70

13 Headington JT (1984) Transverse microscopic anatomy of the human scalp: A basis for a morphometric approach to disorders of the hair follicle. Arch Dermatol 120:449–456

14 Ito S, Jimbow K (1983) Quantitative analysis of eumelanin and pheomelanin in hair and melanomas. J Invest Dermatol 80:268–272

15 Kligman A (1959) The human hair cycles. J Invest Dermatol 33:307–316

16 Lin TYD, Manuskiatti W, Dierickx CC (1998) Hair growth cycle affects hair follicle destruction by ruby laser pulses. J Invest Dermatol 111:107–113

17 Litter CM (1999) Hair removal using an Nd:YAG laser system. Derm Clin 17:401–430

18 Margolis RJ, Dover JS, Polla LL, et al (1989) Visible action spectrum for melanin-specific selective photothermolysis. Lasers Surg Med 9:389–397

19 Menon IA, Persad S, Haberman HF, et al (1983) A comparative study of the physical and chemical properties of melanins isolated from human black and red hair. J Invest Dermatol 80:202–206

20 Montagna W, Parakkal P (1974) The Pilary Apparatus: The Structure and Function of Human Skin. Academic Press, New York, pp 172–275

21 Moretti M, Miller ID (1996) Laser-Assisted Hair Removal: A Technology Market Study. Medical Insight, Mission Viejo, pp 4–16

22 Narisawa Y, Kohda H, Tanaka T (1997) Three-dimensional demonstration of melanocyte distribution of human hair follicles: Special reference to the bulge area. Acta Derm-Venerol 77:97–101

23 Ortonne JP, Prota G (1993) Hair melanins and hair color: Ultrastructural and biochemical aspects. J Invest Dermatol 101:82S–89S

24 Pinkus H (1947) The story of the hair root. J Invest Dermatol 9:91

25 Richards RN, Meharg GE (1995) Electrolysis: Observations from 13 years and 140.000 hours of experience. J Am Acad Dermatol 33:662–666

26 Richards RN, Uy M, Meharg G (1990) Temporary hair removal in patients with hirsutism: A clinical study. Cutis 45:199-202

27 Rook A (1965) Endocrine factors on hair growth. Br Med J 1:609

28 Ross EV, Ladin Z, Kreindel M, Dierickx C (1999) Theoretical considerations in laser hair removal. Derm Clin 17:333–355

29 Sadick NS (1999) Laser and flashlamp photoepilation: A critical review of modern concepts bridging basic science and clinical applications. J Aesthet Dermatol Cosmet Surg 1:95–101

30 Saitoh M, Uzuka M, Sakamoto M (1970) Human hair cycle. J Invest Dermatol 54:65–81

31 Toda K, Pathak M, Parrish J (1972) Alteration of racial differences in melanosome distribution in human epidermis after exposure to ultraviolet light. Nature 236:143–145

32 Van Scott E, Ekel T (1958) Geometric relationship between the matrix of the hair bulb and its dermal papilla in normal and alopecic scalp. J Invest Dermatol 29:281–287

33 Wagner RF (1990) Physical methods for the management of hirsutism. Cutis 45:319-326

34 Witzel M, Braun-Falco O (1963) Über den Haarwurzelstatus am menschlichen Capilitium unter physiologischen Bedingungen. Arch Klein Exp. Derm 221:216

35 Ziering CL (1998) Laser assisted hair removal: a review of current technology. Int J Cosmet Surg

3

Indikation, Durchführung und Therapievoraussetzungen

Anamnese, Diagnostik und Dokumentation

G. KAUTZ, I. KAUTZ

EINLEITUNG

Grundlage einer erfolgreichen Photoepilation ist eine ausführliche Anamnese und Befunderhebung. Neben der klinischen Untersuchung müssen in einigen Fällen auch aufwändige Laboruntersuchungen z. B. bei massiven Androgenisierungserscheinungen durchgeführt werden. Es ist wichtig, einen vermehrten Haarwuchs auch als das Symptom einer gynäkologischen oder endokrinologischen Erkrankung zu erkennen.

Besondere Bedeutung hat bei den ästhetischen Behandlungen, wie der Epilation, auch eine gute Photodokumentation, um dem Patienten die Therapieverläufe aufzeigen zu können.

Bei auffälliger Anamnese sollte unbedingt die Zusammenarbeit mit den notwendigen Spezialisten wie z. B. Gynäkologen oder Endokrinologen gesucht werden.

Anamnese

- Wie lange besteht der vermehrte Haarwuchs?
- Welche Körperregionen sind betroffen?
- Familiären Haaranamnese.
- Erkrankungen (vor allem endokrinologisch und gynäkologisch: z. B. Seborrhö, Akne, polyzystisches Ovar, Schildrüsenerkrankungen, Tumore etc.). Männer??
- Aktuelle Medikamente (z. B. orale Blutdrucktherapie mit Minoxidil kann zu vermehrtem Haarwuchs führen).
- Welche Therapien wurden bisher über welchen Zeitraum durchgeführt? (Zupfen, Färben/Bleichen, Rasieren, Wachsen, Elektroepilation, Laser- und IPL-Therapien, Hormonbehandlungen etc.).

Befund

- Ein Ganzkörperhaarstatus sollte bei der Erstvorstellung erfolgen.
- Photodokumentation der betroffenen Hautareale und/oder der gewünschten Therapieareale.
- Auflichtmikroskopie der Haare zur Beurteilung des Pigmentgehaltes und als Verlaufskontrolle der Therapie direkt nach der Behandlung sowie bei Folgebehandlungen. ▶

- Hauttypbestimmung nach Fitzpatrick.
- Ausführliche Labordiagnostik und weitere Befundung bei auffälliger Anamnese in Zusammenarbeit mit Fachspezialisten.

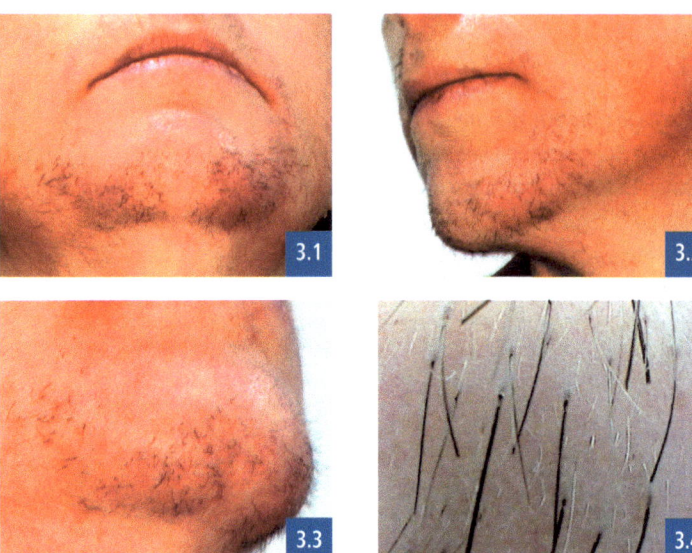

Abb. 3.1–3.4
Photodokumentation mit
Auflichtmikroskopie vor erster
Therapie.

Photodokumentation

Die Photodokumantation wird in der kassenärztlichen Medizin (GKV) im Einheitlichen Bewertungsmaßstab (EBM) bei der Lasertherapie von Naevi flammei und Hämangiomen als Bestandteil der Leistungserbringung gefordert. Daher sollte auch für die privaten Krankenkassen und bei Selbstzahlern (IGel-Leistung) immer vor Therapiebeginn der Ausgangsbefund aus mehreren Blickwinkeln dargestellt werden. Auch das Anzeichnen der Therapieareals vor der Rasur mit einem weißen Kajalstift ist zu empfehlen.

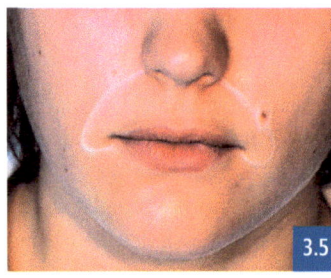 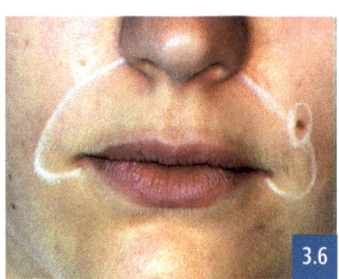

Abb. 3.6–3.7
Kajalstiftmarkierung des
Behandlungsareals und eines
nicht zu behandlenden Naevus.

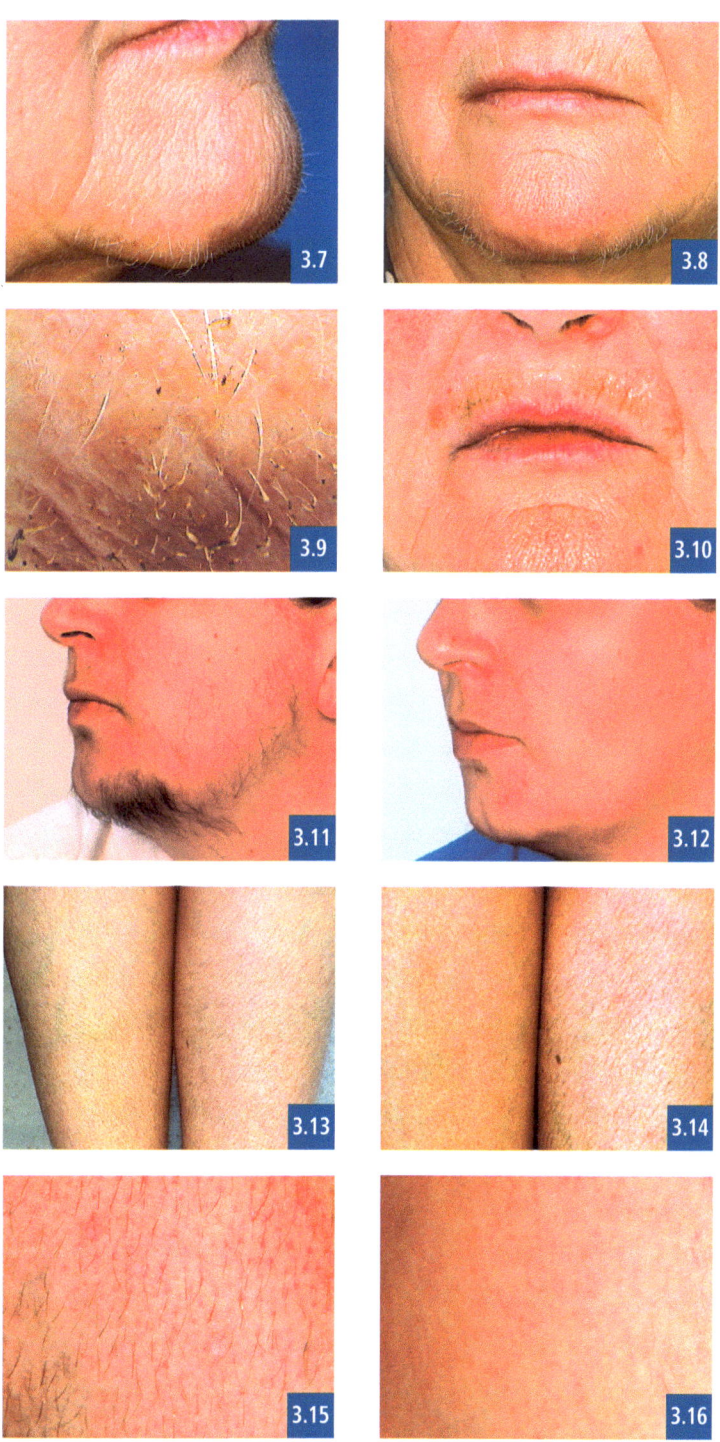

Abb.3.7–3.10
Erfolgreicher Epilationsversuch
bei weißen Haaren mit
Restpigment.

Abb. 3.11–3.12
Befund vor und 5 Jahre nach
erfolgreicher IPL-Epilation.

Abb. 3.13–3.16
Halbseitenversuch
Alexandritlasertherapie mit
erfolgreicher Enthaarung
nach vier Therapiezyklen am
rechten Bein.

Behandlungsablauf

G. KAUTZ, I. KAUTZ

Bei der dauerhaften Haarentfernung haben die neuen Laser- und IPL-Systeme ganz neue therapeutische Möglichkeiten eröffnet. Die Entwicklung der Geräte ist vergleichbar rasant wie die Entwicklung auf dem Computermarkt. Dadurch fehlt es jedoch häufig an einem fundierten Unterbau im Bereich der Therapievorbereitung und des Therapieablaufs. Wie von mehreren Autoren in diesem Buch gefordert, müssen neben hochwertigen Studien zur Haarentfernung mit Laser- und IPL-Systemen auch Standards für die Therapie erarbeitet werden.

Beim Einstieg in Nutzung der Technik fehlt den Ärzten und den Helferinnen in der Regel das notwendige Know-how, da die adäquate Ausbildung noch kein Bestandteil der regulären Praxisausbildung an Universitäten und Berufsschulen ist. Der Gesetzgeber fordert für den Betrieb eines Lasersystems die Teilnahme an einem Laserschutzkurs. Dies ist jedoch bei weitem nicht ausreichend und sinnvoll. Daher ist unbedingt eine eigenständige verantwortliche Weiterbildung notwendig. Diese darf sich nicht nur auf das ärztliche Personal beschränken, sondern das gesamte Praxisteam sollte regelmäßig in Weiterbildungsmaßnahmen integriert werden.

Auch bei den Patienten bestehen meist falsche Hoffnungen und Wünsche bezüglich der Haarentfernung mit Laser- und IPL-Systemen. Oft geht man von einer einzigen Behandlung aus, die zur vollständigen und dauerhaften Haarentfernung führen soll. Ein weiteres Hauptproblem ist die Tatsache, dass die Patienten meist im Sommer, gut gebräunt, die sofortige Entfernung der Haare wünschen.

Nachfolgend sollen nun einige Standards für den Behandlungsablauf beschrieben werden.

3.17

Oberflächige Haarzerstörung bei unterlassener Rasur mit unerwünschter Hautreizung.

Behandlungsvorbereitungen

Wie sollten Sie sich auf die Behandlung vorbereiten?

- Es ist vorteilhaft, im zu behandelnden Hautgebiet Haare (auch sehr feine) zu rasieren, damit es durch die oberflächigen Haare zu keiner Hautreizung kommt (Abb. 3.17).
- Es ist empfehlenswert, die Haare etwa 3–5 Tage vor der Behandlung zu rasieren, damit sie dann eine Länge von etwa 1–2 mm haben (Abb. 3.18). Dies gilt jedoch nur für die Enthaarungstherapie, bei allen anderen Anwendungen (z. B. Gefäßtherapie) ist eine Rasur am Behandlungstag vorzuziehen.

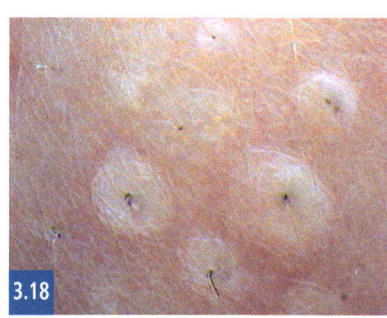

3.18

Optimale Lasertherapie mit perifollikulärem Ödem nach Rasur.

Sagen Sie dem behandelndem Arzt unbedingt vorher, welche Medikamente Sie zur Zeit einnehmen oder bis vor kurzem eingenommen haben. Besonders wichtig sind dabei Antibiotika und lichtsensibilisierende Medikamente wie z. B. Johanniskraut. Dabei ist zu beachten, dass auch sog. Haus- und Naturmittel anzugeben sind, die regelmäßig eingenommen werden.

4–8 Wochen vor der Behandlung sind unbedingt Sonnenbäder (natürliche oder im Solarium) zu vermeiden. Nach der Behandlung ist eine Sonnenexposition für mindestens 4 Wochen auszuschließen.

Über adäquaten Lichtschutz und Sonnenblocker sollte informiert werden.

Das Vorhandensein von cortisonhaltigen Externa für den Fall einer Verbrennung oder sonstiger Nebenwirkungen sowie eine ausreichende Hautpflege nach der Therapie sollte frühzeitig organisiert und besprochen werden.

Es sollte darauf geachtet werden, dass in der Woche vor und nach der Behandlung ausreichend Flüssigkeit aufgenommen wird (mindestens 2 l pro Tag), da es sonst eher zu Nebenwirkungen auf der zu trockenen Haut kommen kann.

Aufwendige externe Salben und/oder Kosmetika sollten am Behandlungstag auf ein Minimum reduziert werden.

Duftstoffe sollten zur Vermeidung von Hautreizungen im Behandlungsareal nicht aufgetragen werden.

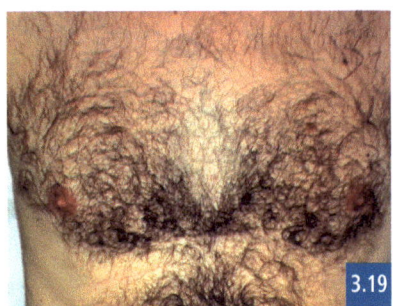

Bei großflächigen Haarentfernungen, dürfen Muttermale nicht mittherapiert werden.

Behandlungsablauf

Wie verläuft die Behandlung?

Bei der ersten Behandlungssitzung sollte immer eine Probetherapie in einem kleinen Hautareal durchgeführt werden. Für das Gesicht ist der Bereich vor dem Ohr eine ideale Testregion.

Die eigentliche Behandlung kann dann nach 15–30 min Wartezeit durchgeführt werden. In der Zwischenzeit sollte die Haut immer gekühlt werden, auch wenn dies von vielen Geräteherstellern als nicht notwendig erachtet wird.

Muttermale müssen von der Lasertherapie immer ausgenommen werden (Abb. 3.20).

Bei Patienten mit dunkler Haut (ab Hauttyp Fitzpatrick III) und Patienten mit bekannter erhöhter Lichtsensibilität sollten die weiteren Behandlungen möglichst erst am folgenden Tag durchgeführt werden.

Vor jeder erneuten Therapiesitzung muss nochmals nach den Hautreaktionen der vorherigen Sitzungen gefragt werden. Zu beachten sind dabei die Erythemstärke und -dauer sowie die Ausbildung von Krusten

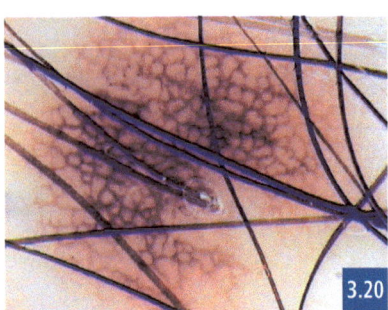

Auflichtmikroskopie eines gutartigen Nävus in einem stark behaarten Hautareal.

und Bläschen (Abb. 3.21). Diese Faktoren sind für die Dosissteigerung oder -reduktion bei den nächsten Behandlungen von großer Bedeutung.

- Vor jeder Behandlung muss ebenfalls immer nach der letzten Sonnenexposition gefragt werden.
- Während der Behandlung muss die bereitgestellte Schutzbrille getragen werden, die erst wieder abgesetzt werden darf, wenn der behandelnde Arzt zustimmt. Zusätzlich sollten die Augen während der Therapie immer geschlossen werden.
- Es ist unbedingt darauf zu achten, dass alle im Behandlungsraum anwesenden Personen ebenfalls Schutzbrillen tragen.
- Bei den meisten verwendeten Laser- und IPL-Systemen wird die zu behandelnde Stelle mit Gel bestrichen und dann der Lichtleiter im Handteil aufgesetzt.
- Beim Auslösen des Lichtimpulses durch den Arzt nimmt der Patient einen heißen Stich im Behandlungsareal und auch häufig trotz Schutzbrille einen hellen Lichtblitz im Auge wahr.
- Ein Anschwellen der behandelten Region kann durch sofortiges Kühlen mit Kühlbeuteln oder gekühlten Tüchern aufgehalten werden. Dabei müssen die Patienten informiert werden, dass durch übertiebene Anwendungen, vor allem von Kühlakkus, auch Hautschäden / Erfrierungen entstehen können.
- Bei guter Verträglichkeit können in einer Sitzung auch ausgedehnte Flächen, wie z. B. die Beine, behandelt werden. Dann kann die Behandlung bis zu einer Stunde dauern. Kleine Flächen, wie z. B. das Kinn, können, abhängig vom verwendeten System in ca. 10–15 min behandelt werden.
- Haare lassen sich in wenigen Sitzungen dauerhaft entfernen, was bisher durch keine andere Methode möglich war. Besonders erfolgreich ist die Behandlung bei dunklen Haaren und heller, ungebräunter Haut. Zum Teil verschwinden die Haare sofort nach der Behandlung, zum Teil wird die Haarwurzel so selektiv geschädigt, dass die noch verbliebenen Haarreste nach einigen Tagen spontan ausfallen.
- Es sind in jedem Fall mehrere Behandlungen notwendig, da Haare in Zyklen wachsen und nur in der Anagen-, d. h. Wachstumsphase behandelbar sind.
- Da es für jede Körperregion unterschiedliche Haarwachstumszyklen gibt, muss für jeden Bereich ein individueller Behandlungsplan erstellt und geplant werden.
- Mit einer Therapiesitzung können nicht alle Haare entfernt werden, deshalb sollte der nächste Behandlungszyklus aus medizinischer und ökonomischer Sicht erst wieder durchgeführt werden, wenn möglichst viele Haare nachgewachsen sind. ▶

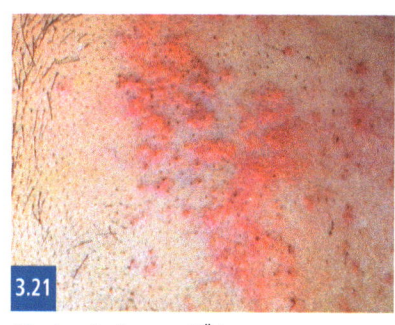

3.21

Massives Erythem und Ödem direkt nach Lasertherapie. Kühlung und evtl. externe Steroide erforderlich.

69

- Haare, die durch eine Behandlung nicht entfernt wurden, können zunächst vor der nachfolgenden Sitzung rasiert werden. Die Haare sollten möglichst nicht gezupft werden, da die Haarfollikel dadurch oft für Monate einer Laser- und IPL-Therapie nicht mehr zugänglich sind.

Verhalten nach der Behandlung

Was sollten Sie nach der Behandlung beachten?

- Durch den Lichtimpuls entsteht auf der Haut eine leichte Entzündung (entsprechend einem leichten Sonnenbrand). Dieser Effekt ist im Normalfall nur für 24–48 Stunden sichtbar und kann dann meist abgedeckt werden.
- Falls sich dennoch eine Blase bildet, sollte diese nicht von Ihnen selbst geöffnet werden, sondern ausschließlich vom Arztpersonal mit entsprechender Wundversorgung.
- In manchen Fällen bildet sich auch ein leichter Schorf, der jedoch keine Narbe zurücklässt und sich innerhalt von 8–14 Tagen zurückbildet.
- Auch leichte Pigmentverschiebungen im Sinne von Hypo- und Hyperpigmentierungen sind als reversible Erscheinungen nach der Behandlung möglich. Diese Pigmentverschiebung normalisiert sich in der Regel von selbst. Bei bestimmten Hauttypen kann dies jedoch bis zu 4 Monate dauern (Abb. 3.22).
- Eine besonders wichtige Vorkehrung gegen diese Pigmentveränderungen ist der Sonnenschutz vor und mindestens 6–8 Wochen nach der Behandlung. Meiden Sie einfach die direkte Sonne und jegliches Solarium.
- Geben Sie dem behandelten Bereich Zeit, sich wieder zu regenerieren.
- Zusätzliche pflegende Maßnahmen der behandelten Hautareale sollten zwischen Arzt und Patient besprochen werden.
- Normale körperliche Belastungen sind sofort nach der Therapie möglich. Extremes Schwitzen, wie bespielsweise beim Sport oder beim Besuch der Sauna, sollten kurzzeitig nach der Therapie vermieden weden. Auch Hautreizungen, z. B. durch Chlor beim Schwimmen, sollten nicht sofort nach einer Behandlung erfolgen.
- Das gleiche Hautgebiet kann frühestens nach 3 Wochen erneut behandelt werden. Die Behandlungen sollten jedoch regelmäßig durchgeführt werden. Längere Pausen zwischen den einzelnen Behandlungssitzungen sind jedoch im Allgemeinen nicht schädlich. ▶

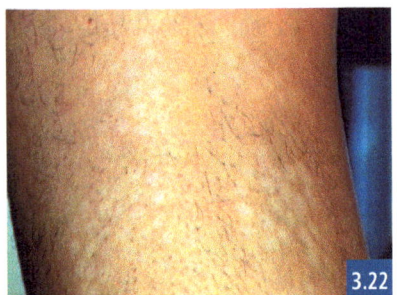

Hypopigmentierungen nach Alexandritlasertherapie bei vorgebräunter Haut.

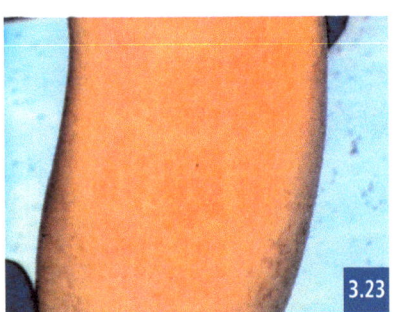

Postinflammatorische Hyperpigmentierungen bei Sonnenexposition sofort nach Alexandritlasertherapie.

Nebenwirkungen

Welche Nebenwirkungen sind durch die Behandlung möglich? In der Regel sind die Haarentfernungsbehandlungen immer vollkommen unproblematisch. Trotzdem ist eine intensive Patientenaufklärung über die Nebenwirkungen notwendig. Diese sollte nicht nur vor der ersten Therapie erfolgen, sondern regelmäßig wiederholt werden, da unter gleichen Behandlungsbedingungen manchmal auch nach vielen Sitzungen erstmals Nebenwirkungen auftreten können. Deshalb stellen wir im Folgenden nochmals die wichtigsten Nebenwirkungen dar:

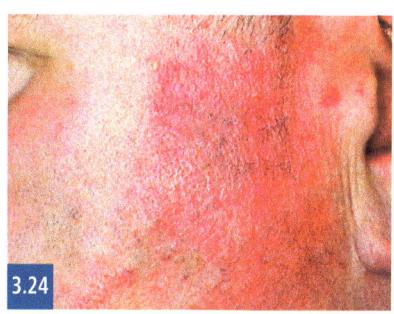

Maximale Hautrötung, direkt nach IPL-Therapie.

- Nach der Behandlung fühlt sich die Haut für einige Stunden wie nach einem Sonnenbrand an. Auch Brandblasen können entstehen, die in der Regel folgenlos abheilen (Abb. 3.24).
- Eine leichte Verfärbung der behandelten Stelle verblasst nach einiger Zeit.
- Es kann lokal auch zu einer Schwellung kommen, die normalerweise innerhalb von 24 Stunden verschwindet. Hilfreich ist in diesem Fall, wie bereits ausführlich erwähnt, das Kühlen der behandelten Stellen.
- In seltenen Fällen können auch eine leichte Verkrustung oder ein oberflächlicher Bluterguss (sog. Purpura) auftreten, die innerhalb von 5–10 Tagen abheilen.
- Während des Heilungsprozesses können insbesondere nach Sonnenexposition Hyper- oder Hypopigmentierungen (Pigmentverschiebungen der Haut) auftreten, die jedoch in aller Regel reversibel sind (Abb. 3.25). Die Regeneration kann allerdings in Ausnahmefällen bis zu einem halben Jahr in Anspruch nehmen.

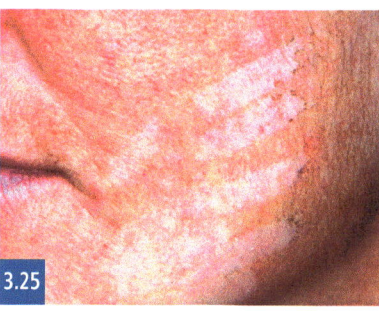

Hypopigmentierung bei Behandlung kurz nach Sonnenexposition.

Kontraindikationen

Wann ist eine Epilation nicht angebracht ?

Da es sich bei der Haarentfernung um eine ästhetisch-kosmetische Behandlung handelt, sollten auch relative Kontraindikationen beachtet werden. Bei gewissenhafter Therapiedurchführung und vor allem nach Rücksprache mit zusätzlich behandelnden Ärzten ist auch bei Kontraindikationen eine Haarentfernung möglich; dabei sollten jedoch keine Maximaltherapien angestrebt werden:

- Diabetes;
- Gerinnungsstörungen;
- Einnahme von gerinnungshemmenden oder lichtsensibilisierenden Medikamenten;
- starke Durchblutungsstörungen oder umfangreiche Venenleiden;
- Schwangerschaft. Eine Schädigung ist zwar unwahrscheinlich, es sollte jedoch während dieser Zeit auf alle äußeren Eingriffe verzichtet werden. Die Haarentfernung mit Laser- und IPL-Systemen ist medizinisch ▶

nicht notwendig. Falls gewünscht kann sie auch später - nach Abschluss der Stillzeit - durchgeführt werden;

- extrem dunkle Haut. Auch hier ist eine Haarentfernung möglich. Diese Therapie setzt jedoch eine große Erfahrung und Routine in der Haarentfernung voraus. Eine unsachgemäße Therapie kann hierbei zu massiven Hautschädigungen führen;
- die Behandlung sollte bei frischer Bräunung verschoben werden, bis die Haut wieder heller ist.

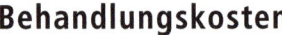

Behandlungskosten

Was kostet die einzelne Sitzung?

Bei kosmetischen Problemen übernehmen die Krankenkassen die Kosten nur in Ausnahmefällen auf Antrag, meist muss die Behandlung selbst bezahlt werden. Je nach Menge, Lage und Durchmesser der Haare ist eine unterschiedliche Anzahl von Behandlungssitzungen notwendig.

Die Länge der Einzelbehandlung liegt in der Verantwortung des Arztes. Die Kosten für eine Sitzung richten sich nach der Größe der zu behandelnden Fläche und damit nach der Anzahl der notwendigen Lichtimpulse und liegen zwischen ca. 50 und 300 €. Bei der Epilation großer Flächen können Kosten von bis zu 1.500 € entstehen. Ein individueller Kostenplan sollte in jedem Fall vor Behandlungsbeginn für den Patienten erstellt werden. Bei Kassenpatienten muss von den Patienten ein Therapievertrag außerhalb der kassenärztlichen Versorgung unterschrieben werden. Die Abrechnung erfolgt nach der Gebührenordnung für Ärzte.

Musterverträge und Patienteninformationsbögen befinden sich im Anhang, sind aber nicht rechtsverbindlich. In jedem Fall sollte der Arzt bei Planung und vor der Neueinführung von Laser- und IPL-Behandlung in seiner Praxis juristischen Beistand suchen. Ausreichend Bildmaterial zu Therapieabläufen und -erfolgen (Abb. 3.26, 3.27) sollte für ein Inforamtionsgespräch mit dem Patienten vorhanden sein. Zudem sollte unbedingt eine Erweiterung der Berufshaftpflichtversicherung noch vor dem Einstieg in die Behandlung mit Laser- und IPL-Systemen geregelt werden.

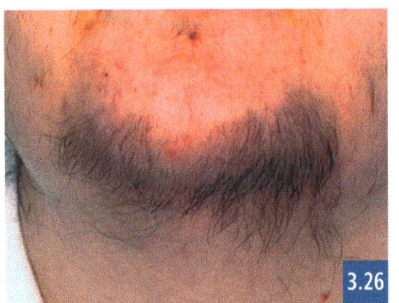

3.26

Behaarung bei einer Patientin vor IPL-Therapie.

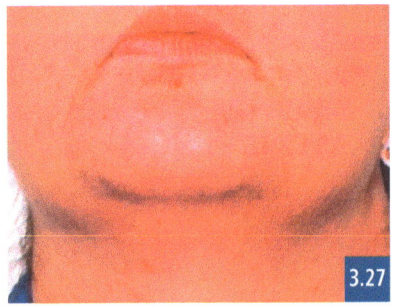

3.27

Erfolgreiche Epilation nach 5 Jahren Verlaufskontrolle.

Hautkühlung
bei der Photoepilation

G. KAUTZ, K. RICK

EINLEITUNG

Ein großer Vorteil der Photoepilation liegt in der geringen Reizung der Haut bei der Therapie. Um die Nebenwirkungsrate bei höchster Energieanwendung möglichst gering zu halten, hat sich die zusätzliche Kühlung im Rahmen der Therapie gerade bei der Enthaarung als sehr effizient erwiesen. Auch eine Kühlung nach der Therapie sollte unbedingt durchgeführt werden.

Die Hersteller bieten mittlerweile verschiedene Kühlungssysteme an. Da wir in diesem Kapitel nur einen Einblick in die Kühloptionen der Haut geben können und die technische Entwicklung sehr rasant ist, sollte man sich beim Kauf eines Haarentfernungssystems auch mit den Kühlsystemen intensiv auseinander setzen.

Ansatz der Photothermolyse

Das Laser- oder Blitzlampenlicht ist der Energieträger bei der selektiven Photothermolyse. Dieser Prozess lässt kurz wie folgt zusammenfassen:

- Penetration des Lichtes bis zur Zielstruktur
- Minimale Absorption in Epidermis/Dermis
- Maximale Absorption in Zielstruktur
- Selektive Erhitzung der Zielstrukt.

Entgegen diesem theoretischen Ansatz kommt es in der Praxis bei der Therapie neben einer selektiven Erhitzung der Zielstruktur jedoch auch zu einer unspezifischen Erwärmung der Hautoberfläche. Diese ungewollte Erhitzung kann mittels Hautkühlung signifikant reduziert werden.

Die unterschiedlichen technische Ansatzmöglichkeiten werden im Folgenden dargestellt.

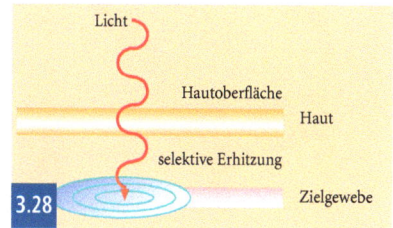

3.28

Möglichkeiten der Hautkühlung

Grundstätzlich sind drei Kühlungsoptionen anwendbar:

- Pulswahl
- externe Kühlsysteme
- Nachkühlung.

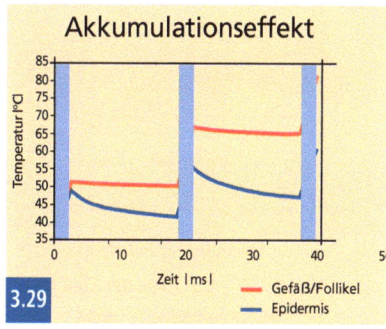

Akkumulationseffekt

3.29 — Gefäß/Follikel — Epidermis

Pulswahl

Durch die Wahl längerer Pulszeiten oder durch die Anwendung von Doppel- oder Dreifachpulsen kann die Erwärmung der Hautoberfläche und es angrenzenden Gewebes bei optimaler Geräteeinstellung deutliche reduziert werden. Wie aus den ▶

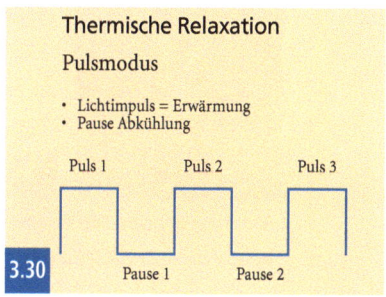

Thermische Relaxation

Pulsmodus

- Lichtimpuls = Erwärmung
- Pause Abkühlung

Puls 1   Puls 2   Puls 3

3.30   Pause 1   Pause 2

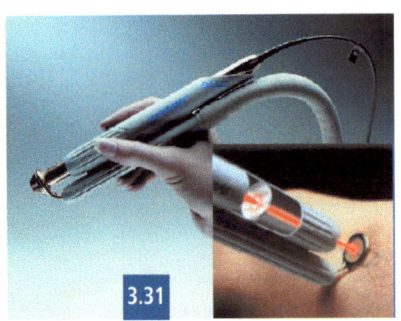

Die auf der Haut aufliegende gekühlte Glasplatte ist das Therapieareal für den Laser.

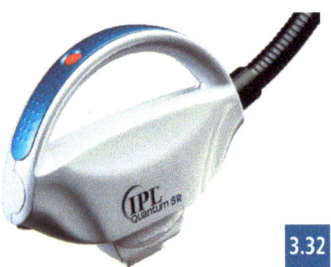

Blitzlampenhandstück mit integrierter Kontaktkühlung.

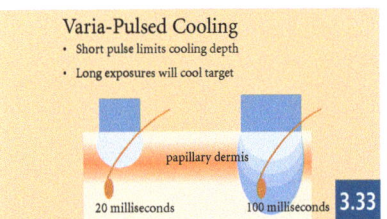

Abhängigkeit der Hautkühlung von der Kühldauer

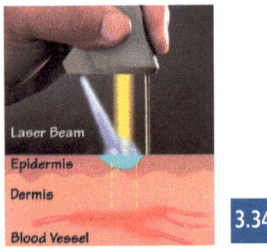

Reduktion der Oberflächentemperatur durch die DCD-Kühlung

Abb. 3.29, 3.30 ersichtlich wird dabei die unterschiedliche thermische Relaxationszeit der Haut und der Zielstruktur (z. B. Haare) genutzt um die Zielstruktur maximal zu erhitzen und damit gezielt zu therapieren. Gleichzeitig kann die Haut aufgrund ihrer kürzeren thermischen Relaxationszeit zwischen den Einzelpulsen schneller abkühlen. Die individuelle Beachtung dieser Zusammenhänge im Rahmen der Therapie senkt die Nebenwirkungen entscheidend.

Externe Kühlsysteme

Über externe Kühlsysteme kann vor allem die Erwärmung der Epidermis bereits initial reduziert werden. Hierzu bietet die Industrie verschiedene Optionen von denen einige exemplarisch vorgestellt werden.

Die externen Kühlsysteme können direkt in die Kontaktoberfläche des Therapiesystems integriert sein. Zwei Beispiele hierfür sind die Handstücke in den Abb. 3.31, 3.32. Dabei wird die Haut durch unmittelbaren Kontakt mit dem Handstück vor, während und nach der Behandlung gekühlt. Die Reizungen der Haut und der vom Patienten empfundene Schmerz kann damit reduziert werden.

Andere Anbieter von Epilationssystemen bieten eine Kühlung der Haut vor und nach der Lasereinwirkung an. Zur Kühlung wird dabei für Millisekunden ein Kühlspray über das Handstück fokussiert auf das zu behandelnde Hautareal aufgetragen. Dabei kann die Dauer der Vor- oder Nachkühlung variiert werden (Abb. 3.33, 3.34).

Wichtig ist dabei, dass durch lange Pulszeiten eine ausreichende Kühlung auch in der Tiefe des Haarfollikels erzielt wird, da auch die von der Zielstruktur abstrahlende Wärme zu einer weiteren Erwärmung der angrenzenden Gewebestrukturen führt.

Die folgenden Grafiken zeigen die unterschiedlichen Temperaturentwicklungen an der Hautoberfläche bei der Anwendung mit und ohne Kühlspray. Dabei wird deutlich, dass Temperaturen bis 120° zu einer massiven Schädigung der Hautoberfläche führen kann (Abb. 3.35). ▶

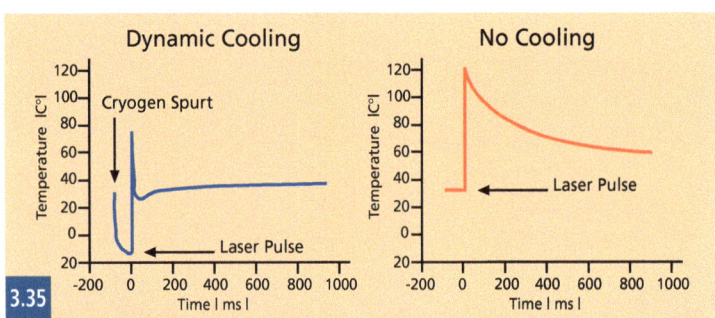

Oberflächentemperatur der Haut mit und ohne dynamische Kühlung

Nachkühlung

Einen hohen Stellenwert in der Photoepilation hat die Nachkühlung im Anschluss an die Behandlung. Ähnlich wie beim Sonnenbrand können die Nebenwirkungen durch eine konsequente Kühlung z. B. mit Coldpacks sehr gut reduziert werden. Solange eine Rötung und ein vermehrtes Wärmegefühl im Behandlungsareal vorliegt, sollte die Kühlung weitergeführt werden. Dabei muss unbedingt beachtet werden, dass immer wieder Pausen in der Kühlung eingelegt werden, da sonst die Kühlung zu einer unerwünschten Schädigung im Sinne einer thermischen Unterkühlung der Haut führen kann.

Die Nichtbeachtung dieser wichtigen Kühlmaßnahmen im Rahmen der Photoepilation führt immer wieder zu Verbrennungen der Haut und ist häufige Ursache für gerichtliche Auseinandersetzungen.

Rechtsfragen der Aufklärung

M. TALIB

Nach ständiger Rechtsprechung ist der ärztliche Eingriff, rechtlich betrachtet, eine tatbestandsmäßige Körperverletzung. Das gilt sowohl für den ärztlichen Eingriff, der lege artis durchgeführt wird, wie auch für eine „fehlerhafte" Behandlung [1]. Ärztliche Eingriffe, die lediglich experimentellen oder kosmetischen Zwecken dienen, fallen nach allgemeiner Ansicht stets unter die Körperverletzungstatbestände [2]. Da die Tatbestandsmäßigkeit der Körperverletzung folglich die Rechtswidrigkeit sowohl zivilrechtlich wie strafrechtlich indiziert, bedarf es folglich besonderer Merkmale, welche den immanenten Vorwurf an den Arzt und/oder sein Personal entkräften. In diesem Regelungssystem stellt die Einwilligung des Patienten in die ärztliche Behandlung einen Rechtfertigungsgrund dar, welcher die (zunächst) „indizierte" Rechtswidrigkeit des Eingriffs wieder aufhebt; sprachlich besser müsste man wohl sagen „ausgleicht". Sie muss während des Eingriffes und über dessen gesamte Dauer vorliegen.

Voraussetzung für eine wirksame Einwilligung des Patienten ist die ordnungsgemäße Aufklärung. Nur wenn der Patient weiß, worauf er sich bei der Behandlung einlässt und sich aus freien Stücken für (oder auch gegen) einen ärztlichen Eingriff entscheiden kann, ist die Einwilligung in die Behandlung wirksam. Dies setzt eine ausreichende Aufklärung des Patienten voraus [3]. Dabei macht es keinen Unterschied, ob der Patient in eine Behandlung einwilligt die zur Wiederherstellung seiner Gesundheit erforderlich ist (Heilbehandlung) oder ob eine Behandlung allein aus kosmetischen Gründen durchgeführt wird (Kosmetische Behandlung).

Die rechtswissenschaftliche Literatur zur Aufklärung und deren Auswirkungen auf die Haftung bzw. Enthaftung ist nahezu unübersehbar. Es ergehen allein jedes Jahr in Deutschland zwischen 500 und 2000 gerichtliche Entscheidungen in unmittelbarem oder mittelbarem Zusammenhang zur ärztlichen Aufklärung. Die Fehleranerkennungsrate liegt bei circa 30 % aller angemeldeten Ansprüche, was in etwa 12.000 Behandlungsfehlern jährlich entspricht [4]. Genaue Zahlen existieren mangels zentraler Meldepflicht nicht. Bedingt durch die Vielzahl der Präjudikate haben sich einerseits gewisse Standards herausgebildet, die sich kategorisch erfassen lassen, andererseits geben aber derartige Verallgemeinerungen auf „allgemeine" Standards unter Umständen ein trügerisches Gefühl der Sicherheit. Möglicherweise wurde genau diejenige Fragestellung, die sich in der täglichen ärztlichen Praxis ergibt schon einmal abweichend entschieden [5]. Die Konsequenz für den behandelnden Arzt ist, dass er im wohlverstandenen Interesse des ▶

Patienten, wie auch im eigenen Interesse, die Aufklärung besonders ernst nehmen muss.

Die Rechtsprechung unterscheidet grundsätzlich die Eingriffsaufklärung und die Sicherungsaufklärung. Die Eingriffsaufklärung dient der Erläuterung des durchzuführenden Eingriffs und der damit verbundenen Risiken, während die Sicherungsaufklärung der Sicherung des Erfolges medizinischer Maßnahmen dient [6]. Beide Arten der Aufklärung müssen vor Beginn des Eingriffs erfolgen. Im Bereich des Photoepilation bedeutet dies, nach Anamneseerhebung und Indikationsstellung, aber vor Einsatz des Lasers bzw. der Blitzlichtlampe. Im Regelfall reicht es aus, wenn zwischen der Aufklärung und dem Eingriff 24 Stunden liegen [7]. Der obligatorische Probeschuss erfolgt als vorbereitende Maßnahme im Anschluss an die Aufklärung, mindestens jedoch (ebenfalls) 24 Stunden vor der Epilation. Dieser zeitliche Abstand ist erforderlich, da die Auswirkungen erst nach Ablauf dieses Zeitraums hinreichend sicher erkennbar sind.

Die Aufklärung muss den durch behandelnden Arzt erfolgen. Eine Aufklärung durch nachgeordnetes nichtärztliches Personal reicht generell nicht aus. Eine hierauf beruhende Einwilligung des Patienten ist unwirksam. Die Aufklärung durch einen mitbehandelnden Arzt kann grundsätzlich ausreichen. Sie ist aber nicht ohne weiteres zu empfehlen, da der behandelnde Arzt, der auf eine ordnungsgemäße Aufklärung seitens eines Kollegen vertraut, gleichwohl persönlich haftet, falls die Aufklärung nicht ausreichend war [8]. Der Verzicht eines Patienten auf eine Aufklärung ist grundsätzlich möglich, aber risikoreich. Der Verzicht kann sich als unwirksam erweisen, wenn der Patient sich von der Behandlung eine völlig falsche Vorstellung gemacht hat. Der Verzicht eines Patienten auf eine Aufklärung führt auch nicht dazu, dass der Arzt unkritisch die Epilation durchführen kann. Im Zweifel muss der Arzt sich von der Vorstellung des Patienten über den Eingriff ein Bild machen, um Irrtümer seitens des Patienten auszuschließen [9]. Da dies mindestens ebenso aufwendig und zudem riskanter ist, als eine ordnungsgemäße Aufklärung, bleibt in praxi gar nicht anderes übrig, als auch solche Patienten in ausreichendem Maße aufzuklären.

Die Aufklärung muss ausreichend dokumentiert sein. Aufgrund der Rechtssystematik bei der Aufklärung trifft den behandelnden Arzt im Zweifel auch die Verpflichtung, in einem gerichtlichen Verfahren zu belegen, wie, wann, in welchem Umfang und durch wen die Aufklärung erfolgte. Zu diesem Zweck empfiehlt es sich, eine standardisierte Aufklärungsroutine anhand eine Aufklärungsbogens zu entwickeln, die als Mindeststandard mit jedem Patienten abgearbeitet wird. Ein Muster hierfür ist im Anhang zu diesem Buch abgedruckt. Verzichtet der Patient auf die Bedenkzeit und/oder einen Probeschuss, so ist beides ebenfalls zu dokumentieren.

Die Aufklärung muss den Patienten in die Lage versetzen, Art und Schwere der Behandlung einschätzen zu können. Dem Patient muss - wenn auch nur im Großem und Ganzen - eine allgemeine Vorstellung von der Schwere des Eingriffs ▶

und den spezifisch damit verbundenen Risiken vermittelt werden. Der Patient muss ferner das sog. „Austauschrisiko" kennen, d.h. ihm muss durch die Aufklärung vermittelt werden, welche Aussichten die Vornahme des Eingriffs zur Beseitigung seiner Beschwerden hat. Zurückhaltend ist die Rechtsprechung mit der Aufklärungspflicht des Arztes über das medizinische Vorgehen. Dieses muss nicht in jedem Detail erläutert werden. Gleiches gilt, wenn es zu der vom Arzt gewählten Methode keine Alternative gibt. Über Behandlungsalternativen muss nicht aufgeklärt werden, wenn es sich um eine rein kosmetische Behandlung handelt. In diesem Fall fehlt eine medizinische Zwangssituation, so dass es dem Patienten obliegt, sich über Alternativen zu informieren. Ebenso wenig braucht über Umstände aufgeklärt zu werden, die für die Entscheidung des Patienten nicht von Bedeutung sind, wie beispielsweise bei einer vertragsärztlichen Behandlung die Absicht einen Konsiliararzt beizuziehen; anders bei Selbstzahlern wegen der damit verbundenen Mehrkosten. Das Kostenrisiko ist ein Umstand über den aufgeklärt werden muss, zumindest wenn nicht sichergestellt ist, dass die Kosten vollständig von einem Versicherungsträger übernommen werden [10].

Behauptet der Patient einen Aufklärungsmangel, kann es im Zivilrechtstreit, d.h. dem Prozess um Schadensersatz und Schmerzensgeld, zu einer Umkehr der Beweislast kommen. Der Arzt muss dann die ordnungsgemäße Aufklärung belegen. Kann er das nicht, so kann er sich ggf. noch mit dem Einwand verteidigen, der Patient hätte in den Eingriff auch bei ordnungsgemäßer Einwilligung eingewilligt (sog. hypothetischen Einwilligung) [11]. Zur Vermeidung derartiger Risiken macht es Sinn, einen vorformulierten Aufklärungsbogen zu verwenden, der mit dem Patienten abgearbeitet wird und auf dem der Patient durch seine Unterschrift bestätigt, dass der Inhalt des Aufklärungsbogens in vollem Umfang Gegenstand der mündlichen Aufklärung war. Die früher teilweise vertretene Ansicht, dass vorformulierte Aufklärungsformulare wegen des Verstoß gegen das AGB-Gesetz unwirksam sind, ist endgültig überholt. Faktisch haben sich vorformulierte Aufklärungshilfen, die mit dem Patienten durchgesprochen werden, flächendeckend durchgesetzt und werden auch von den Gerichten als Beweismittel akzeptiert, sofern auch das persönliche Aufklärungsgespräch stattfand [12].

Aufklärung/Einverständniserklärung

für kosmetische Behandlung zur Epilation außerhalb der gesetzlichen Krankenversicherung

Name des Patienten _____

Maßnahme/Diagnose _____

1. Aufklärung über die Art des Eingriffs

Am _____ wurde ich in einem persönlichen Gespräch mit

Frau/Herrn _____ über Art, Zweck und Hergang des o. g. Eingriffs aufgeklärt. Aufgrund der Aufklärung ist mir bekannt, dass selbst bei fachgerechter Durchführung der Therapie die folgenden Risiken und Nebenwirkungen bestehen:

- Augenschädigung, falls entgegen der Weisung des Arztes bei der Behandlung keine Schutzbrille getragen wurde
- Blasen- oder Krustenbildung mit evtl. anschließender Narbenbildung
- Pigmentstörungen (Hyper-, Hypopigmentierung)
- Bluterguss oberflächlich, evtl. mit Nachblutungen
- Wundinfektionen
- Die Wundheilung kann in Einzelfällen einen Zeitraum bis zu 5 Wochen in Anspruch nehmen
- Rezidive (erneutes Auftreten der behandelten Veränderung)

Über das erforderliche Verhalten sowie notwendigen Licht- und Hautschutz sowie Hautpflege vor und nach dieser Behandlung wurde ich eingehend unterrichtet und auf mögliche Komplikationen und Risiken in der Zeit nach der Behandlung mit Laser oder Blitzlampe hingewiesen.

- **Ich habe zusätzlich zu dem Aufklärungsgespräch ein Merkblatt zur Behandlung erhalten.**

2. Erklärung

Aufgrund des Aufklärungsgesprächs ist mir bekannt, dass eine Erfolgsgarantie nicht gegeben werden kann. Ich wünsche gleichwohl die Durchführung der oben näher bezeichneten Behandlung.

Die Kosten werden sich gemäß der amtlichen Gebührenordnung für Ärzte (GOÄ) ungefähr auf _____ je Sitzung belaufen. Mir ist bekannt, dass mehrere Sitzungen notwendig sein können, um den Befund zu bessern, und dass die Veranlagung zu übermäßigem Haarwuchs durch die Behandlung nicht beseitigt wird.

Ich hatte mindestens 24 Stunden Zeit und Gelegenheit, mich zu entscheiden, und habe keine weiteren Fragen mehr. Die von mir gestellten Fragen wurden alle vollständig und für mich verständlich beantwortet.

Ort, den _____

(Datum)   (Unterschrift des Patienten/Erziehungsberechtigten)

3.36

Erklärung

über die Inanspruchnahme von individuellen Gesundheitsleistungen

Ich, _____

(Vorname, Nachname)

wünsche die Durchführung der folgenden medizinischen Leistung(en):

_____

_____

_____

_____

_____

_____

Mir ist bekannt, dass diese von mir gewünschte ärztliche Leistung

*   zum Leistungskatalog meiner gesetzlichen Krankenkasse gehört
*   nicht zum Leistungskatalog meiner gesetzlichen Krankenkasse gehört.

Die Liquidation für diese Leistung erfolgt auf der Grundlage der amtlichen
Gebührenordnung für Ärzte (GOÄ). Ich bin verpflichtet, die Kosten selbst
zu tragen. Eine Erstattung seitens meiner Krankenkasse ist ausgeschlossen.

_____

(Datum)   (Unterschrift)

3.37

**Vergütungsanspruch gegen Versicherte
(§ 18 BMV–Ä, § 21 EKV–Ä)**

1. **Der Vertragsarzt darf von einem Versicherten eine Vergütung nur fordern,**

    •   wenn die Krankenversichertenkarte bei der ersten Inanspruchnahme
        im Quartal nicht vorgelegt worden ist bzw. ein anderer gültiger
        Behandlungsausweis nicht vorliegt und
    •   nicht innerhalb einer Frist von 10 Tagen nach der ersten
        Inanspruchnahme nachgereicht wird oder
    •   wenn und soweit der Versicherte vor Beginn der Behandlung
        ausdrücklich verlangt, auf eigene Kosten behandelt zu werden und
    •   dieses dem Vertragsarzt schriftlich bestätigt oder
    •   wenn für Leistungen, die nicht Bestandteil der vertragsärztlichen
        Versorgung sind, zuvor die schriftliche Zustimmung des Versicherten
        eingeholt und dieser auf die Pflicht zur Übernahme der Kosten
        hingewiesen wurde.

2. **Eine entsprechend Abs. 1 Nr. 1 vom Versicherten entrichtete Vergütung
    ist zurückzuzahlen (Achtung !),**
    wenn dem Vertragsarzt bis zum Ende des Kalendervierteljahres eine
    gültige Krankenversichertenkarte bzw. ein anderer gültiger Behand-
    lungsausweis vorgelegt wird.

3.38

Literatur

1 Schönke/Schröder, Strafgesetzbuch Kommentar, 26. Aufl., § 223 StGB RndNr. 29 ff, anders die h. L. für den Heileingriff, ebenda RndNr. 30

2 Schmidt/Seidel, Strafgesetzbuch, Allgemeiner Teil, 2. Aufl., S. 61

3 Schönke/Schröder, a.a.O., RndNr. 37 ff

4 Robert Koch Institut & Statistisches Bundesamt, Gesundheitsbericht-erstattung des Bundes, Heft 4/01, Medizinische Behandlungsfehler; s. a. die Zahlen bei Laufs/Uhlenbruck, Handbuch des Arztrechts, 3. Aufl., § 112, RndNr. 2

5 Vergleiche z.B. die Kasuistik bei Laufs/Uhlenbruck, a.a.O., §§154 ff

6 Zu den vielfältigen Differen-zierungen Schönke/Schröder, a.a.O., RndNr. 40 ff; übersichtlicher Deutsch/Spickhoff, Medizinrecht, 5. Aufl., RndNr. 203

7 Deutsch/Spickhoff, a.a.O., RndNr. 238

8 Laufs/Uhlenbruck, a.a.O., § 66 RndNr. 1 ff

9 Zum Umfang der Aufklärung Deutsch/Spickhoff, a.a.O., RndNr. 213 ff

10 zur ganzen Problematik s.a. Frahm/Nixdorf, Arzthaftungsrecht, 2. Aufl., S. 127 ff.

11 Frahm/Nixdorf, a.a.O., RndNr. 202

12 BGH Urt. v. 15.2.2000 – VI ZR 48/99, abgedr. NJW 2000, 1784: Es kann sich bei Verwendung von vorformu-lierten Aufklärungsbögen eine Fragelast für den Patienten ergeben. Ebenso mit weiteren Nachweisen Laufs/Uhlenbruck, a.a.O., § 66 RndNr. 14 ff

Lasersicherheit

G. KAUTZ, I. KAUTZ

EINLEITUNG

Bereits in den ersten Jahren, in denen Lasergeräte in der Medizin Anwendung fanden, wurde rasch klar, dass diese Geräte neben ihrem Nutzen auch potenzielle Gefahren für Patienten, Personal und Benutzer bergen. Goldman veröffentlichte schon 1965 zahlreiche Artikel über Laserschutzmaßnahmen [4]. Ursachen für Personenschäden sind damals wie heute meist falsche oder unsachgemäße Anwendung oder Unkenntnis und Leichtsinn des Be-diieners. Neben guter und regelmäßiger Personalschulung und sorgfältigem Arbeiten unter Berücksichtigung aller erforderlichen Schutz- und Sicherheitsmaßnahmen kommt außerdem der ordnungsgemäßen Wartung eine wichtige Bedeutung zu. Bei nachweislichen Mängeln drohen ebenso wie bei fahrlässigem Handeln des Bedienungspersonals zivilrechtliche Schritte gegen den Betreiber der Anlage.

Rechtliche Grundlagen

Die Sicherheit beim Einsatz von Lasergeräten wird durch verschiedene gesetzliche Regeln und Normen bestimmt (Medizinproduktegesetz MPG vom 02. 08. 94, Medizinprodukte-Betreiberverordnung MPBetreibV vom 29. 06. 98 [analog der früheren Medizingeräteverordnung MedGV vom 14. 01. 85], Unfallverhütungsvorschrift Laserstrahlung VBG von 1/93, Sicherheit von Lasereinrichtungen DIN EN 60825, Augenschutz DIN EN 207). Wer vorsätzlich oder fahrlässig gegen die in den Unfallverhütungsvorschriften angegebenen Richtlinien verstößt, begeht im Sinne des § 209 Abs. 1 SGB VII eine zu ahndende Ordnungswidrigkeit.

Die genannten Vorschriften gelten für alle Lasereinrichtungen, also laut Definition für Geräte, Anlagen oder Versuchsaufbauten zur Erzeugung, Übertragung und Anwendung von Laserstrahlung. Außerdem sind die staatlichen Arbeitsschutzvorschriften sowie die allgemeinen Unfallverhütungsvorschriften und die allgemeinen Regeln der Technik zu beachten.

Dokumentation

Die Medizingeräteverordnung (MedGV) bzw. das Medizinproduktegesetz (MPG) und die Medizinprodukte-Betreiberverordnung (MPBetreibV) regeln klar die Anforderungen an medizinische Geräte und die verantwortlichen Betreiber. Medizinische Laser müssen entsprechend mit CE-Zeichen und EG-Konformitätszeichen ausgestattet sein.   ▶

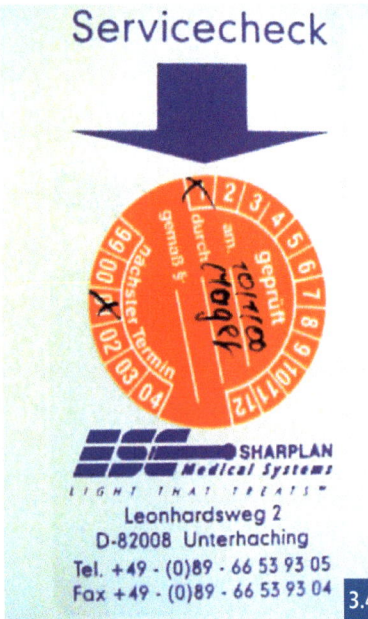

3.39

*Medizinproduktebuch nach § 7
MP BetriebV*

3.40

*Nachweis der Servicedaten auf
der Laserrückseite*

Jedes medizinischtechnische Gerät muss in einem Gerätebuch aufgeführt sein. Lasergeräte müssen daher wie alle Geräte, die energetisch bzw. aktiv betrieben werden, in dieses Gerätebuch aufgenommen werden. Für jedes Gerät müssen folgende Angaben enthalten sein:

a) Bezeichnung, Art und Typ, Loscode oder Seriennummer und Anschaffungsjahr;

b) Name und Anschrift der Herstellerfirma gem. § 7 der MPG;

c) CE-Kennzeichnung und zugehörige Kennnummer;

d) betriebliche Identifikationsnummer (soweit vorhanden);

e) Standort und betriebliche Zuordnung;

f) vom Hersteller oder Betreiber festgelegte Fristen für sicherheitstechnische Kontrollen.

Entsprechend der MPBetreibV muss außerdem der Betrieb eines jeden CE-gekennzeichneten Geräts in einem Medizinproduktebuch dokumentiert werden. Der Betreiber ist dabei verpflichtet, folgende Maßnahmen zu dokumentieren:

a) Bezeichnungen zur Identifikation des Geräts;

b) Beleg über Funktionsprüfung und Einweisung am Betriebsort;

c) Zeitpunkt der Einweisung, Name des Einweisenden und der unterwiesenen Personen;

d) Fristen, Daten und Ergebnisse der sicherheits- und messtechnischen Kontrollen und Instandhaltungsmaßnahmen sowie Datum und Name des Ausführenden bzw. der Firma;

e) Verträge mit den zu Kontrollen oder Instandhaltungsmaßnahmen beauftragten Firmen oder Personen;

f) Daten, Art und Folgen von Funktionsstörungen oder wiederholten Bedienungsfehlern;

g) Meldungen von Vorfällen an Behörden und Hersteller.

Nach Außerbetriebnahme des Geräts muss das zugehörige Medizinproduktebuch fünf Jahre lang aufbewahrt werden.

Beim Betrieb von Lasergeräten ist nach § 8 Abs. 3 VBG 93 über Gefahren und Schutzmaßnahmen die regelmäßige Unterweisung aller an Lasereinrichtungen und in Laserbereichen Beschäftigten in jährlichen Abständen erforderlich.

Sicherheitseinstufungen

Die Unfallverhütungsvorschriften Laserstrahlung (VBG 93) und die DIN EN 60825-1/VDE 0837 Sicherheit von Lasereinrichtungen enthalten Richtlinien, die allgemein beim Umgang mit Lasergeräten berücksichtigt werden müssen. Laserstrahlung ist dabei definiert als jede elektromagnetische Strahlung mit Wellenlängen im Bereich zwischen 100 nm und 1 mm, die als Ergebnis kontrollierter stimulierter Emission entsteht. Die verschiedenen Lasereinrichtungen werden entsprechend ihrem Gefährdungspotenzial in vier Klassen eingeteilt:

Klasse 1: Die zugängliche Laserstrahlung ist ungefährlich (meist sind dies besonders abgeschirmte Laser höherer Klassen, die durch ihre Abschirmung bei bestimmungsgemäßem Gebrauch ungefährlich sind. Bei Wartung und Instandhaltung kann sich durch Änderungen an den Umbauten die Gefahrenklasse jedoch erhöhen. Auch bei regulärem Einsatz sollte ein direktes Hineinsehen in den Strahl für längere Zeit unbedingt vermieden werden).

Klasse 2: Die zugängliche Strahlung liegt im sichtbaren Bereich (400–700 nm) und ist bei kurzzeitiger Bestrahlung (bis 0,25 s, Schutz durch Lidschutzreflex) auch für das Auge ungefährlich.

Klasse 3a: Die ausgesandte Laserstrahlung (400–700 nm) ist bei kurzzeitiger Bestrahlungsdauer (bis 0,25 s), in den anderen Spektralbereichen auch länger, ungefährlich, sofern keine optischen Instrumente den Strahlungsquerschnitt verkleinern.

Klasse 3b: Die Laserstrahlung ist gefährlich für das Auge und in seltenen Fällen auch für die Haut.

Klasse 4: Die Laserstrahlung ist sehr gefährlich für Auge und Haut, ebenso diffus gestreute Strahlung. Sie kann Brand- oder Explosionsgefahr hervorrufen.

Lasereinrichtungen müssen entsprechend ihrer Klasse und Verwendung mit für einen sicheren Betrieb erforderlichen Sicherheitseinrichtungen ausgerüstet sein. Die Verhinderung einer unbeabsichtigten Strahlenabgabe bei Einrichtungen der Klasse 2–4 muss gewährleistet sein. An Einrichtungen der Klasse 1–3a dürfen keine Vorsatzgeräte oder Manipulationen durchgeführt werden, die zu Strahlungen der Klasse 3b oder 4 führen. Optische Vorrichtungen (Filter, Lichtleiter etc.) für Lasereinrichtungen, die vom Hersteller als Vorsatzgeräte bestimmt sind, müssen mit genauen Angaben versehen sein, welche die Beurteilung der resultierenden Strahlungs- und Expositionsdaten ermöglichen.

Die Laserbereiche, insbesondere bei Einrichtungen der Klassen 3–4, müssen abgegrenzt, deutlich erkennbar und dauerhaft gekennzeichnet sein. In geschlossenen Räumen mit Lasereinrichtungen der Klasse 4 müssen außerdem alle Zugänge mit Warnleuchten markiert sein. Unter Abgrenzung ist insbesondere zu verstehen, dass Unbefugte nicht unbeabsichtigt Zutritt in die Laserräume erhalten können. Die Bereiche müssen mit den DIN entsprechenden Warnzeichen markiert werden. Die Anwesenheit Minderjähriger ist nur und ausschließlich zu Zwecken der Behandlung oder im Rahmen einer Ausbildung statthaft.　▶

Laserschutzbeauftragter

Medizinische Laser sind in der Regel der Klasse 3b und 4 zugeordnet. Für den Betreiber oder Unternehmer von Lasereinrichtungen der Klasse 3b und 4 besteht vor der ersten Inbetriebnahme Anzeigepflicht bei der Berufsgenossenschaft und der für den Arbeitsschutz zuständigen Behörde. Außerdem muss ein zuständiger „Sachkundiger" als Laserschutzbeauftragter schriftlich bestellt werden. Als sachkundig gilt, wer aufgrund fachlicher Ausbildung oder Erfahrung ausreichende Kenntnisse über die zum Einsatz kommenden Geräte erworben hat und eingehend über die Wirkung der Laserstrahlung, die Schutzvorschriften und notwendigen Schutzmaßnahmen informiert ist. Zudem ist die Absolvierung eines von der Berufsgenossenschaft anerkannten und nach den entsprechenden Richtlinien abgehaltenen Kurses zur Erlangung der Sachkunde als Laserschutzbeauftragter dringend empfohlen. Zu den Aufgaben des Laserschutzbeauftragten gehören:

* Beratung bei Beschaffung und Durchführung von Schutzmaßnahme;
* Auswahl entsprechender Schutzausrüstung;
* Unterweisung der Beschäftigten;
* Überwachung des Betriebs;
* Unterrichtung des Betreibers bei Mängeln;
* Mitteilung und Untersuchung bei Unfällen;
* Zusammenarbeit mit Fachkräften für Arbeitsschutz und Hygiene.

Risiken und spezielle Schutzmaßnahmen für Patient und Behandler

Im Rahmen der Schutzmaßnahmen beim Betrieb von Lasereinrichtungen ist dafür zu sorgen, dass eine Bestrahlung oberhalb der maximal zulässigen Bestrahlung, auch durch reflektierte oder gestreute Strahlung, verhindert wird und adäquater Augen- und Hautschutz zur Verfügung steht. Personen, die sich im Laserbereich aufhalten, müssen über das zu beachtende Verhalten und die Schutzmaßnahmen aufgeklärt sein und die bereitgestellte Schutzausrüstung nutzen. Zur Minimierung des Gefährdungsrisikos sollten sich möglichst wenige Personen im Laserbereich aufhalten. Der Laserbereich ist klein zu halten und sollte sich nicht in allgemein und leicht zugänglichen Arbeits- oder Verkehrsbereichen befinden. Fußböden, Decken, Wände, sonstige bauliche Ausrüstung und Einrichtungen sollten diffus reflektierende Flächen aufweisen oder mit schwer entflammbaren Abdeckungen versehen werden. Arbeitsmaterialien, Werkzeuge, Zubehör und sonstige Materialien im Arbeitsbereich sollten ebenfalls mattierte Oberflächen aufweisen oder entfernt werden. Auf einige der notwendigen direkten Schutzmaßnahmen für Personal und Patienten soll im Folgenden genauer eingegangen werden. ▶

Augenschutz

Geeignete Augenschutzgeräte (Schutzbrillen) bieten Schutz gegen direkte, spiegelnde, reflektierende oder diffus gestreute Laserstrahlung. Trotz Augenschutz ist jedoch in jedem Fall der Blick in den direkten Strahl zu vermeiden. Die Schutzbrillen müssen den technischen Anforderungen der DIN EN 207 „Persönlicher Augenschutz" entsprechen und eine deutliche Kennzeichnung aufweisen, welche die Laserbetriebsart (D Dauerstrich, I Impuls, RI Riesenimpuls oder MI Modemgekoppelt) angibt. Die Kennzeichnung informiert auch über den Wellenlängeneinsatzbereich (nm) ebenso wie den Grad der Abschwächung (Schutzstufe), die Herstellerkennung, die CE-Kennung und unter Umständen die mechanische Festigkeitsstufe. Vor jedem Gebrauch muss der technisch einwandfreie Zustand kontrolliert und die Überprüfung auf offensichtliche Mängel (Sprünge, Farbänderungen etc.) durchgeführt werden.

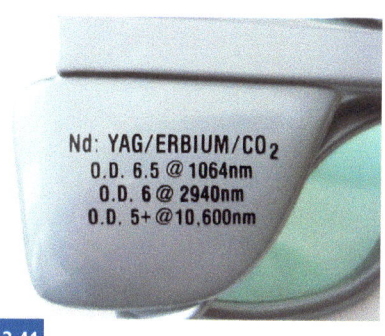

3.41

Laserschutzbrille
nach DIN EN 207.

Das ungeschützte Auge ist besonders empfindlich gegenüber Laserstrahlung und kann durch direkte oder reflektierte Strahlen dauerhaft geschädigt werden. Die Lokalisation der Augenschäden hängt dabei von der Wellenlänge des Lichts ab. Laserlicht im sichtbaren Bereich bis hin zum Infrarotbereich (400–1.400 nm) - dazu gehört ein Großteil der in der Dermatologie genutzten Laser - schädigen die Retina und können zu Gesichtsfeldausfällen (Skotome), bevorzugt in der Fovea, führen.

Da diese Verletzungen aufgrund der fehlenden sensiblen Innervation der Retina schmerzlos verlaufen und die Strahlung wie z. B. bei Nd:YAG-Laser im unsichtbaren Bereich liegen kann, können sie zunächst leicht unbemerkt bleiben. Daher ist hier besondere Sorgfalt im Umgang erforderlich. Auch Störungen im Farbensehen nach Einwirkung von Laserstrahlung an der Retina sind möglich. Die Exposition mit Laserstrahlen im sichtbaren Bereich kann sich unter Umständen als heller Blitz in der Farbe der zugehörigen Wellenlänge bemerkbar machen. Daraus entsteht ein „Nachbild" in der Komplementärfarbe. Beispielsweise zeigt sich im Bereich von 532 nm ein grüner Blitz mit darauf folgendem rotem Nachbild. Lichtwellenlängen im UV-Bereich (290–400 nm) und jenseits des Infrarotbereichs (1.400–10.600 nm) beeinträchtigen hingegen die vorderen Augenabschnitte wie Kornea und/oder Linse. Die Exposition mit einem CO_2-Laser (10.600 nm) kann sich z. B. durch brennende Schmerzen an Hornhaut oder Linse bemerkbar werden. Auf den in den Unfallverhütungsvorschriften geforderten Augenschutz ist aufgrund der möglicherweise schwer wiegenden und irreparablen Schäden am Auge unbedingt größte Sorgfalt zu verwenden. Neben den Augenschutzbrillen für Personal und Behandler müssen daher auch die Augen der Patienten optimal geschützt werden. Das alleinige Schließen der Augen während der Therapie ist nicht ausreichend. Idealerweise sollten eng anliegende Plastikbrillen oder Augenschalen aus vollkommen lichtundurchlässigem Material ▶

(Plastik oder mattierter Stahl) eingesetzt werden. Bei Eingriffen in der direkten Periorbitalregion stehen außerdem Hornhautabdeckungsschalen zur Verfügung, die unter konjunktivaler Oberflächenanästhesie problemlos eingesetzt werden können.

Bei Verdacht auf Augenschäden durch Laserstrahlung ist unverzüglich dafür zu sorgen, dass der Betroffene einem Augenarzt vorgestellt wird.

Brandschutz

Der Unternehmer/Betreiber muss zudem dafür Sorge tragen, dass geeignete Schutzmaßnahmen getroffen sind, sofern die Laserstrahlung eine Zündung brennbarer Stoffe oder explosionsfähiger Dämpfe und Gase herbeiführen kann. Besonders im medizinischen Bereich beim Einsatz von Lasern in Körperhöhlen, Organen oder Tuben ist auf ausreichende Brand- und Explosionsschutzmaßnahmen zu achten. Auch Hilfsgeräte, Abdeckmaterialien etc. müssen gefährliche Reflexionen ausschließen. Zudem dürfen sie nicht oder zumindest nur schwer entflammbar sein (z. B. auch durch Befeuchtung von Abdeckmaterial).

Zum Schutz vor Verbrennungen im Lasergebiet sollten feuchte Tücher oder Kompressen beim Patienten zum Einsatz kommen. Auch sollten für Notfälle mehrere große, schwer entflammbare, feuchte Tücher und ausreichend Wasser in Reichweite sein. Leicht entzündliche Substanzen wie alkoholische Lösungen, Desinfektionslösungen, aber auch durch ihren Fettgehalt möglicherweise leicht entzündliche Salben sollten nicht angewendet bzw. vor Lasereinsatz von der Haut entfernt werden. Auch die Gefahren der Entzündung von Dämpfen, verdunstenden Lösungen oder Gasen sollte nicht unterschätzt werden. Behandlungsabhängige Faktoren wie Desinfektionsmittel, Narkosegase, Sauerstoff, Intubationstuben o.a. stellen dabei ebenso Risiken dar wie patientenabhängige Faktoren. Neben der Entzündung von Darmgasen (mit möglicherweise schwersten, lebensgefährlichen Folgen) können z. B. auch vor Therapie angewendete kosmetische Externa wie Haarlacke oder Haarsprays Gefahren bergen.

Atmosphärische Kontamination

Nicht nur entflammbare Dämpfe kommen als Gefahrenquellen für Personal und Patienten in Frage. Auch durch Lasertherapie entstehende atmosphärische Kontamination der Raumluft durch Gewebeverdampfung kann gefährlich werden. Wie bei herkömmlichen elektrochirurgischen Eingriffen entstehen Rauch und feine Partikel einer mittleren Größe um 0,3 mm. Diese können in den Alveolen abgelagert werden und Auslöser sein für interstitielle Pneumonie, Bronchiolitis und verminderte muköziliäre Clearance. Auch mutagene Effekte sind nicht auszuschließen, wobei dieses Risiko bei Lasern nur etwa halb so groß ist wie bei der Elektrochirurgie. Die Inhalation von Rauch aus 1 g Gewebe entspricht etwa dem ▶

von 3–6 Zigaretten. Darüber hinaus sind jedoch möglicherweise auch infektiöse Bestandteile im Rauch enthalten. DNA oder RNA von Bakterien und Viren können dabei ebenso nachgewiesen werden wie intakte, infektionsfähige Viren. Das tatsächliche Risiko von Infektionen auf diesem Wege wird zwar kontrovers diskutiert, in der Literatur finden sich jedoch Beschreibungen z. B. über Larynxpapillome bei einem Behandler, der häufig Papillome therapierte. Effektive Schutzmaßnahmen sind daher dringend empfehlenswert. Herkömmliche chirurgische Schutzmasken sind dafür nicht ausreichend. Leistungsstarke Absaugevorrichtungen mit Abluftfiltern sollten unbedingt bei jedem Eingriff mit Gewebevaporisation angewendet werden. Auch Virus-, Feinstaub- und aerosoldichte Schutzmasken (DIN EN 194 FFP3S/SL) kombiniert mit entsprechendem Augenschutz können, besonders bei bestimmten Diagnosen, hilfreich sein.

Literatur

1 Arbeitsgemeinschaft Dermatolo-
gische Lasertherapie ADL
Deutschsprachiger Dermatologischer
Gesellschaften DDL, Bahmer F,
Dorzapf O, Drosner M, Hohenleutner
U, Hornstein M, Kaufmann R,
Kimmig W, Landthaler M, Neumann
R, Raulin C, Schmoll M, Tashiro E
(2000) Qualitätssicherung „Laser-
therapie in der Dermatologie"-Leit-
linien zur Durchführung von Laser-
behandlungen der Haut. ww.ddl.de

2 Blustein D, Blustein J (1998)
Occupational exposure to laser sur-
gery generated air contaminants.
WMJ 4:52–55

3 Fader DJ, Ratner D (2000) Principles
of CO2/Erbium Laser Safety.
Dermatol Surg 3:235–239

4 Goldman L (1965) Personnel protec-
tion from high-energy lasers. Am Ind
Hyg Assoc J 26: 553–557

5 Goldman L (1996) Proposal to devel-
op a detailed safety program for
general/lasersurgical patients infec-
ted with AIDS. Lasers Surg Med
19:351–358

6 Hallmo P, Naess O (1992) Laryngeal
papillomatosis with human DNA
contracted by a laser surgeon. Eur.
Arch Otolaryng 248:425

7 Occupational Safety and health
administration (OSHA), National US
institute (1999) Control of smoke
from laser/electric surgical procedures. Appl Occup Environ Hyg 14:71

8 Plappert UG, Stockert B, Helbig R,
Fliedner TM, Seidel HJ (1999) Laser
pyrolysis products - genotoxic, clasto-
genic and mutagenic effects of the
particulate aerosol fractions. Mutat
Res 441:29–41

9 Schmidt FU (1995) Ophtalmological
risks and hazards of laser use in the
head and neck region. Adv
Otorhinolaryngol 49:23–26

10 Sliney DH (1995) Laser safety. Lasers
Surg Med 16:215–225

11 Sliney DH (1990) Laser eye protec-
tors. J Laser Appl 2:9–13

12 Unfallverhütungsvorschriften
Laserstrahlung (VBG 93)
Berufsgenossenschaft der
Feinmechanik und Elektrotechnik
Gustav-Heinemann-Ufer 130, 50968
Köln

13 Verordnung über das Errichten,
Betreiben und Anwenden von
Medizinprodukten
(Medizinprodukte-Betreiberver-
ordnung -MPBetreibV)
Bundesgesetzblatt 1998 Teil I Nr. 42
vom 6.7.1998, S. 1762–1770

Betriebswirtschaftliche Grundlagen

J. SCHNEIDER

EINLEITUNG

Der unternehmerisch denkender Arzt wird gut daran tun, sich auf zukünftige finanzielle Einschnitte schon jetzt vorzubereiten und vorbeugend über ergänzende Behandlungsmethoden nachzudenken, die unter dem Stichwort IGel-Leistungen hinlänglich bekannt sind. Die Behandlung von Haaren mit Laser- und IPL-Systemen erweitert das therapeutische Spektrum für Ärzte und Kliniken und die damit einhergehende Reputation. Darüber hinaus eröffnet der Einsatz dieser Systeme zusätzliche Einnahmequellen. Grundsätzlich bedarf jede Investitionsentscheidung im Vorfeld einer umfassenden Planung. Je höher die Investition und die Folgekosten in Zusammenhang mit der Investition ausfallen, desto gründlicher muss eine Kosten-Nutzen-Analyse durchgeführt werden.

Marktsituation

Bisher war ein Einstieg in die Photoepilation grundsätzlich empfehlenswert, da der gleichzeitig hohen Patientennachfrage ein vergleichsweise geringes Angebot an Therapiezentren gegenüber stand. Zwischenzeitlich hat sich der Markt geändert. Unter den Stichworten „Wellness" und „Lifestyle" ist ein zukunftsträchtiger Markt entstanden der enorme Zuwächse verzeichnet. Somit treten neben den für die Photoepilation traditionell und umfassend ausgebildeten Dermatologen weitere Anbieter ähnlicher Leistungen auf. So bieten z.B. auch Zahnärzte, Heilpraktiker, Kosmetiker und z.T. auch Therapeuten ohne oder mit nur geringen medizinischen Kenntnissen Leistungen auf dem Gebiet der Photoepilation an. Dies ist derzeit möglich, da konkrete gesetzliche Regelungen durch den Gesetzgeber bis dato noch ausstehen. Umso wichtiger ist es für einen potentiellen Investor sein Umfeld zu kennen, bzw. erforschen zu lassen. Eine Marktanalyse kann in diesem Zusammenhang äußerst hilfreich sein. Zu beachten ist, dass die Leistungen weniger oder unqualifizierter Behandler in der Regel günstiger angeboten werden.

Der rechtliche und steuerrechtliche Rahmen für die Etablierung eines eigenen Laserinstitutes oder einer Privatklinik sollte vorab mit im Medizinrecht versierten Rechtsanwälten und Steuerberatern besprochen werden. Anzuraten ist es, die Ärztekammer und die Kassenärztliche Vereinigung zu informieren.

Voraussetzungen

Bevor jedoch auf Deckungsbeiträge, die durch Einsatz der Lasertherapie erzielt werden können, eingegangen wird, sollten einige grundlegende Fragen geklärt ▶

werden. Am Anfang sollte sich der Investor die Frage stellen, ob er und ggf. seine Mitarbeiter bereit sind die Zeit zu investieren, die der Einstieg in die Lasertherapie/Photoepilation ohne Frage erfordert. Wird diese Frage grundsätzlich mit Ja beantwortet, so muss im zweiten Schritt geprüft werden, ob die entsprechende Nachfrage auf Patientenseite besteht oder geschaffen werden kann. Wird auch diese Frage mit Ja beantwortet, so steht die Klärung der nachfolgenden Details an:

* Welcher Zeitaufwand ist zur Einführung der Behandlungsmethode und zur Generierung von Patienten erforderlich? Kann die nötige Zeit im täglichen Arbeitsablauf ggf. gewonnen werden oder muss über Neueinstellungen nachgedacht werden?
* Wer ist zuständig für eine Einführung? Verfügt derjenige über die zeitlichen Ressourcen, kann er freigestellt werden oder wird speziell ausgebildetes Personal eingestellt?
* Welche Schulungen/Fortbildungen sind für das ärztliche und medizinische Personal erforderlich, wann können diese durchgeführt werden (inhouse/ extern) und ist genügend Interesse und Zeit vorhanden?
* Stehen geeignete Räume für eine Lasertherapie mit entsprechender Ausstattung zur Verfügung oder müssen diese zunächst noch geschaffen werden?

Sofern sich in vorgenanntem Bereich ernsthafte, nicht mit einem angemessenen Aufwand zu beseitigende Probleme ergeben, ist davon auszugehen, dass die Investition nicht durchgeführt werden sollte. Erst nach Klärung dieser Punkte sollte die eigentliche Kosten-Nutzen-Analyse in Angriff genommen werden.

Investitionsbedarf

Sofern der Investor sich grundsätzlich für die Durchführung der Investition entschieden hat gilt es abzuklären, ob die Investition einen Deckungsbeitrag für den Betrieb liefert. Um dies festzustellen, sind die durch die Investition zusätzlich erzielbaren Einnahmen den damit verbundenen Kosten gegenüber zu stellen.

Zu entscheiden ist, ob das Gerät erworben oder gemietet werden soll.

Vorteile bei Kauf

* Bildung einer steuersparenden Ansparrücklage (§ 7 Abs. 3 bis 6 Einkommensteuergesetz) bereits in Vorjahren möglich;
* Wahl der Abschreibungshöhe (degressiv/linear);
* keine Bindung an Wartungsverträge;
* keine Bindung an bestimmte Firma;
* lange Nutzungsdauer und dadurch Erhöhung der Rendite;
* keine vertragliche Bindung, so dass jederzeit die Möglichkeit besteht, das Gerät zu veräußern oder in Zahlung zu geben.   ▶

Nachteile

*   Liquiditätsabbau (wenn nicht fremd finanziert) bei gleichzeitiger ggf. langfristiger Kapitalbindung;
*   Reparatur- und Ausfallrisiko;
*   wird ein Teil des Kaufpreises oder der gesamte Kaufpreis fremdfinanziert, wird der finanzielle Spielraum zunächst eingeengt. Es besteht tendenziell ein Abhängigkeitsverhältnis zum finanzierenden Unternehmen. Unternehmensdaten müssen dem finanzierenden Institut i.d.R. offen gelegt werden (Stichwort: „Basel II" § 18 Kreditwesengesetz).

Eine Finanzierung sollte in keinem Fall länger sein als die zu erwartende Nutzungsdauer des angeschafften Geräts. Nur so wird vermieden, dass noch Zins- und Tilgungsleistungen zu erbringen sind, obwohl das Gerät nicht mehr genutzt werden kann. Bei Finanzierung über die Hausbank sollte vor Investitionsbeginn, d.h. vor Bestellung des Geräts Fördermöglichkeiten in Form von Zuschüssen oder zinsgünstigen Darlehen abgeklärt werden. Eine Finanzierung über den das Gerät vertreibenden Betrieb zu günstigen Konditionen ist ggf. darstellbar und sollte mit dem Vertreter abgeklärt werden.

Zu klären ist außerdem die Frage der Zinsbindung. Eine Zinsfestschreibung über den gesamten Finanzierungszeitraum bringt Sicherheit, da von vorneherein feststeht wie hoch die Zins- und Tilgungsbelastung (Annuität) ausfällt. Sondertilgungen werden in diesem Fall in der Regel nur im vorher bestimmten Umfang und betraglich begrenzt eingeräumt, oder durch Zahlung eines Disagios oder einer Vorfälligkeitsentschädigung „erkauft".

Ein variabler Zins birgt das Risiko eines Zinsanstiegs aber auch die Chance einer Zinssenkung in sich. Eine Entscheidung hängt von der individuellen Situation des Investors und der voraussichtlichen Zinsentwicklung ab.

Leasing

Eine weitere Möglichkeit das Gerät zu nutzen besteht, im Abschluss eines Leasingvertrages. Es gibt verschiedene Arten von Leasing, auch unter steuerlichen Gesichtspunkten. Die unterschiedlichen Möglichkeiten sollten mit dem steuerlichen Berater abgeklärt werden.

Grundsätzlich handelt es ich beim Leasing um eine Art Gerätemiete über einen vorher festgelegten Zeitraum. Eigentümer bleibt die Leasinggesellschaft. Abschreibungen werden durch die Leasinggesellschaft, dem so genannten Leasinggeber vorgenommen. Der Leasingnehmer, also der Nutzer, behandelt die Leasingraten als Betriebsausgaben. Es besteht die Möglichkeit, degressive Leasingraten zu vereinbaren. Auf diesem Weg werden Kosten vorgezogen um bereits zu einem früheren Zeitpunkt Steuerersparnisse zu realisieren.   ▶

In der Regel sind Wartungsverträge über die gesamte Vertragsdauer abzu-
schließen.

Geschätzt wird Leasing insbesondere deshalb, da die Leasingraten aus den
laufenden Rückflüssen der Investition getragen werden können. Der finanzielle
Spielraum sowie die laufende Liquidität wird nicht unmittelbar eingeengt. Es
müssen keine Finanzierungsgespräche mit Kreditinstituten geführt werden.

Oft wird als Vorteil des Leasings der zeitnahe Austausch der Geräte genannt.
Dem ist nicht ohne weiteres zu folgen, da in diesem Fall die Leasingraten entsprechend hoch ausfallen müssen und es dem Investor im Falle eines Kaufs ebenfalls
jederzeit, und nicht nur zu einem vorher festgelegten Zeitpunkt freisteht, ein
neues Gerät zu erwerben.

Tageweises Anmieten

Tageweises Anmieten kommt nur in Betracht, wenn der Geräteeinsatz auf wenige
Tage konzentriert wird, da ansonsten die relativ hohen Mietkosten eher für ein
Leasing sprechen. Auch besteht die Gefahr, dass unterschiedliche Gerätetypen zur
Verfügung gestellt werden, was zu zeitaufwendigen Einweisungen und Um-
stellungsproblemen führen kann.

Kosten

Wird Eigenkapital zum Erwerb des Gerätes eingesetzt, so ist bei Betrachtung der
Investition kalkulatorisch der Zins anzusetzen, der bei alternativer Anlage, z.B. in
Form von Rentenpapieren oder Aktien während der Finanzierungsdauer zu erzie-
len wäre.

Bei Einsatz von Fremdkapital sind die Zinsen als Betriebsausgaben zu be-
rücksichtigen. Wird das Gerät geleast oder tageweise angemietet sind die tatsächlich zu zahlenden Leasingraten bzw. Mieten in Ansatz zu bringen.

In allen Varianten sind folgende zusätzliche Aufwendungen in die Überlegung mit einzubeziehen:

* Geräteversicherung
* Wartungsverträge
* Reparaturen / Verschleiß
* Energiekosten
* Abschreibung.

Zusätzliche Kosten, die im Rahmen der Photoepilation entstehen:

* Ausbildung und Schulung des ärztlichen und medizinischen Personals
  (Schulungskosten und Arbeitsausfall);
* Raumkosten durch medizinisch, technische Umgestaltung / Erweiterung der
  vorhandenen Räumlichkeiten (z.B. Laserschutz, Kühlgeräte etc.);   ▶

- Kosten durch die empfohlene Anschaffung eines Bilddokumentations-
  systems;
- Etablierung am Markt (werbende Maßnahmen, falls berufsrechtlich
  erlaubt).

Einnahmemöglichkeiten

Bei der Photoepilation sind drei verschiedene Einnahmequellen zu prüfen:
- Gesetzliche Krankenversicherung (GKV);
- Private Krankenversicherungen (PKV) über die Privatärztliche Gebühren-
  ordnung für Ärzte (GOÄ);
- IGel-Leistungen oder Selbstzahler - freie Leistungen wie Kosmetika.

Eine Abrechnung der Photoepilation im Rahmen der GKV nach dem Einheitlichen Bewertungsmaßstab (EBM) ist nicht möglich. Eine Aufnahme der
Photoepilation in den EBM ist derzeit nicht zu erwarten.

Die Abrechnung über den Katalog der PKV nach der GOÄ ist möglich und
durch die Bundesärztekammer geregelt. Eine analoge Abrechnung ist über die fol-
genden Leistungsziffern möglich:
- A2440–441;
- A2885;
- A2886.

Die rechtlichen Grundlagen hierzu können den Internetseiten der Bundesärztekammer entnommen werden:
www.bundesaerztekammer.de
e-mail: baek@dgn.de

Diese Art der GOÄ-gebundenen Abrechnung ist zzt. empfehlenswert. Eine
von der Gebührenordnung unabhängige Abrechnungsweise für rein ästhetische
Behandlungen ist ebenfalls möglich. Die Preise können frei gestaltet werden. Zu
beachten ist, dass medizinisch nicht indizierte Schönheitsoperationen nicht mehr
nach § 4 Nr. 14 Umsatzsteuergesetz umsatzsteuerbefreit sind, d.h. die Leistung
muss der Umsatzsteuer unterworfen werden, die Umsatzsteuer ist in der
Rechnung zusätzlich auszuweisen.

4

Bewertung der Photoepilation

Beispiele zu Behandlungsverläufen

G. KAUTZ, I. KAUTZ

Epilation Gesicht

Von allen Enthaarungen werden die Therapien im Gesicht am meisten nachgefragt. Der sog. Damenbart stellt ein nicht zu unterschätzendes Problem für
Patientinnen dar. Viele haben dabei in der Regel eine Vielzahl von verschieden
Behandlungsmethoden versucht. Häufig kommt es durch die regelmäßigen Manipulationen zu rezidivierenden Follikulitiden und Narbenbildungen.

Die Behandlugen im Gesicht sind zumeist sehr leicht durchführbar. Wichtig
ist jedoch immer die Bräunung der Haut zu beachten. Die Anfangsdosis der
Photoepilation sollte niedrig gewählt werden, um die bekannten Epilations-
nebenwirkungen im Gesicht zu vermeiden. Bei Rötungen nach der Therapie sollte bis zum vollständigen Abklingen der Hautreizung die Sonnenexposition vermieden werden, damit es nicht zu postinflammatorischen Hyperpigmentierungen
kommt. Eine starke Folliculitis barbae ist kein Kontraindikation zur Photoepilation. In diesen Fällen sollte jedoch auch zusätzlich eine externe Therapie ein-
geleitet werden. ▶

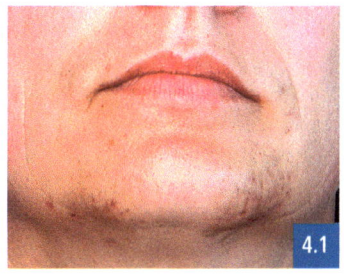
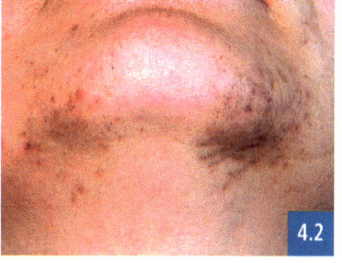

Abb. 4.1–4.3
Follikulitiden nach regel-
mäßigem Zupfen der Haare.

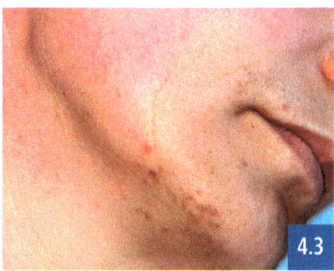
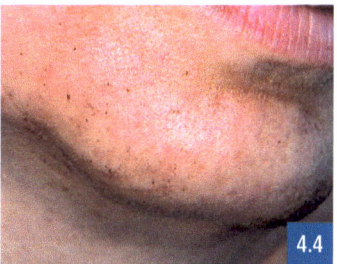

Abb. 4.4
Vollständige narbenfreie
Abheilung der Entzündungen
unter IPL-Photoepilation.

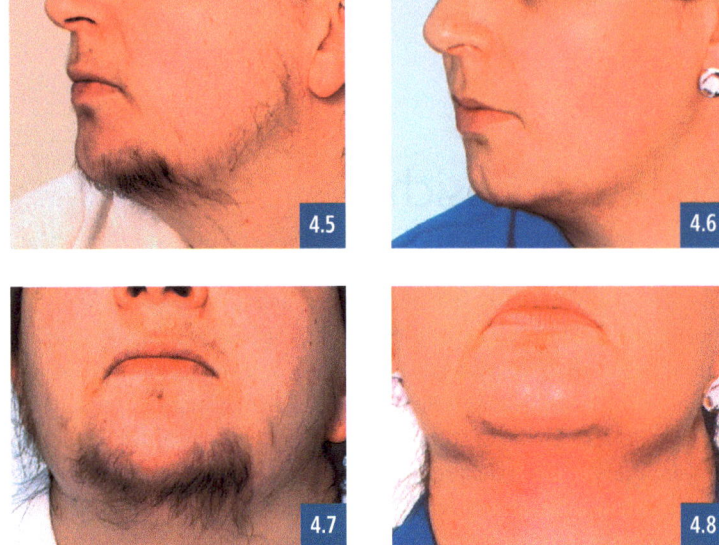

Abb. 4.5–4.8
erfolgreiche Photoepilation
im Gesicht mit Blitzlampen-
systemen.

Epilation Augenbrauen

Sehr häufig werden auch Epilationen der Augenbrauen gewünscht. Hierbei ist es wichtig, die zukünftig gewünschte Form der Augenbrauen dem Patienten z. B. mit einem Kajal-Stift aufzuzeigen. Der Patient muss darüber informiert werden, dass es sich hiebei um eine dauerhafte Epilation handelt, die sich, im Gegensatz zum Zupfen der Haare, nicht mehr korrigieren lässt. Bei derartigen punktuellen Behandlungen empfiehlt sich die Wahl einer möglichst kleinen Spotgröße. ▶

Abb. 4.9–4.10
erfolgreiche Photoepilation mit
dem Alexandritlaser im Bereich
der Glabella.

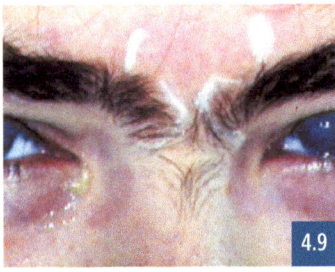
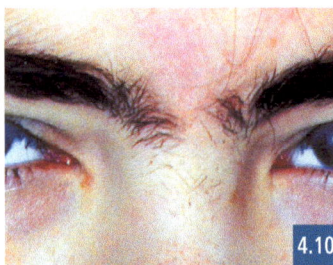

Epilation weibliche Brust

Durch Nadelepilation, Zupfen oder Rasur der Haare im Bereich der Brust kommt es bei vielen Patientinnen zu rezidivierenden Follikulitiden zum Teil auch mit Abszess- und Narbenbildung. In diesen Fällen stellt die Photoepilation auch im entzündeten Zustand eine ganz neue Behandlungsperspektive dar.

Neben der Haarentfernung kann in fast allen Fällen auch eine vollständige Abheilung der Follikulitis und eine Entfernung der häufigen Hyperpigmentierungen alleine durch die Laser-/Blitzlampentherapie erzielt werden.   ▶

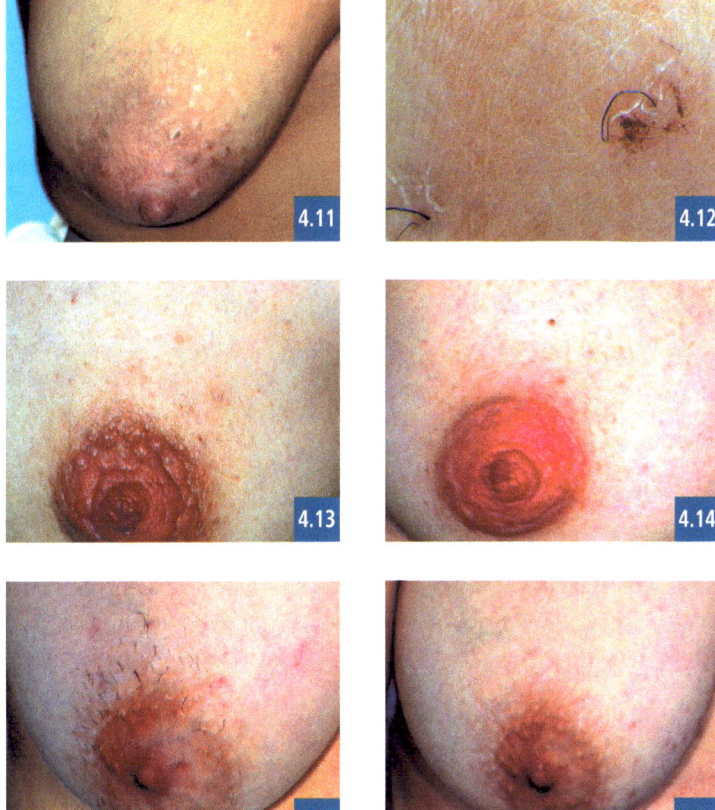

Abb. 4.11–4.12
Narben und chronische
Follikulitiden nach Zupfen
von Brusthaaren.

Abb. 4.13
Postinflammatorische
Hyperpigmentierungen
nach Zupfen.

Abb. 4.14
Entfernung der Hyperpigmen-
tierungen und der Haare
durch IPL-Therapie.

Abb. 4.15–4.16
Erfolgreiche Photoepilation
mit dem Alexandritlaser

Epilation männliche Brust

Die Entfernung der Brust- und der Rückehaare bei Männern ist zzt. sehr modern. Die Therapien sind wegen großflächiger Behandlungen sehr aufwendig und zeitintensiv. Dies sollte in einem Vorgespräch mit dem Patienten ausführlich besprochen werden.

Auf eine Überlappung in Abhängigkeit vom Behandlungssystem von 5–10 % sollte bei den Therapien geachtet werden. Es kann sonst, wie im vorligenden Fall, zu nicht behandelten Arealen kommen (Abb. 4.18).

Abb. 4.17–4.18
Unzureichende Haarreduktion
mit dem Alexandritlaser durch
fehlende Überlappung der
Scannerareale.

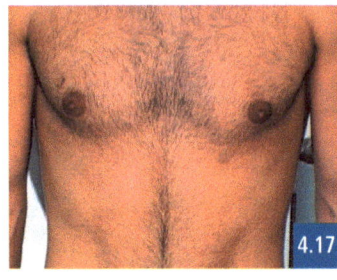 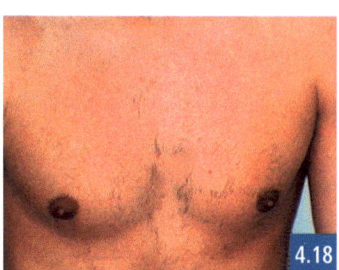

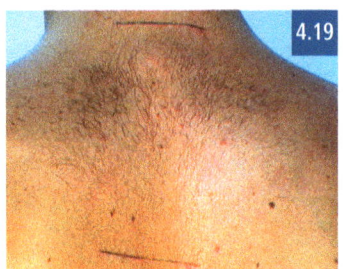 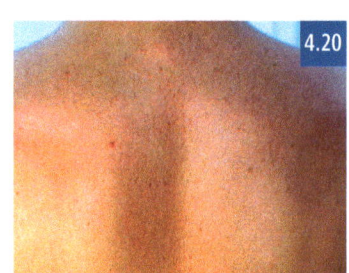

Abb. 4.19–4.20
Erfolgreiche Photoepilation am
Rücken mit einem Diodenlaser.

Epilation bei Hauttransplantaten

Nach Operationen mit freien Hauttransplantaten kann es in Abhängigkeit vom Entnahmeareal zu einem unerwünschten Haarwuchs kommen. Die folgenden Bilder zeigen eine Hypertrichose nach Basaliomexcision an der Stirn, die erfolgreich mit mehreren Sitzungen einer Photoepilation behandelt werden konnte. ▶

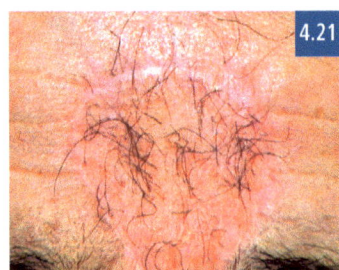 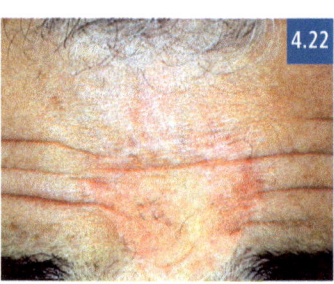

Abb. 4.21–4.22
Haarreduktion auf einem freien
Hauttransplantat.

Epilation axillär

Viele Patienten wünschen eine Entfernung der Haare in der Axilla. Diese Therapie ist zumeist sehr einfach und mit wenigen Sitzungen durchführbar.

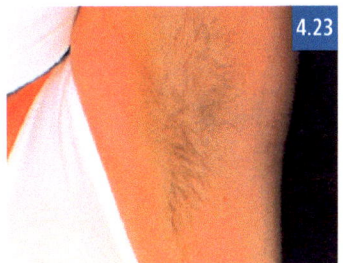
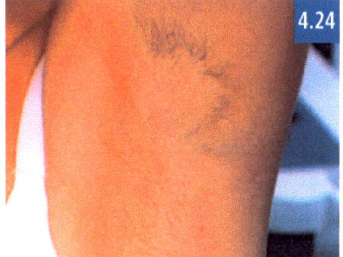

Abb. 4.23–4.24
Erfolgreiche Haarreduktion
mit einer Alexandritlaser-
therapie in der Axilla.
Noch ca. zwei Therapie-
sitzungen sind erforderlich.

Epilation umbilical

Sehr häufig wird auch eine Haarentfernung im Bereich des Bauchnabels und der Linea alba von Patentinnen nachgefragt. Auch in dieser Region ist die Therapie einfach und mit wenigen Sitzungen durchführbar. ▶

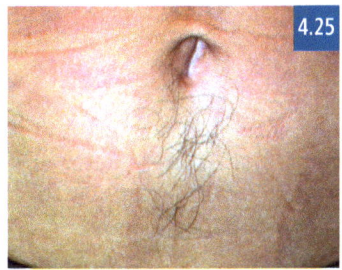
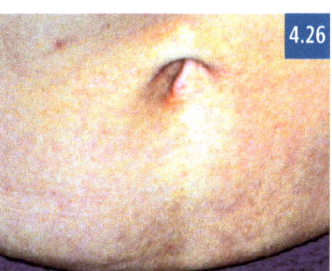

Abb. 4.25–4.26
Photoepilation am Bauchnabel.

Epilation Leiste

Bei vielen Patientinnen kommt es spontan zu rezidivierenden Follikulitiden zum Teil auch mit Abszessbildung in der Leiste. Durch eine Nadelepilation oder eine Rasur nehmen die Beschwerden zumeist noch zu. In diesen Fällen stellt die Photoepilation auch im entzündeten Zustand eine neue Behandlungsperspektive dar.

Neben der Haarentfernung kommt es in fast allen Fällen auch zu einer vollständige Abheilung der Follikulitis.   ▶

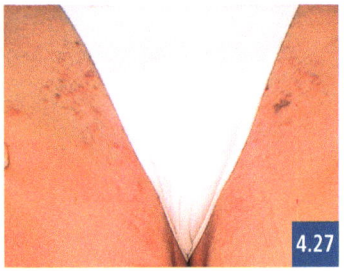 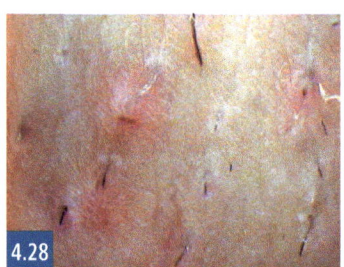

Abb. 4.27–4.28
Follikulitis in der Leiste
nach Rasur.

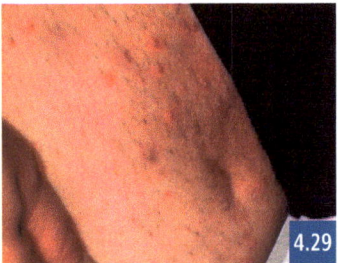 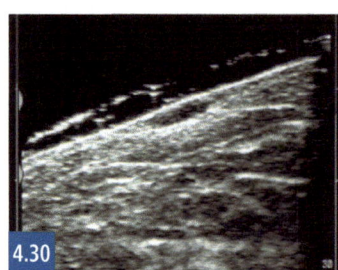

Abb. 4.29–4.30
Spontan rezidivierende Abszesse
in der Leiste mit Keloidbildung.

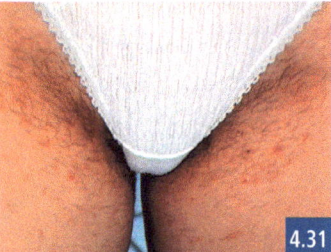 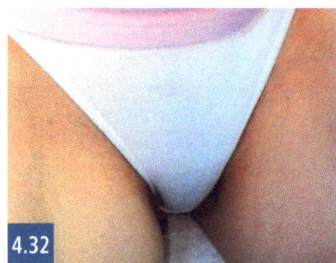

Abb. 4.31–4.32
Haarentfernung und
vollständige Abheilung
der Follikulitis
nach IPL-Therapie

Epilation Beine

Die Entfernung der Beinhaare wird als ästhetische Lasertherapie sehr häufig durchgeführt. Die Ausprägung des Befundes variiert von Patientin zu Patientin sehr stark. Damit unterscheidet sich der Therapieaufwand sehr. Dies ist für die Terminplanung in der Praxis und Festlegung der Behandlungskosten unbedingt im Vorgespräch abzuklären.

Enthaarungen der Arme werden weniger häufig nachgefragt. Bei all diesen großflächigen Therapien muss besonders darauf geachtet werden, dass die Muttermale nicht mit dem Laser behandelt werden. Die Wellenlängen von fast allen Epilationslasern und Blitzlampen werden sehr gut vom Melanin resorbiert. Daher ist eine Entfärbung der Muttermale technisch sehr gut möglich und von den Patient sehr oft gewünscht. Dies darf jedoch nicht durchgeführt werden, da sonst eine Beurteilung der Muttermale wegen der Entfärbung nach der ABCD-Regel nicht mehr möglich ist.

Wichtig ist auch die Beachtung der unterschiedlichen Haarwachstums-zyklen. An den Beinen müssen längere Behandlungsintervalle gewählt werden, wodurch die gesamte Therapiedauer im Vergleich zu anderen Behandlungs-regionen einen größeren Zeitraum in Anspruch nimmt. Über diese Problematik müssen die Patientinnen beim Wunsch einer Permanententhaarung kurz vor der Sommerzeit ausdrücklich aufgeklärt werden.   ▶

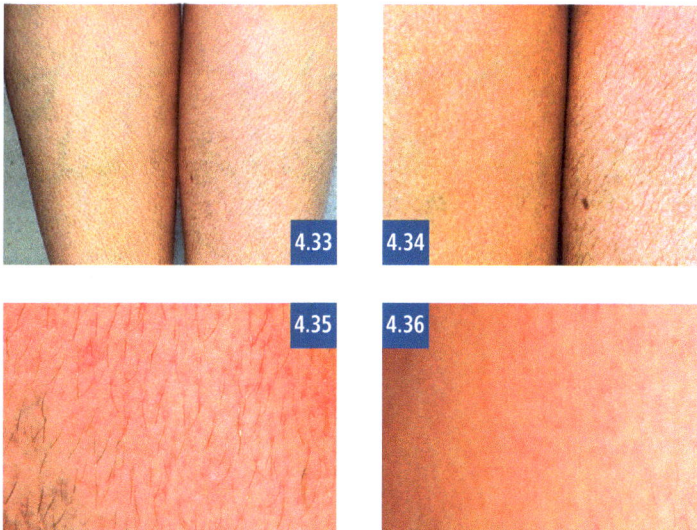

Abb. 4.33–4.36
Halbseitenversuch Alexandrit-
lasertherapie mit erfolgreicher
Enthaarung nach vier Therapie-
zyklen am rechten Bein.

Epilation weißer Haare

Bei dunklem Haar ist die Epilation einfach durchführbar. Schwieriger bis unmöglich wird es bei weißen Haaren. Zeigt sich in der Auflichmikroskopie (Abb. 4.39) noch ein Restpigment in den Haaren, kann die Photoepilation erfolgreich durchgeführt werden. Wie Abb. 4.40 zeigt, können die rein weißen Haare nicht mehr epiliert werden.

Es wurden schon viele Versuche mit Einfärbung der weißen Haare erfolglos versucht. Einen Hoffnungsschimmer scheint die Verwendung von Liposomal gebundenen Farbstoffen zu bringen. Die wissenschaftliche Ausarbeitung stehen derzeit jedoch noch aus. ▶

Abb. 4.37–4.40
Epilation von weißen Haaren
mit Restpigment ist möglich.

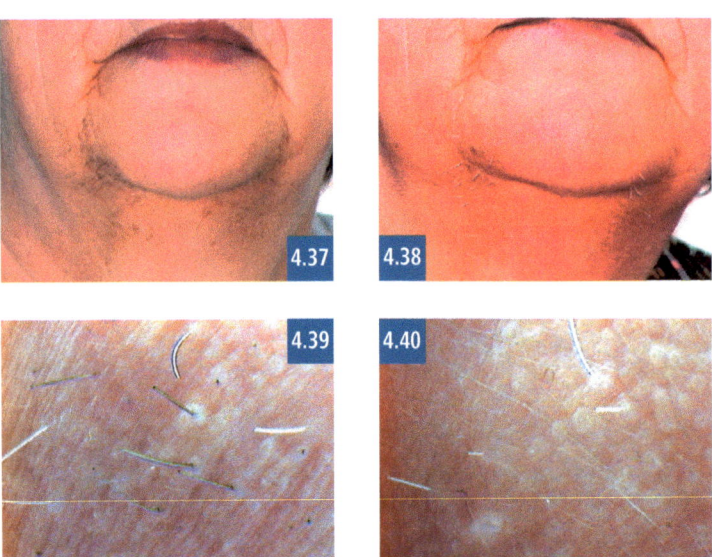

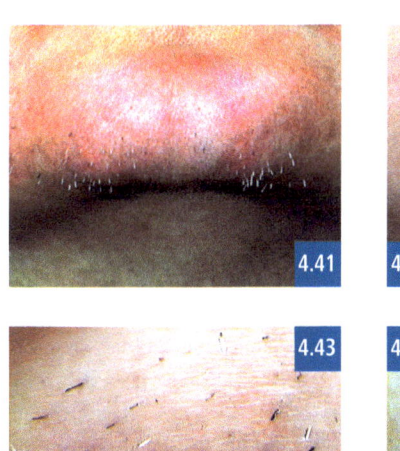
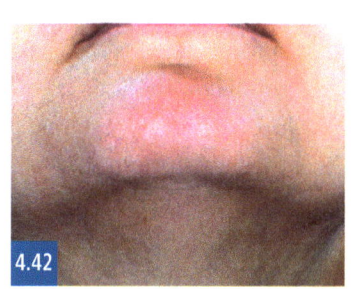
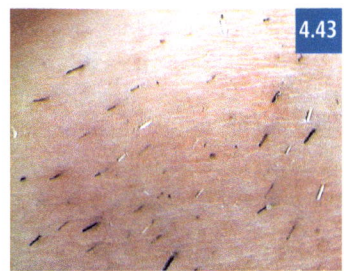
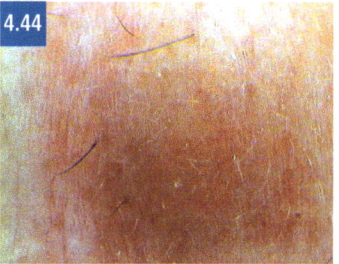

Epilation Dosisermittlung

Im Rahmen der Laserschutzkurse und von Hospitationen wird immer nach einer optimalen Geräteeinstellung gefragt. Mittlerweile können die Hersteller für ihre Geräte gute Behandlungsparameter liefern. Primär sollte immer eine Probetherapie mit einer etwas niedrigeren Dosis durchgeführt werden. In Abhängigkeit von der Sofortreaktion und dem Therapieergebnis kann dann bei der nächsten Behandlungssitzung das weitere Vorgehnen festgelegt werden.

Ein leichtes Erythem mit einem perifollikulären Ödem ist eine optimale Sofortreaktion, die ca nach 5–10 Minuten zu sehen ist. Bei wenigen Patienten kommt es auch erst verzögert zu massiven Erythemen, bei anderen zeigt sich eine starke Rötung sofort. In allen Fällen sollte bei vermehrter Reizung der Haut eine konsequente Kühlung z. B. mit Coldpacks durchgeführt werden. Zu Rötungen wie in den Abb. 4.45–4.47 sollte es nicht kommen. In diesem Fall liegt eine Verbrennung vor, die extern wie eine Dermatitis solaris zu behandeln ist.   ▶

Abb. 4.45–4.47
Verbrennung bei zu hoher
Ernergiedosis im Probe einer
Probetherapie.

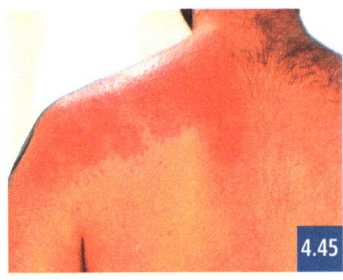
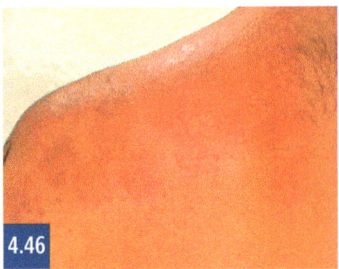

Abb. 4.48
Optimale Energiedosis mit
perifollikulärem Ödem
nach Photoepilation.

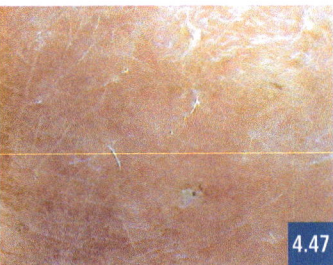
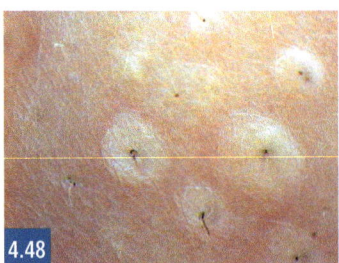

Abb. 4.49–4.4.50
Auflichtmiskroskopie der Haare
vor und direkt nach
erfolgreicher Photoepilation.

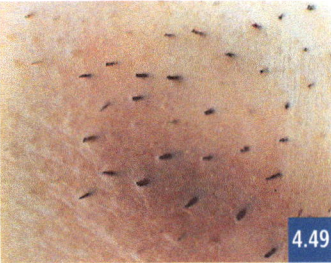
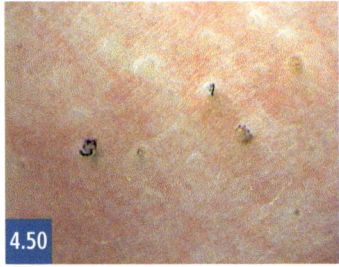

In der Anfangsphase der Photoepilation wurde die Therapie häufig bei nicht oder zu wenig rasierten Haaren durchgeführt. Der Therapeut konnte so einfach die notwendige Energiedosis seines Behandlungssystems ermitteln und zugleich den Patienten den Therapieerfolg am Haar zeigen. Da heute für die gängigen Photoepilationssysteme die optimalen Epilationseinstellungen bekannt sind, sollte nur noch bei möglichst kurz rasiertem Haar die Therapie durchgeführt werden. Damit kann eine unnötige Hautreizung durch zu hohe Energieabsorption schon auf der Hautoberfläche vermieden werden. Vor jeder Therapie muss nochmals beim Patienten nach einer vorherigen Sonnenexposition gefragt werden, damit es als Nebenwirkung nicht zu einer Abtragung der lichtinduzierten Sonnenschwiele kommt (Abb. 4.55). Bei stark vorgebräunter Haut muss die Dosis reduziert werden. Im unten dargestellten Fall hätte man die Behandlung mit dem Alexandritlaser besser im Sommer unterlassen, damit es nicht zu vorübergehenden Hypopigmentierungen kommt. ▶

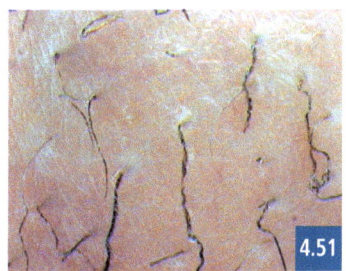
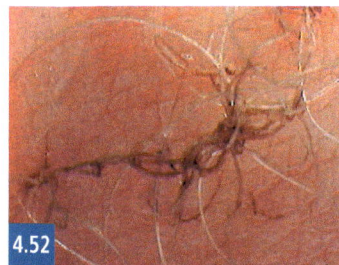

Abb. 4.51–4.52
Photoepilationen bei nicht rasierten Haaren wurden in der Anfangsphase dieser Methode zur Dosisermittlung durchgeführt; ist heute nicht mehr „state of the art".

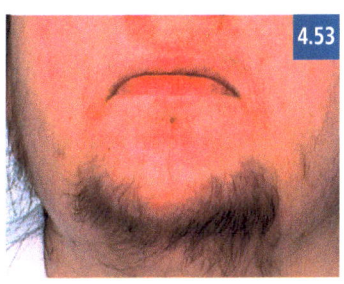
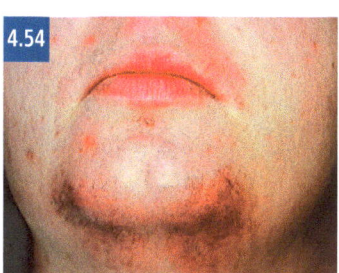

Abb. 4.53–4.54
Maximal erwünschte Rötung sofort nach Rasur und IPL-Photoepilation.

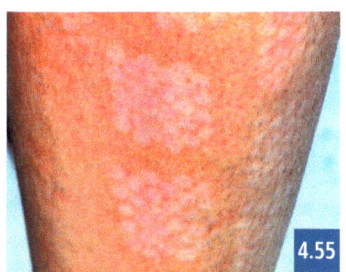
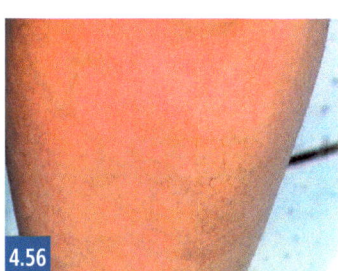

Abb. 4.55–4.56
Hypopigmentierungen bei gebräunter Haut bilden sich ohne Therapie zurück.

Epilation und Photorejuvenation

Neben der Haarentfernung haben viele Photoepilationssysteme noch zusätzliche eine Wirkung auf Gefäße, Hautpigmente und auch auf das Kollagen der Haut. Dadurch wird im Rahmen der Enthaarungen häufig die gesamte Hautstruktur verbessert. Auch Narben und Entzündungen nach Elektroepilation oder regelmäßigem Zupfen werden wesentlich gebessert (Abb. 4.57–4.60).

Bei vermehrtem Haarwuchs und massiven Entzündungen mit Hyperpigmentierungen (Abb. 4.61–4.62) wird heute sehr gerne die Gesichtshaut großflächig therapiert. Dabei werden nicht nur die Haare entfernt, sondern das ganze Hautbild verbessert sich. Diese Methode der nichtablativen Strukturverbesserung der Haut mit Laser und Blitzlampen nennt man Photorejuvenation. ▶

Abb. 4.57–4.58
Narben mit Rötungen nach
langjährigem Zupfen der Haare.

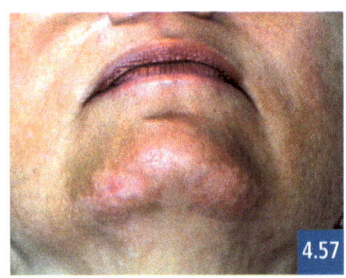 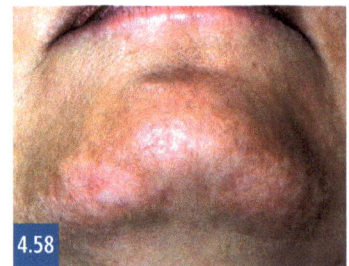

Abb. 4.59–4.60
Deutliche Hautstruktur-
verbesserung im Rahmen der
Photoepilation.

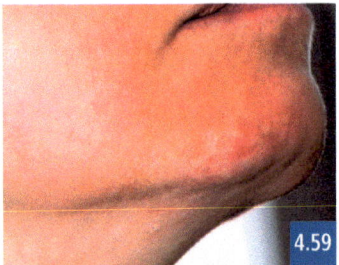 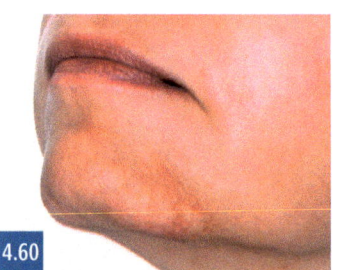

Abb. 4.61–4.62
Erfolgreiches Photorejuvenation
nach wenigen Behandlungen.

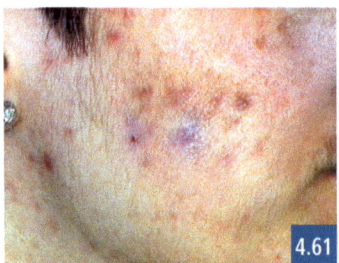 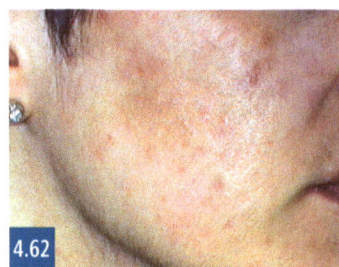

Epilation nach Ablation

Bei ablativen Entfernungen von dermalen Naevi kann es immer wieder zu post-inflammatorischen Hyperpigmentierungen kommen. Zudem können durch das Shaving oder die Laserabtragung die Haarfollikel nicht entfernt werden. Mit den Photoepilationssystemen, deren Energie zumeist von schwarzer Farbe resorbiert wird, können sowohl die Hyperpigmentierung als auch die Haare entfernt werden. ▶

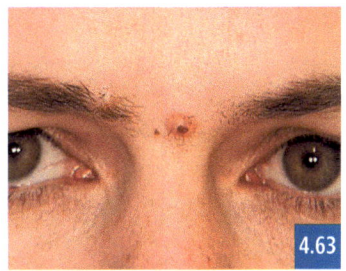 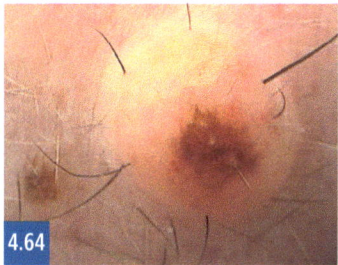

Abb. 4.63–4.65
Dermaler Naevus mit Haaren und Pigmenten vor und direkt nach Ablation mit histologischer Sicherung.

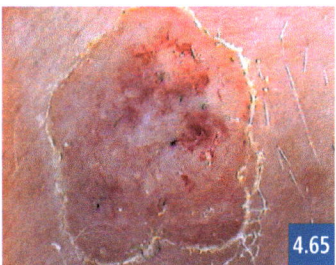 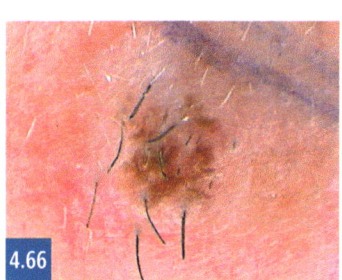

Abb. 4.66
Restpigmentierung nach Ablation eines dermalen Naevus.

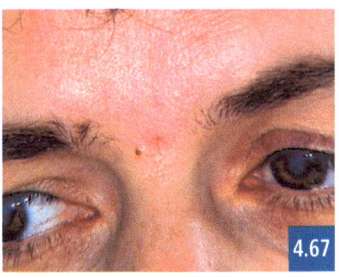 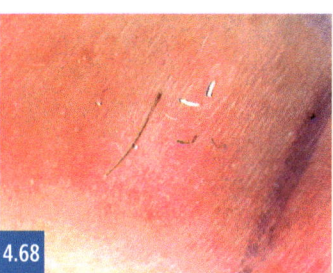

Abb. 4.67–4.68
Deutliche Befundverbesserung durch Photoepilation und Pigmententfernung mit einem Alexandritlaser.

Histologische Untersuchung nach Photoepilation

W.-I. WORRET

EINLEITUNG

Zur dauerhaften Epilation der unerwünschten Hypertrichose und des Hirsutismus gab es bisher nur eine gesicherte Methode, die Elektroepilation mit ihren verschiedenen Modifikationen. Doch auch diese Behandlungsweise ist selbst in geübtester Hand mit so vielen Unwägbarkeiten behaftet, dass man sicher nicht von einer hundertprozentigen und definitiven Epilation sprechen kann. Ob nun Telogen- oder Anagenhaare epiliert werden, bleibt weitgehend dem Zufall überlassen. Wo die zerstörerische Kombustion stattfindet, an der Haarwurzel, dem Wulst oder nur im Follikelostium, entzieht sich der Beobachtungsmöglichkeit des Behandlers. Ein weiterer Nachteil ist, dass in mühsamer Kleinarbeit Follikel für Follikel mit der Elektronadel aufgesucht werden muss und dementsprechend die Epilation sehr langwierig ist. Aus diesen Gründen sucht man schon seit langem nach der optimalen Epilationsmethode. Das „Laserzeitalter" hat dazu ganz neue therapeutische Möglichkeiten erschlossen.

Neben den Lasern gibt es heute auch hochenergetische Blitzlampen, die ebenfalls zur Photoepilation eingesetzt werden. Dabei wird mit nicht kohärentem Licht bei Wellenlängen von 570–1200 nm und einer Impulsdauer von 2,5–5 ms behandelt. Mit Energiedichten zwischen 30 und 65 J/cm^2 sollen im Korium die Haarwurzeln selektiv zerstört werden.

Um die Frage zu beantworten, welche Strukturen durch Blitzlampen, wie z. B. das Epilight, zerstört werden, führten wir eine histologisch kontrollierte Studie durch. Die Probandenzahl ist noch sehr klein, da die Patienten nur sehr ungern bereit sind, an einer sichtbaren Körperstelle eine Probeexzision vornehmen zu lassen.

Haarwachstum histologisch betrachtet

Haare gehören zu den zellteilungsaktivsten Gebilden des menschlichen Körpers. Das Kopfhaar wächst in 3 Tagen etwa 1–2 mm. Das bedeutet, dass bei einer durchschnittlichen Menge von 100.000 Haarwurzeln auf dem Kopf alle Haare dort etwa 300 m pro Tag an Länge zunehmen.

Wie alle zellteilungsaktiven Organe, zu denen z. B. auch der Hoden oder das Knochenmark gehören, sind die Haarwurzeln extrem empfindlich gegenüber äußerlichen, aber insbesondere innerlichen Störungen.

Etwa 90 % aller gesunden Haare befinden sich in einem Zustand des aktiven Wachstums, der durchschnittlich 3 Jahre anhält (sog. Anagenphase). Erst dann gehen sie nach einer kurzen Übergangsphase (Katagenphase) in eine Ruhephase (Telogenphase) über, an deren Ende sie dann ausfallen. Diese letzte Phase dauert etwa 3 Monate, und ein Haarausfall von 60–80 (bis maximal 100) Haaren pro Tag, je nach Jahreszeit und inneren Einflüssen, ist physiologisch. In dieser Telogenphase können die Haare nicht mehr durch innerliche Einflüsse geschädigt werden. ▶

115

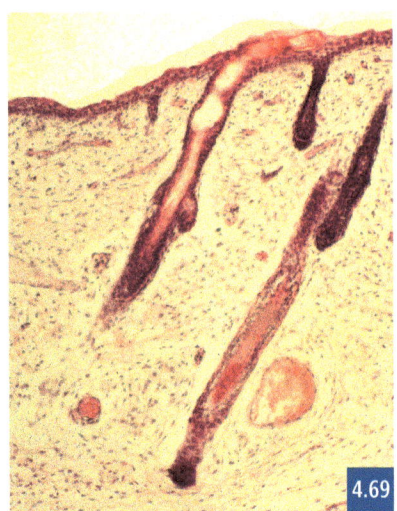

4.69

Abb. 4.69

Haaranlagen des Fötus. Man beachte, daß die Haarfollikel des Kaukasiers schräg angelegt sind. Bei Mongoloiden ziehen sie gerade und bei Negroiden kurvenförmig.

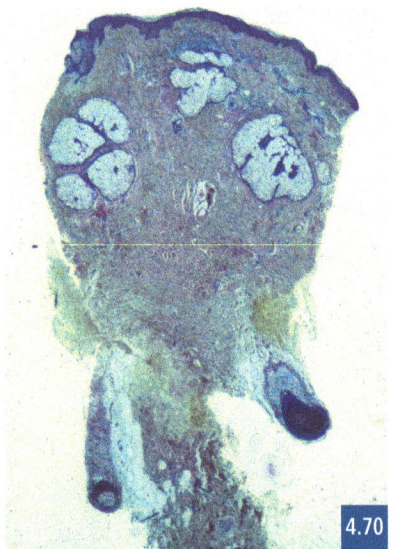

4.70

Abb. 4.70

Die Wurzeln der Terminalhaare liegen in der Subkutis.

Während dieser Phasen macht der Haarfollikel bemerkenswerte Veränderungen durch.

Der Haarfollikel wird in zwei Abschnitte unterteilt, die epithelialen, vom Ektoderm stammenden und die vom Mesoderm stammenden bindegewebigen Komponenten. Weiterhin gliedert sich der obere Teil in Infundibulum und Isthmus, die tieferen Segmente, ab der Insertion des M. erector pilorum in Stamm und Bulbus.

In der Anagenperiode steckt der Follikel tief in der Dermis, an der Grenze zur Subkutis. Sein unterer, zwiebelförmig erweiterter Teil besteht aus undifferenzierten und pluripotenten Matrixzellen. Diese Matrixzellen sind mitotisch aktiv und erzeugen sämtliche Haarschaftzellen (Mark, Rinde, Kutikula) und die Zellen aller drei Schichten der inneren Wurzelscheide (Kutikula, Huxley- und Henle-Schicht). Sind die Matrix-, Rinden- und Kutikulazellen einmal völlig verhornt, so bilden sie das eigentliche Haar und wachsen aus der Haut heraus, während die Zellen der inneren Wurzelscheide auf der Höhe der Talgdrüse in den Haarkanal abgestoßen werden. Die Schichten dort bilden keine Granularzellschicht wie bei der Epidermis aus, sondern keratinisieren abrupt (trichogene Keratinisierung).

Die peripheren Zellen des Follikels bilden die äußere Wurzelscheide. Diese verringern sich von einer mehrschichtigen Breite im oberen Follikelteil auf nahezu eine einzige Zelllage am unteren Bulbusende. Zwischen den Matrixzellen und der dermalen Papille aufsitzend findet sich eine Ansammlung von Melanozyten, die während ihrer Wanderung entlang der Matrixzellen Pigmentgranula in diese abgeben und auf diese Weise die Haarfarbe bestimmen.

Cotsarelis et al. konnten 1990 zeigen, dass die Haarfollikelstammzellen nicht wie bislang vermutet im Matrixbereich des Haarfollikels lokalisiert sind, sondern sich wahrscheinlich ausschließlich im Bereich des Wulstes befinden. Diese Hypothese war nicht neu und bereits von Unna 1876 postuliert; er nannte diese Gegend „Haarbeet". Stöhr, der Unnas Idee aufgriff, bezeichnete dann im Folgenden dieses Areal 1904 als „Wulst". Der Wulst ist im mittleren Teil des Follikels an der Ansatzstelle des M. erector pilorum gelegen. Er besteht aus einer Subpopulation von Zellen der äußeren Wurzelscheide. Diese Keratinozyten sind relativ undifferenziert und haben einen langsamen Wachstumszyklus. Die Zellen sind in einem gut geschützten und vaskularisierten Bereich lokalisiert. Der Wulst markiert also die untere Grenze des konstanten Teils des permanenten Haarfollikels. Der konstante Teil des Haarfollikels nimmt nicht am Haarzyklus teil.

Das bedeutendste Bindegewebselement ist die dermale Papille, die von den Matrixzellen des Bulbus eingeschlossen wird und kontinuierlich in die bindegewebige Hülle des Follikels übergeht. Dieses Mesenchym unterscheidet sich von der Dermis dadurch, dass es in eine extrazelluläre Matrix eingebettet ist, die in der Zusammensetzung einer Basalmembran gleicht. Während des Anagens können einige dieser Fibroblasten durch Zellfortsätze in direkten Kontakt mit den Matrixke- ▶

ratinozyten treten. Durch diese Kontaktzone zwichen Epithel und Mesenchym ist die Signalübermittlung zwischen Papille und Haarbulbus wesentlich erleichtert.

Der Bulbus wird auch Haarzwiebel bezeichnet, da er in der Tat einer Tulpenzwiebel ähnelt. Er kann in drei Teile eingeteilt werden, die spezifische morphologische und biologische Unterschiede besitzen: die Matrix, die supramatrixelle Zone und die Verhornungszone. Die Grenze der Verhornungszone der Huxley-Schicht zum Stamm hin nennt man Adamson-Rand (engl. A-fringe), die Zone darunter der Einfachheit halber B-fringe. Die Zellen in der Matrix haben ein rapides Wachstum und einen Zellturnover von 39 Stunden.

Hinsichtlich der Kontrolle des Haarzyklus gibt es verschiedene Modelle. Erwähnt werden soll die „Chalonhypothese" (Marks et al. 1984). Sie postuliert, dass es während des Anagens zur langsamen Akkummulation von endogenen Mitoseinhibitoren, den „Chalonen" kommt, die ab einem gewissen Schwellenwert das Anagen beenden. Langsamer Aktivitätsverlust dieser Inhibitoren im Telogen desinhibiert demnach den Follikel, sodass er wieder ins Anagen eintritt.

Eine weitere Modellvorstellung liefert die „Wulstaktivationshypothese" (Cotsarelis et al. 1990). Auf ein unbekanntes Signal der dermalen Papille hin schicken die Stammzellen des Wulstes schnell proliferierende Tochterzellgenerationen zum Aufbau des Anagenbulbus in Richtung dermale Papille. Das Anagen wird dann beendet, wenn bei diesen „transient amplifying cells" eine genetisch festgelegte endliche Zahl von Mitosen abgelaufen ist. Danach soll es zur Regression des proximalen Follikels kommen.

In der späten Anagenphase sterben die tiefsten Follikelzellen ab, und durch diesen programmierten Zelltod (Apoptose) geht im Verlauf der folgenden Katagenphase bis hin zur Telogenphase der gesamte untere Teil das Follikels zugrunde und verschwindet völlig. Die Haarpapille bleibt während des gesamten Vorgangs fast an ihrem angestammten Platz liegen, wandert vielleicht etwas nach oben, ist aber in der Telogenphase durch ein dünnes bindegewebigen Band mit dem oberen Follikelanteil verbunden. Bildlich führt also der Haarfollikel „Pumpbewegungen" durch: von oben nach unten in die Haut und dann wieder nach oben. Damit ein Haar nun wächst, sind folgende Bedingungen absolut nötig:

- Der Follikel muss voll ausgebildet sein.
- Er muss in der Lage sein, die Signale der Papille, die er umscheidet, aber selbst nicht berührt, zu „verstehen".

Viele Faktoren sind es also, die in diesem minuziösen Zusammenspiel von elementarer Bedeutung sind, die wir aber zum größten Teil noch nicht kennen. Welche Stoffe sind es, die die heute noch unbekannten Zellen anregen, den Haarfollikel nach unten wachsen und ausreifen zu lassen? Wie findet das Follikelendstück die Gegend der ruhenden Papille? Welche Signale sendet die Papille aus, um den tiefsten Zellen im Follikelkanal mitzuteilen, dass sie jetzt mit der Produktion eines flüssigen Faserproteingemischs beginnen soll? Dieses flüssige Faserprotein- ▶

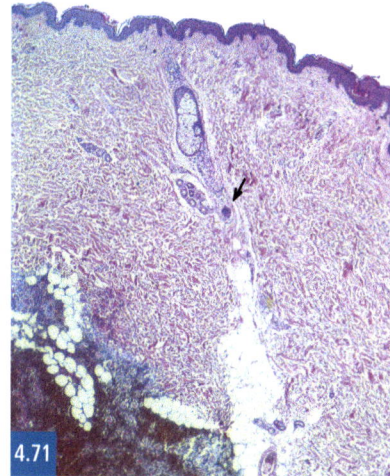

4.71

Abb. 4.71

Die Papille ist in der Telogenphase nach oben gewandert, liegt aber deutlich getrennt vom Restfollikel.

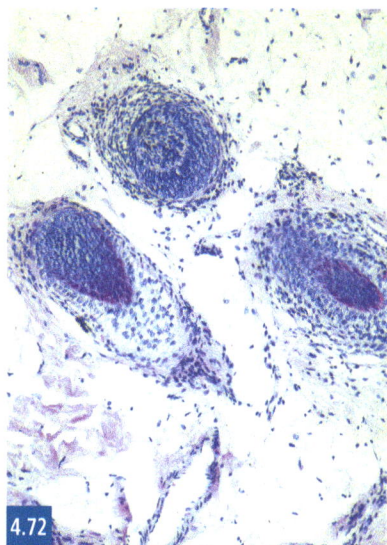

4.72

Abb. 4.72

Haarwurzeln im Vertikalschnitt.

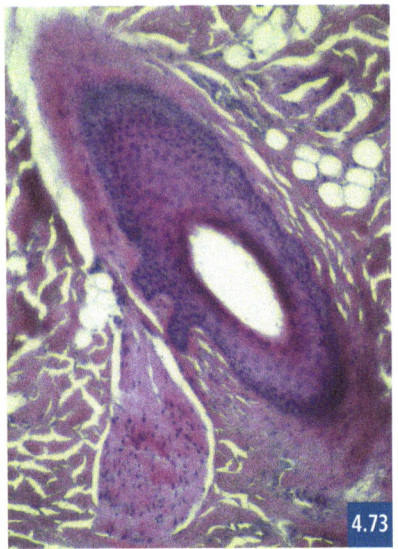

Abb. 4.73

*Der Wulst eines Follikels
mit Insertion
des M. erektor pilorum.*

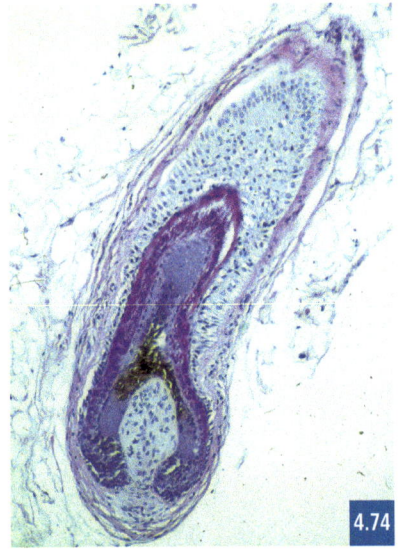

Abb. 4.74

*Anagene Haarwurzel.
Man beachte die Pigmentierung
der Matrixzellen.*

gemisch soll anschließend im Follikellumen aushärten, sich zu Fibrillen verdrillen und letztendlich das fertige Haar bilden.

Mit der Aufzählung dieser vielen offenen Fragen soll verdeutlicht werden, dass bis zum Verständnis des Haarwachstums und der dauerhaften Epilation noch ein langer Weg ist. Weiterhin geht aus diesem beschriebenen subtilen Mechanismus des Haarwachstums hervor, dass kleinste oder komplexe Störungen im Gesamtorganismus zu einem Wachstumsstillstand mit nachfolgendem Haarausfall (Effluvium) und damit möglicherweise zur Glatzenbildung (Alopezie) führen können. Diese „Störungen", kommen sie nun von innen (z. B. Hormonstörungen) oder von außen (z. B. durch Medikamente), können aber auch ein vermehrtes Haarwachstum auslösen. Somit sind viele Haarerkrankungen nur ein Marker, der dem spezialisierten Arzt signalisiert, dass neben der Haarbehandlung weitere diagnostische und therapeutische Maßnahmen durchzuführen sind. Die Beseitigung der erkannten Störungen durch Photoepilation sollte daher im Gesamtrahmen einer ärztlichen Behandlung erfolgen.

Histologische Studien

Um die Frage zu beantworten, welche Strukturen bei der Photoepilation zerstört werden, führten wir eine histologisch kontrollierte Studie durch. Die Probandenzahl ist noch sehr klein, da die Patienten nur sehr ungern bereit sind, an einer sichtbaren Körperstelle eine Probeexzision vornehmen zu lassen.

Die Photoepilierung bei unseren Patienten wurde mit einer hochenergetischen Blitzlampe (Epiligth) durchgeführt. Gegenüber herkömmlichen Lasergeräten hat die Blitzlampe den Vorteil, dass die Epilationsfläche durch das Aufsetzen von 5,6 cm^2 großen Glasapplikatoren deutlich vergrößert ist. Bei der Therapie wird nicht kohärentes Licht mit Wellenlängen von 570–1200 nm und einer Impulsdauer von 2,5–5 ms benutzt, wobei es zu Energiedichten zwischen 30–65 J/cm^2 im Korium kommt. Hierbei sollten die Haarwurzeln selektiv zerstört werden. Anwender berichten jedoch immer wieder von einem Nachwachsen einiger, wenn auch nicht aller Haare in einer Nachbeobachtungszeit von 3–6 Monaten. Im Rahmen dieser histologischen Studien sollte daher die Wirkung der Photoepilation auf die Haarfollikel überprüft werden.

Bei fünf freiwilligen Probanden wurden sofort nach der Epilation durch das Epilight 3-mm-Stanzungen der Haut vorgenommen, sodass fünf Haarpapillen zur histologischen Begutachtung vorlagen.

An allen untersuchten Haarpapillen fanden sich massive Verbrennungsartefakte (Abb. 4.82), die umso stärker waren, je dichter die Haarmatrix anlag und je pigmentierter die Matrixzellen waren. Keine Verbrennungen in der Umgebung, dafür aber massive Kombustionen konnten bei stärker pigmentierten Probanden im Stratum basale der Epidermis (Abb. 4.83) nachgewiesen werden. ▶

Zur Diskussion dieser Ergebnisse ist die Kenntnis der Definition einer dauerhaften Epilation erforderlich: Für eine „anhaltende (persistierende) Enthaarung" wird, ausgehend von unterschiedlich langen Haarwachstumszyklen, eine über drei Monate hinaus gehende Haarfreiheit ohne weitere Epilationsmaßnahmen gefordert.

Wie in unserer Untersuchung nachgewiesen wurde, absorbieren Melaninpigmente und pigmentierte Zellen relativ spezifisch das hochenergetische Licht des Epilight und wandeln es in Hitze um. Dabei kommt es zu einer Verkochung pigmentierter Strukturen. Aber selbst bei einer vollständigen Zerstörung der Follikel (vielmehr deren unterstem Teil, der Papille) kann man nicht von einer dauerhaften Enthaarung nach einer Therapie ausgehen. Denn zum Aufbau eines (neuen) Haarfollikels sind Haarmatrix (Keimzellen unterhalb der Haarpapille) und Papillengewebe nicht gemeinsam notwendig. Bei isolierter Zerstörung einer dieser beiden Komponenten kann ein neuer Haarfollikel auch von dem sog. Wulst allein aufgebaut werden. Folglich muss eine auf Dauer angelegte Enthaarung die Zerstörung beider Haaranlagen (Matrix und Papille) sowie möglichst auch des Wulstes zum Ziel haben. Basiert die Zerstörung eines Follikels auf der Koagulation durch Absorption von Licht im pigmentierten Matrixgewebe, dann kann eine gleichzeitige thermische Zerstörung der (nicht pigmentierten und damit auch nicht lichtabsorbierenden) Papille nur erreicht werden, wenn die Haarmatrix der Papille unmittelbar anliegt. Dies ist nur in den Anagenentwicklungsstufen (IV, V und VI) des Haarwuchszyklus gegeben. In späteren Stadien löst sich der Bulbus von der Papille und wandert nach oben. Der Telogenfollikel ist kaum noch pigmentiert. Die Papille, die in deutlichem Abstand unter diesem Follikel frei im Bindegewebe liegt (Abb. 4.71), ist unpigmentiert. Die Blitzlampe hat deshalb in diesem Stadium keinen Einfluss mehr auf die Haarwurzel. Trotzdem liegt natürlich auch im Telogenstadium eine komplette Haareinheit vor, die nach 2–4 Monaten wieder in die Anagenphase übergeht und ein neues Haar bildet.

Aus diesen biologischen Gründen des Haarzyklus kann das Epilight, aber auch andere Lasersysteme, bei einmaliger Anwendung keine dauerhafte Epilation bewirken, da es nur pigmentierte Anagenhaare zu zerstören vermag. Erst durch wiederholte Epilationen, die etwa alle 2–4 Monate erfolgen sollten, können immer mehr Haare epiliert werden. Nur so erreicht man das Ziel der dauerhaften Epilation. Wie lange jedoch die Gesamtbehandlung durchgeführt werden muss und wie viele Epilationszyklen sie umfasst, hängt von der Follikeldichte des Hautareals und von der optimalen Pigmentierung der Haarmatrizes ab. Der genannte 2-3-4-Monatsrhythmus würde aber auch nur für das Kapillitium gelten, weil hier die Wachstumsphasen relativ gut erforscht sind. Für die Behaarung der übrigen Körperregionen sind die Epilationszyklen noch nicht ausreichend wissenschaftlich belegt. So gibt es viel zu wenig Trichogramme von Barthaaren, Körperhaaren verschiedenster Lokalisationen oder Schamhaaren, um Standard-

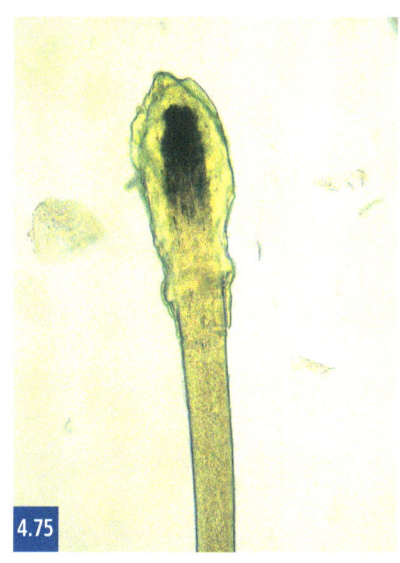

Abb. 4.75
Telogenhaar.

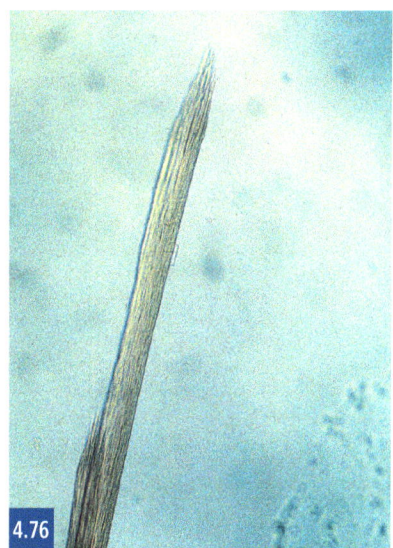

Abb. 4.76
Dystrophisches Haar durch
Zytostatikatherapie.

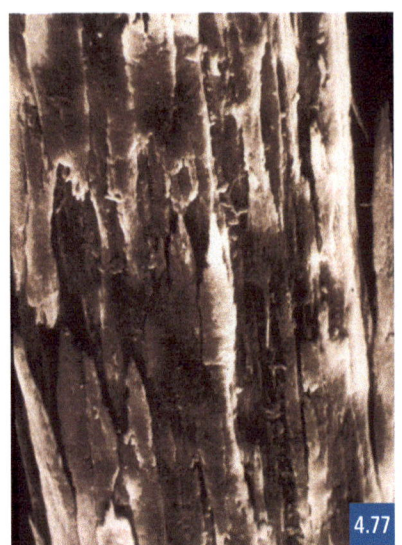

Abb. 4.77

Elektronenoptische Aufnahme
einer zerstörten Kutikula bei
falscher Haarpflege.

werte zu bestimmen. Auch hirsute Haare bei Androgenüberschuss oder genetisch determinierte Hypertrichosen sind schlecht standardisiert, und gerade diese Haare wollen die Patienten dauerhaft epiliert haben.

Viel wissenschaftliche Basisarbeit zu den Haarzyklen an allen Körperregionen muss in den nächsten Jahren noch geleistet werden. Erst diese Ergebnisse können dann die Grundlage einer fundierten Photoepilation werden. Zudem bedarf der Begriff einer „dauerhaften und vollständigen Epilation" einer Neudefinition. Die oben erwähnte, in der amerikanischen Literatur übliche Definition einer Haarentfernung über drei Monate ist so nicht haltbar. Selbst die in Amerika für die Zulassung von Epilationslasern geforderte haarfreie Zeit von einem Jahr ist aufgrund des natürlichen Haarzykluses nicht sinnvoll, da die Zyklen in manchen Körperregionen diesen Zeitraum überschreiten. So kann die vollständige Epilation in der Leiste oder an den Beinen nach einem Jahr noch nicht beurteilt werden.

Erst klare Definitionen und eine intensive Information der Patienten führt danach zu guten Therapieergebnissen. Ein Patient versteht unter einer dauerhaften und vollständigen Epilation, dass alle Haare auf Dauer hundertprozentig entfernt sind. Diese von der Industrie versprochenen Therapieerfolge können so nicht gehalten werden und verunsichern die Patienten unnötigerweise.

Die Therapieerfolge sprechen für die Behandlungsmethode der Photoepilation, der wissenschaftlich fundierte Therapieablauf muss jedoch erst noch erarbeitet werden.

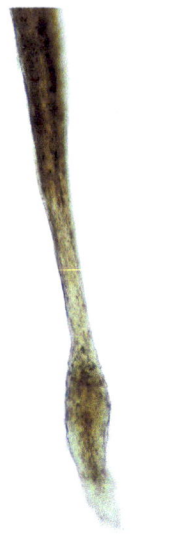

Abb. 4.78

Dystrophisches Haar bei
Alopezia areata.

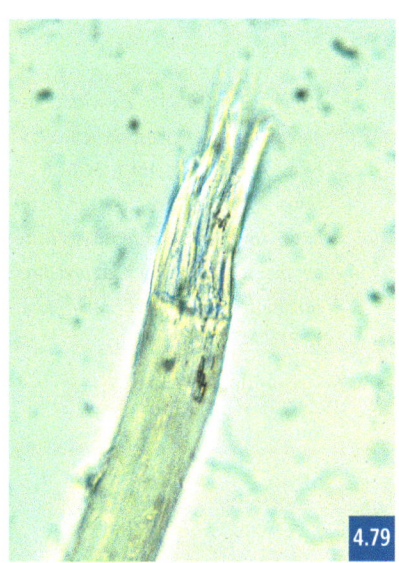

Abb. 4.79
Ausgefranstes Ende eines
Alopezia areata-Haars, was auf
einen Kutikulaschaden hinweist.

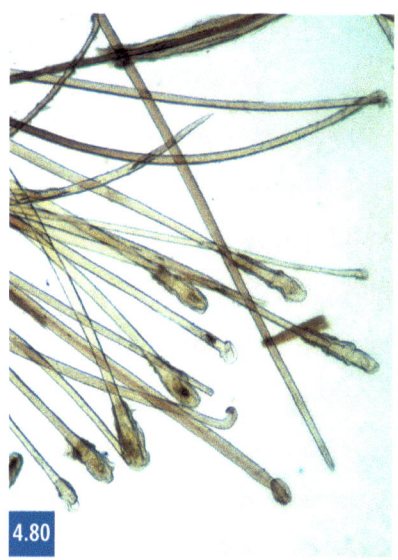

Abb. 4.80
Trichogramm bei Alopezia
areate. Nur telogene und
dystrophische Haare vorhanden.

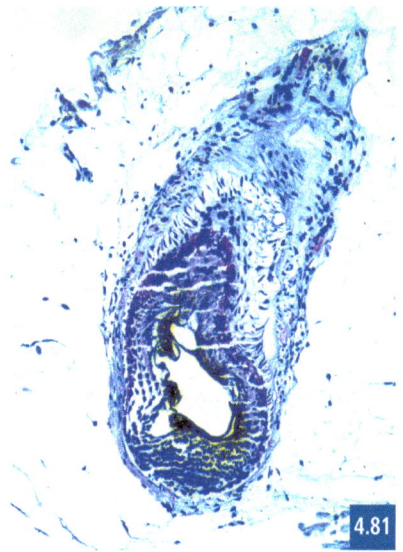

Abb. 4.81
Hitzekoagulation der Papille
durch Einwirkung des Epilight.

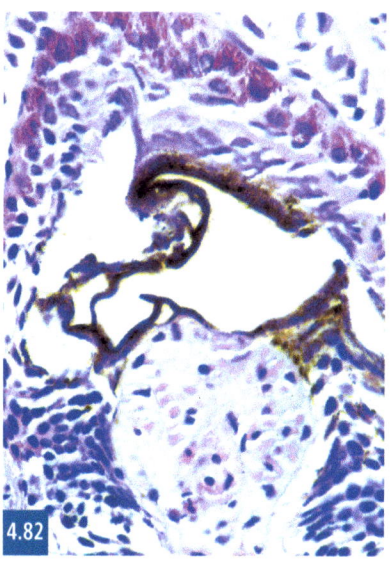

Abb. 4.82
Großaufnahme einer
anderen zerstörten Papille.

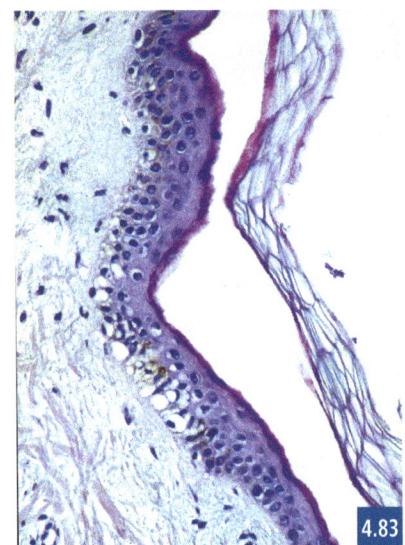

Abb. 4.83
Hitzekoagulation der
pigmentierten Melanozyten im
Stratum basale eines Probanden
durch den Epilight.

Literatur

1   Cotsarelis G, Sun TT, Lavker RM (1990) Label-retaining cells reside in the bulge area of pilosebaceous unit: implications for follicular stem cells, hair cycle and skin. Cell 61:1329–1337

2   Marks F, Richter KH (1984) A request for a more serious approach to the chalone concept. B J Dermatol, Suppl 2 7:58–63

3   Stöhr P (1904) Entwicklungsgeschichte des menschlichen Wollhaars. Anat. Hefte, Abt 1, 23:1–66

4   Unna PG (1876) Beiträge zur Histologie und Entwicklungsgeschichte der menschlichen Oberhaut und ihrer Anhangsgebilde. Arch Mikr Anat 12:713–741

TrichoScan – ein neues Werkzeug für die Beurteilung der Laserepilation

R. HOFFMANN

EINLEITUNG

Unerwünschter Haarwuchs in Form eines Hirsutismus oder einer Hypertrichose sind häufig geschilderte Probleme in der ärztlichen Praxis. Neben den verschiedenen mechanischen oder chemischen Epilationsmethoden wird sehr häufig die Laser- oder Blitzlampenepilation verwendet. Das Prinzip dieser Verfahren beruht auf der selektiven Photothermolyse, wobei follikuläres Melanin als Chromophor dient. Derzeit wird eine große Vielfalt von Lasersystemen unterschiedlicher Hersteller angeboten und zweifellos sind alle Systeme (z. B. Blitzlampe, Diode, Alexandrit, Nd:YAG) in der Lage, Haare zu beseitigen. Ein systematischer Vergleich jedoch, der diese Systeme bezüglich ihrer Effizienz und Langzeitwirkung bewerten würde, liegt nicht vor. Sowohl für den Patienten als auch für den Therapeuten ist daher die objektive Beurteilung dieser Verfahren erschwert. Ein Grund für die eher spärliche Datenlage zur Laserepilation ist eine bislang fehlende validierte Methode, um Haarwachstum sicher und exakt zu vermessen. Mit der folgenden kurzen Übersicht wird der TrichoScan als ein solches Verfahren beschrieben, mit dem es u.a. möglich ist, die Haarzahl und Haardicke computerunterstützt reproduzierbar zu vermessen.

Einsatz des TrichoScan bei der Messung von Haarwachstum am behaarten Kopf

Häufig kommt es vor, dass ein geschildertes Haarproblem objektiv kaum nachvollziehbar oder aber der Erfolg bzw. Misserfolg einer gewählten Therapie nur bedingt objektiv beurteilbar ist. Es bestand daher praktischer Bedarf an einer Methode, die in der Lage ist, Haarwachstum und -ausfall reproduzierbar zu messen. Bislang existierten nur wenige wirklich praktikable und zuverlässige Methoden [15, 17], und es stellt sich daher die Frage, ob die klassische Auflichtmikroskopie zusammen mit einer speziell programmierten Software ein Verfahren darstellt, mit dessen Hilfe die Parameter des Haarwachstums und der Haardichte ermittelt werden können.

Die sichtbare Haardichte wird bestimmt durch die Anzahl der Haare in einem definierten Areal (n/cm^2) und deren Dicke (μm) und Wachstumsrate (mm/Tag) sowie durch die Telogenrate (%). Um diese Parameter messen zu können, wurden insgesamt 74 Probanden für die Entwicklung des TrichoScan herangezogen.

▶

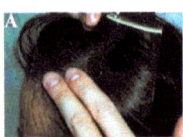
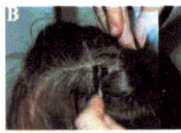
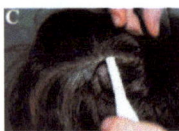
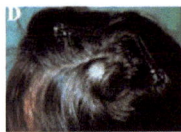
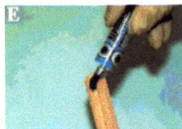
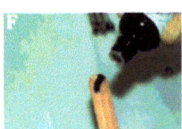
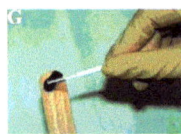
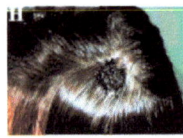
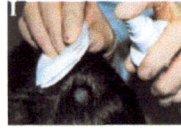
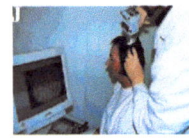

Rasur

Eine Fläche von ca. 2 cm² wurde durch eine Lochmaske (Durchmesser 16 mm) definiert und jedes zu messende Areal wurde bis knapp auf die Kopfhautoberfläche rasiert (Hairliner, Wella, Germany) (Abb. 4.84 A–D).

Färben

Blondes, braunes oder graues Haar ist zu kontrastarm für die Erkennung durch eine Bildbearbeitungssoftware. Daher wurden die rasierten Haare mit einer Augenbrauenfarbe (Refectocil, Geschwendner, Wien, Österreich) gefärbt (Abb. 4.83 E–H). Die Färbemasse wurde mit 2 Tropfen Entwicklerlösung vermischt, mit einem Holzspatel aufgetragen und nach 12 Minuten mit einer alkoholischen Tinktur (Kodan-Spray) gründlich entfernt (Abb. 4.84 I).

Auflichtmikroskopie

Auf das noch feuchte Kopfhautareal wurde die Optik des Auflichtmikroskopiegeräts luftblasenfrei aufgedrückt, und bei 20-/40facher Vergrößerung wurden Bilder gespeichert (Abb. 4.84 J). Als Auflichtmikroskopiegerät wurde der Fotofinder der Firma TeachScreen Software, Bad Birnbach, benutzt. Für die Messungen zur Entwicklung des TrichoScan war jede Lokalisation von zwei Untersuchern dreimal analysiert worden.

Bestimmung der Haarzahl und Haardicke

Für die Analyse der Haarzahl und Haardicke wurden die Haare sofort nach der Rasur gefärbt, und es wurden Bilder bei 40facher Vergrößerung aufgenommen. Die von der Software analysierte Fläche betrug bei dieser Vergrößerung 0,225 cm².

Bestimmung der Haarwachstumsrate und der Anagen-/Telogenrate

Für die Berechnung der täglichen Haarwachstumsrate und der Anagen-/Telogenrate wurden die Haare zunächst rasiert, aber erst 3 Tage nach der Rasur gefärbt. Dann wurde ein digitales Bild in 20facher Vergrößerung aufgenommen. Die von der Software analysierte Fläche betrug bei dieser Vergrößerung 0,6 cm². ▶

4.84   *Darstellung der TrichoScan-Prozedur.*

TrichoScan-Software

Zur Messung von Haardichte (n/cm²), Haardurchmesser (µm), Wachstumsrate (mm/Tag) und Anagen-/Telogenrate wurde eine spezielle Software entwickelt (Abb. 4.85) (Firma DatInf, Tübingen). Die gewählten Bilderkennungsalgorithmen wurden mit mehr als 500 digitalen Auflichtmikroskopiebildern validiert.

Zeitaufwand für den TrichoScan

Nach Einarbeitung konnte eine Analyse innerhalb von 15–20 Minuten durchgeführt werden. Etwa 5 Minuten wurden für die Auswahl eines geeigneten Messorts und die Rasur benötigt, 12 Minuten verblieb die Färbemasse auf dem rasierten Areal, und etwa 1 Minute benötigte die Analyse im Rechner. Die Arbeitszeit am Patienten betrug etwa 10 Minuten.

Effekt der Rasur

Für das TrichoScan muss ein repräsentatives Kopfhautareal rasiert werden; dennoch sollte nach der Rasur die Gesamterscheinung nicht beeinträchtigt sein. Daher wurden solche Areale ausgewählt, die nach der Rasur klinisch unscheinbar waren. Ungeeignet für die Rasur waren die Scheitelmitte und die Rasur in einem Wirbel. Damit benachbarte Haare über die rasurbedingte Kahlstelle gekämmt werden konnten, rasierten wir etwa 3 cm neben dem Scheitel (Abb. 4.84 A), im Haarsaum der Fronttemporalregion (Geheimratsecken) oder im Vertex.

Sensitivität und Genauigkeit der Methode

Der durch die Software verwendete Algorithmus rechnet alle Störfaktoren wie Luftblasen, Staub, kleine Gefäße und Hautschuppen heraus. Mit diesem Verfahren ist gewährleistet, dass nur Haare erkannt werden. Die untere Grenze der Erkennbarkeit liegt bei einer minimalen Haardicke von etwa 5 µm. Dünnere Haare können vom System nicht erkannt werden.

Berechnung der Haardicke und Haarzahl / Intra- und Interklassenkorrelation

Bei 10 Probanden wurde die Haarzahl und die kumulative Haardicke (Summe der Durchmesser aller Haare im Testareal) dreimal vom gleichen Untersucher im gleichen Areal analysiert. Die daraus zu berechnende Intraklassenkorrelation ist für die Haarzahl 90,9% und für die kumulative Haardicke 90,6%. Bei fünf Probanden wurde die Haarzahl und die Haardicke im gleichen Areal einmal von ▶

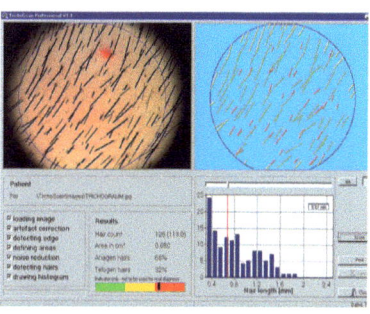

4.85

Darstellung einer TrichoScan-Auswertung auf dem Computermonitor (screenshot).

zwei verschiedenen Untersuchern gemessen. Diese Interklassenkorrelation beträgt für die Haarzahl 97,6% und für die kumulierte Haardicke 96,4%.

Berechnung der Haarzahl und der kumulierten Haardicke bei Männern mit androgenetischer Alopezie mit oder ohne Finasteridtherapie

Bei allen Männern wurden vom Zeitpunkt null sowie nach 3- und 6-monatiger Behandlung die Haarzahl und die kumulierte Haardicke bestimmt. Zur Berechnung der Signifikanzen wurde ein ungepaarter T-Test angewandt. Bei den unbehandelten Männern war während des Beobachtungszeitraums von 6 Monaten kein signifikanter Unterschied bezüglich der Haarzahl und Haardicke im gemessenen Areal festzustellen. Die mit Finasterid behandelten Männer zeigten eine kontinuierliche Zunahme der Haarzahl nach 3 Monaten ($P = 0,055$) und nach 6 Monaten ($P = 0,021$). Bei unbehandelten Männern mit androgenetischer Alopezie nahm die kumulierte Haardicke nach 3 und 6 Monaten deutlich ab. Im Vergleich zum Ausgangsbefund wiesen die mit Finasterid behandelten Männer nach 3 Monaten ($P = 0,034$) und nach 6 Monaten ($P = 0,006$) eine statistisch hoch signifikante Zunahme der kumulierten Haardicke auf.

Berechnung der Anagen-/Telogenrate und der Haarwachstumsrate am Vertex und am Okziput von Probanden mit androgenetischer Alopezie

Für die Berechnung der Anagen-/Telogenrate gehen wir beim TrichoScan von der Annahme aus, dass nur Anagenhaare wachsen, und dies mit einer durchschnittlichen Wachstumsgeschwindigkeit von 0,3 mm pro Tag. Aus biologischen Gesetzmäßigkeiten heraus erfolgt die Bilddokumentation erst 3 Tage nach der Rasur, da erst dann der Unterschied zwischen den nicht wachsenden (Telogen) und wachsenden (Anagen) Haaren deutlich ist. Die Haarwachstumsrate wurde berechnet aus der Längendifferenz zwischen gewachsenen Anagenhaaren und nicht gewachsenen Telogenhaaren, dividiert durch das Zeitintervall zwischen Rasur und Aufnahme. Zwei Untersucher hatten drei Bilder analysiert. Im Vergleich zur Okzipitalregion beobachteten wir eine signifikant erniedrigte Anagenhaarrate in der Vertexregion. Außerdem stellten wir fest, dass die Haare in der Vertexregion deutlich langsamer wuchsen als die des Okziputs.   ▶

Zusammenfassung

Eine Vielzahl von Methoden ist für die Messung von Haarwachstum beschrieben worden [1–12, 14–16, 18–20]. Je nach der Belastung für den Patienten unterscheiden wir invasive von semi- und nichtinvasiven Verfahren. Das am häufigsten verwendete semiinvasive Verfahren ist das Trichogramm. Mit Hilfe der mikroskopischen Differenzierung der verschiedenen Haarwachstumsphasen an epilierten Haaren kann das Trichogramm mit Einschränkung zur Objektivierung und Typisierung eines Effluviums (Anagen/Telogen) und zur Therapiekontrolle eingesetzt werden. Beim klassischen Trichogramm sind mehrere meist schmerzhafte Epilationen durchzuführen. Die mikroskopische Auszählung der Haarwurzeln erlaubt die Berechnung der Anagen-/Telogenrate und damit einen Rückschluss auf die Intensität des Haarverlustes. Nachteilig ist neben der Schmerzhaftigkeit der Epilation und der notwendigen mehrtägigen Haarwaschkarenz, dass der Aussagekraft des Trichogramms recht enge Grenzen gesetzt sind. Entscheidend für die Reproduzierbarkeit sind konstant gehaltene Epilationsbedingungen, denn nur auf diese Weise sind intraindividuelle Verlaufsbeobachtungen möglich. Der Untersucher muss sich im Klaren darüber sein, dass die Epilationsstellen und Epilationsrate von Mal zu Mal unterschiedlich sein werden. Diese Tatsache beeinflusst ganz wesentlich die diagnostische Genauigkeit des Verfahrens. Aufgrund dieser Gegebenheiten hat das Trichogramm zwar einen berechtigten Platz für die grobe Beurteilung von Haarverlust, als Instrument für die genaue Therapiekontrolle ist es jedoch eher ungeeignet.

Das Phototrichogramm [15, 18, 21] kann als ein verbessertes Trichogramm angesehen werden. Hier werden die Haare nicht epiliert, sondern rasiert, und das entsprechende Areal wird mehrmals entweder herkömmlich oder digital photodokumentiert. Ein Vergleich der Bilder nach frischer Rasur und nach 2 Tagen erlaubt die Zählung der wachsenden Haare und damit die Berechnung der Anagen- oder Telogenrate. Bei der Beurteilung des Untersuchungsergebnisses gelten die gleichen Einschränkungen wie für das klassische Trichogramm. Das Phototrichogramm erlaubt aber die zusätzliche Bestimmung der Haarzahl in einem definierten Areal und ist somit exakter. Von Nachteil ist neben dem hohen technischen, finanziellen und zeitlichen Aufwand auch der Umstand, dass bisher keine Möglichkeit bestand, die umständliche manuelle Auszählung der Haare am Computerbildschirm zu automatisieren. Daher konnte sich diese Technik in der Praxis bis heute nicht durchsetzen, sie wird aber im Rahmen von klinischen Studien angewandt.

Es gab es seither also noch keine wirklich praktikable Methode, um alle Parameter (Haardichte [n/cm^2]; Haardicke [µm]; Anagen-/Telogenrate; Haarwachstumsrate [mm/Tag]) des Haarwachstums zu bestimmen. Mit dem TrichoScan konnten wir eine derartige Technik entwickeln [13]. Sie ist einfach und lässt sich im Prinzip mit allen Auflichtmikroskopiegeräten oder entsprechend ausgerüsteten ▶

Digitalkameras durchführen. Die ausgezeichnete Intra- und Interklassenkorrelation von etwa 91 bzw. 97 % belegt die sehr gute Reproduzierbarkeit der Messergebnisse. Durch sequenzielle Aufnahmen, z. B. vor und nach Therapie, lassen sich detaillierte Aussagen über Therapieerfolg oder -misserfolg machen. Wenngleich unsere Messungen des Therapieeffekts von Finasterid nur an wenigen Patienten durchgeführt wurden, so belegen die gewonnenen Daten die Bedeutung des Verfahrens für die klinische Prüfung von Trichopharmaka. Der Vorteil des TrichoScan liegt in der einfachen und schnellen Bildaufnahme, der Schmerzlosigkeit des Verfahrens, der Reproduzierbarkeit und der Archivierbarkeit der Ergebnisse. Des Weiteren lassen sich auch blonde und graue Haare quantifizieren, und ein Therapieeffekt ist bereits nach 3 Monaten messbar. Im Rahmen klinischer Studien wird durch eine rote, punktförmige Tätowierung gewährleistet, dass stets dasselbe Areal analysiert wird. Das TrichoScan ist daher geeignet, das klassische Trichogramm in der ärztlichen Praxis zu ersetzen. Bei Verwendung in der Haarsprechstunde ist anzunehmen, dass das TrichoScan die Compliance von Patienten mit androgenetischer Alopezie erhöht. Außerdem findet das TrichoScan seine Anwendung bei klinischen Studien zum Nachweis des Effekts von Haartherapeutika.

Einsatz des TrichoScan bei der Messung der Laserepilation

Das TrichoScan erscheint für die Beurteilung der Haardichte und insbesondere der Haardicke als ein in der Praxis geeignetes Verfahren. Da die effektive Laserepilation mit der Zeit zu einer Verkleinerung / Miniaturisierung führt, kann dieser Effekt auch mit dem TrichoScan gemessen werden. Es ist daher abzusehen, dass in der nahen Zukunft die Effekte unterschiedlicher Lasersysteme erstmals verglichen werden können. Zusätzlich bekommt der Patient mit der TrichoScan-Auswertung erstmals einen Beleg der Laserwirkung. Der zusätzliche apparative Aufwand ist gering, da Geräte für die Auflichtmikroskopie in vielen Praxen vorhanden sind.

Literatur

1   Alcaraz MV, Villena A, Perez de
    Vargas I (1993) Quantitative study of
    the human hair follicle in normal
    scalp and androgenetic alopecia. J
    Cutan Pathol 20:344–349

2   Barman JM, Pecoraro V, Astore I
    (1964) Method, technic and compu-
    tations in the study of the trophic
    state of human scalp hair. J Invest
    Dermatol 42:421–425

3   Barth JH (1986) Measurement of hair
    growth. Clin Exp Dermatol
    11:127–138

4   Barth JH, Rushton DH (1995) Mea-
    surement of hair
    growth. In Serudp J, Jemee GBE (Eds)
    Non-invasive Methods and the Skin.
    CRP Press, Ann Arbor, pp 543–548

5   Blume-Peytavi U, Orfanos CE (1995)
    Microscopy of the hair In Serudp J,
    Jemee GBE (Eds) Non-invasive
    Methods and the Skin. CRP Press,
    Ann Arbor, pp 549–554

6   Bouhanna P (1985) The phototrichio-
    gram, a macrophotographic study of
    the scalp. Bioengineer Skin 3:265

7   Canfield D (1996) Photographic
    documentation of hair growth in
    androgenetic alopecia. Dermatol
    Clin 14:713–721

8   D'Amico D, Vaccaro M, Guarneri F,
    Borgia F, Cannavo S, Guarneri B
    (2001) Phototrichogram using video-
    microscopy: a useful technique in the
    evaluation of scalp hair. Eur J
    Dermatol 11:17–20

9   de Lacharriere O, Deloche C, Misciali
    C, Piraccini BM, Vincenzi C, Bastien P,
    Tardy I, Bernard BA, Tosti A (2001)
    Hair diameter diversity: a clinical

    sign reflecting the follicle miniatur-
    ization. Arch Dermatol 137:641–646

10 Guarrera M, Ciulla MP (1986) A
    quantitative evaluation of hair loss:
    the phototrichogramm. J Appl
    Cosmetol 4:61-66

11 Hayashi S, Miyamoto I, Takeda K
    (1991) Measurement of human hair
    growth by optical microscopy and
    image analysis. Br J Dermatol
    125:123–129

12 Headington JT (1984) Transverse
    microscopic anatomy of the human
    scalp. A basis for a morphometric
    approach to disorders of the hair fol-
    licle. Arch Dermatol 120:449-456

13 Hoffmann R (2001) TrichoScan: com-
    bining epiluminescence microscopy
    with digital image analysis for the
    measurement of hair growth in vivo.
    Eur J Dermatol 11:362–368

14 Kreusch J, Rassner G, Trahn C,
    Pietsch-Breitfeld B, Henke D,
    Selbmann HK (1992) Epiluminescent
    microscopy: a score of morphological
    features to identify malignant mela-
    noma. Pigment Cell Res Suppl
    2:295–298

15 Neste DJ (2001) Contrast enhanced
    phototrichogram (CE-PTG): an
    improved non-invasive technique for
    measurement of scalp hair dynamics
    in androgenetic alopecia - validation
    study with histology after transverse
    sectioning of scalp biopsies. Eur J
    Dermatol 11:326–331

16 Price VH, Menefee E, Strauss PC
    (1999) Changes in hair weight and
    hair count in men with androgenetic
    alopecia, after application of 5%

and 2% topical minoxidil, placebo, or no treatment. J Am Acad Dermatol 41:717–721

17 Rushton DH (1993) Management of hair loss in women. Dermatol Clin 11:47–53

18 Rushton H, James KC, Mortimer CH (1983) The unit area trichogram in the assessment of androgen-dependent alopecia. Br J Dermatol 109:429-437

19 Saitoh M, Uzuka M, Sakamoto M (1970) Human hair cycle. J Invest Dermatol 54:65–81

20 Van Neste DJJ (1989) Dynamic exploration of hair growth: Critical review of methods available and their usefulness in the clinical trial protocol. In Van Neste DJJ, Lachapelle JM, Antoine JL (Eds) Trends in Human Hair Growth and Alopecia Research. Kluwer, Dordrecht pp 143–154

21 Van Neste DJJ, Dumrotier M, De Coster W (1989) Phototrichogram analysis: Technical aspects and problems in relation with automated quantitative evaluation of hair growth by computer-assisted image analysis. In Van Neste DJJ, Lachapelle JM, Antoine JL (Eds) Trends in Human Hair Growth and Alopecia Research. Kluwer, Dordrecht pp 155–165

5

Photoepilationssysteme

Historische Entwicklung der Lasersysteme

I. KAUTZ, G. KAUTZ

EINLEITUNG

Waren anfänglich die Entwicklung und der medizinische Einsatz von Lasersystemen noch sehr zögerlich, so hat sich dies in jüngster Zeit massiv gewandelt. Immer mehr Lasersysteme für ein immer größer werdendes Therapiespektrum stehen in der Medizin zu Verfügung. Aus den Keimzellen der Lasertechnologie hat sich ein großes Spektrum an Spezialgebieten entwickelt.

Die einzelnen Behandlungsbereiche, wie z. B. die Photoepilation, müssen auch in Zukunft durch fachübergreifende Zusammenarbeit wissenschaftlich diskutiert werden, um den Patienten eine effiziente Therapie anbieten zu können.

Dieses Kapitel soll nur einen kurzen Einblick in die historische Entwicklung der Lasersysteme geben.

Bei dem Begriff „Laser" handelt es sich um ein Akronym. Es steht für die englischen Wörter „light amplification by stimulated emission of radiation".

Der zugrunde liegende Mechanismus, die stimulierte Emission, wurde erstmals 1917 von Albert Einstein beschrieben. Alle Atome und Moleküle streben einen energetisch möglichst niedrigen Status an und können angeregte Elektronen höherer Energieebenen durch verschiedene Möglichkeiten „entladen". Die dabei frei werdende Energie kann als Wärme oder durch spontane Emission von Photonen in Form von Licht abgegeben werden. Ein Beispiel hierfür ist die Neonlampe. Neonatome werden durch elektrische Entladungen in der Röhre angeregt. Um zum niedrigeren Energieniveau zurückzukehren, werden spontan Photonen emittiert. Dies geschieht zufällig in Bezug auf Zeit und Raum, sodass inkohärentes, sichtbares Licht entsteht.

Einstein erkannte, dass auch ein Photon, das von einem angeregten Atom emittiert wird, seinerseits wieder ein weiteres angeregtes Atom zur Emission eines Photons stimulieren kann. Beide Photonen haben identische Frequenz, Energie, Richtung und Phase des ursprünglich anregenden Photons. Diese beiden Photonen können nun weitere angeregte Atome zur Abgabe von Photonen stimulieren. Bei geeigneten Rahmenbedingungen kann durch diese stimulierte Emission eine gerichtete Photonenkaskade generiert werden, sog. kohärentes Licht.

Die Entwicklung des ersten Masers erfolgte 1958 durch Schawlow und Townes. Sie beschrieben in ihrer Arbeit „Infrared and optical masers" in Physical Review erstmals eine dem heutigen Laser zugrunde liegende Apparatur. ▶

„Maser" stand zunächst für „microwave amplification by stimulated emission of radiation". Townes erkannte, dass Wellenlängenbereiche jenseits der Mikrowellen, wie z. B. Infrarotlicht und sichtbares optisches Licht, weitaus bessere Möglichkeiten eröffneten. Die Veröffentlichung enthielt Vorschläge zur Erweiterung des „Maser"-Verfahrens in Richtung optischer Lichtbereiche. Der „Laser" war geboren.

1960 erhielten Schawlow und Townes hierfür ein US-Patent. Im gleichen Jahr konstruierte Maiman erstmals einen funktionsfähigen Laser, den Rubinlaser. 1964 wurde Townes, Prokhorov und Basov der Nobelpreis für Physik für „fundamentale Arbeiten auf dem Gebiet der Quantenelektronik, die zur Konstruktion von Oszillatoren und Amplifikatoren auf Grundlage des Masers führten" verliehen. 1981 erhielt auch Schawlow den Physik-Nobelpreis für seinen „Beitrag zur Entwicklung der Laser-Spektroskopie".

Seit dem ersten 1960 durch Maiman entwickelten Laser entstanden in kurzer Zeit zahlreiche Weiterentwicklungen. Der zunächst im gepulsten Modus arbeitende Rubinlaser wurde 1962 von Nelson und Boyle zum kontinuierlich arbeitenden Rubinlaser modifiziert. Es wurde mit unterschiedlichsten Materialien experimentiert wie Neodymium, Holmium, Erbium, Gadolinium, Yttrium-Aluminium-Garnet (YAG) und vielen weiteren Substanzen. Es gab zunächst eine Vielzahl von Weiterentwicklungen, die möglichen Anwendungsgebiete waren jedoch noch weitgehend unklar.

Heutzutage reicht die Variationsbreite von kleinsten Halbleiterlasern bis hin zu raumfordernden Gaslasern. Auch die Einsatzgebiete haben mittlerweile eine enorme Vielfalt erreicht. Die Industrie nutzt Laser zum Abtasten, Bohren und Schneiden. Seit der Entwicklung der Glasfaseroptik 1970 wurde außerdem der Datentransfer revolutioniert. Laser sind heutzutage ein wichtiger Bestandteil unseres täglichen Lebens geworden, wie beispielsweise der Bar-Code-Scanner in Supermärkten, bei Laserdruckern oder CD-Player. In der biologischen Forschung brachten unter anderem Ashkins lasergestützte Forschungsprojekte bei der Untersuchung von Proteinmolekülen neue grundlegende Erkenntnisse.

Der Einfluss des Lasers in der Medizin wuchs kontinuierlich, nachdem Patel 1964 den CO_2-Laser entwickelt hatte. Dieser ermöglichte erstmals bei chirurgischen Eingriffen mit Hilfe von Photonen exakt zu operieren und zu kauterisieren. In fast allen Gebieten der Medizin werden inzwischen Lasersysteme eingesetzt. So wurden z. B. mikrochirurgische Operationen in der Neurochirurgie durch Einsatz von Lasern grundlegend verbessert. Da in der Ophthalmologie wie auch Dermatologie Licht als Behandlungsmöglichkeit früh erkannt und genutzt wurde, hat die Lasertechnik in diesen Fachgebieten schnell eine weite Verbreitung gefunden. In der Dermatologie bietet der CO_2-Laser eine ungewöhnlich hohe Präzision des Eingriffs bei einem blutarmen Operationsfeld und stellte somit eine wertvolle Alternative zu bisherigen Methoden wie Dermabrasio, Kryochirurgie, Elektrokauterisierung etc. dar. Auch die Behandlung vaskulärer Veränderungen ▶

und die Entfernung von Tätowierungen waren ein frühes Betätigungsfeld von Lasern in der Dermatologie. Goldman veröffentlichte hierzu bereits in den frühen Sechzigern erste Publikationen über die Wirkung von Lasern bei verschiedensten medizinischen Indikationen mit Schwerpunkt auf den dermatologischen Anwendungen ebenso wie zu Themen der biologischen Auswirkung der Laserstrahlung auf zellulärer Ebene oder auch zu den Belangen von Laserschutz und Lasersicherheit [3–5]. Rasch wurde die neue Technik bei zahlreichen Diagnosen angewendet. Auf die anfängliche Euphorie folgte jedoch auch die Ernüchterung, dass durchaus nicht alles wie erhofft problemlos mit dem Laser behandelt werden kann. Es wurden Erfahrungen gesammelt, ausgetauscht, Geräte verbessert und neu entwickelt [10].

1975 wurde das erste internationale Symposium für Laserchirurgie in Tel Aviv abgehalten. Hier wurde auch die Internationale Gesellschaft für Laserchirurgie gegründet [4]. Seither stieg nicht nur die Zahl der Anwender, auch die Herstellerfirmen vermehrten sich sprunghaft. So gab es beim vierten internationalen Treffen der Gesellschaft für Laserchirurgie 1981 bereits über 16 Anbieterfirmen allein für CO_2-Laser.

Dieses Buch bietet einen Überblick über die mittlerweile zahlreichen Anwendungsmöglichkeiten von Laser- und Blitzlampensystemen zur Photoepilation.

Literatur

1 Ashkin A (1997) Optical trapping
    and manipulation of neutral par-
    ticles using lasers. Proc Natl Acad Sci
    USA 94:4853–4860

2 Einstein A (1917) Zur
    Quantentheorie der Strahlung.
    Physio Z 18:121–128

3 Goldman L (1981) Laser medicine in
    America: an overview. Lasers Surg
    Med 1:285–288

4 Goldman L (1965) Personnel protec-
    tion from high energy lasers. Am Ind
    Hyg Assoc J 26:553–557

5 Goldman L (1966) Laser action at the
    cellular level. J Chem Educ
    43:A335–338

6 Gordon JP, Zeiger HJ, Townes CH
    (1954) Physic Rev 95:282

7 Kaplan I (1991) The CO2 Laser in
    clinical surgery: Past, present and
    future. J Clin Laser Med 9:341–343

8 Maiman TH (1960) Stimulated optical
    radiation in ruby. Nature
    187:493–494

9 Nelson DF, Boyle WS (1962) Appl Opt
    1:181

10 Patel CKN, McFarland RA, Foust WL
    (1964) Selective excitation through
    vibrational energy transfer and opti-
    mal laser action in N2-CO2. Physiol
    Rev 13:617–619

11 Roenigk RK (1994) Laser: when is it
    helpfull, unequivocal or simply a
    marketing tool. Cutis 53:201–210

12 Schawlow AL, Townes CH (1958)
    Infrared and optical masers. Physic
    Rev 112:940–1049 (1972 reprinted in
    Barnes FS: Laser Theory. IEEE Pres
    47–56)

13 Townes CH, Schawlow AL (1955)
    Microwave Spectroskopy. McGraw-
    Hill, New York (Reprint 1970)

Stand der Photoepilation

B. GREVE, C. RAULIN

ZUSAMMENFASSUNG

Die rasante Entwicklung verschiedener Licht- und Laser-geräte zur Photoepilation sowie deren unkritische Dar-stellung in den Medien haben in den letzten Jahren bei Ärzten und Betroffenen für Verwirrung gesorgt. Ziel die-ses Kapitels ist es, eine strukturierte Übersicht über die in Deutschland verfügbaren gepulsten Licht- und Laser- *geräte (IPL-Technologie, langgepulster Rubin-, Alexan-drit- und Diodenlaser, gütegeschalteter/langgepulster Nd:-YAG-Laser) einschließlich deren Begleitreaktionen, Nebenwirkungen und Komplikationen zu geben. Da-neben wird der aktuelle Stand der wissenschaftlichen Forschung auf diesem Gebiet vorgestellt und diskutiert.*

Einleitung

Die Haarentfernung durch Licht- und Lasergeräte hat in den letzten Jahren enor-me wissenschaftliche und wirtschaftliche Interessen geweckt. Vor allem in der Laienpresse veröffentlichte Berichte, aber auch Hochglanzbroschüren und Werbe-anzeigen versprechen eine schnelle, schmerz- und nebenwirkungsfreie Haarent-fernung durch Laser für den Rest des Lebens. Der Markt wird mittlerweile mit immer neuen Lasergeräten überschwemmt, deren Wirkung und Effektivität in wissenschaftlichen Studien nur ungenügend oder überhaupt nicht nachgewiesen sind [16].

Der Wunsch nach dauerhafter Haarentfernung hat in den meisten Fällen kosmetische oder kulturelle Gründe. Seltener sind es medizinische Ursachen, wie z. B. polyzystische Ovarien und die Nebennierenrindenhyperplasie oder die Ein-nahme bestimmter Medikamente (z. B. Minoxidil, Ciclosporin), die zu einem ver-stärkten Haarwachstum führen. Erwähnt werden sollten auch transsexuelle Pati-entinnen (Abb. 5.1 und 5.2) und behaarte Hauttransplantate, wie z. B. nach Augenhöhlenoperationen (Abb. 5.3 und 5.4) oder Harnröhren-/Vaginaplastik die eine dauerhafte Epilation notwendig machen können. Der Photoepilation gegen-über stehen altbekannte Haarentfernungsmethoden wie Wachsen, Rasieren, Blon-dieren oder die Elektrolyse, eine Therapiemethode, die ebenfalls den Anspruch auf eine permanente Haarentfernung erhebt [40].

Zu den Licht- und Lasergeräten, die derzeit zur Photoepilation in Deutsch-land eingesetzt werden, zählen die IPL (Intense-pulsed-light)-Technologie, der langgepulste Rubin- und Alexandritlaser sowie der gütegeschaltete/langgepulste ND:YAG-Laser (Tab. 5.1). ▶

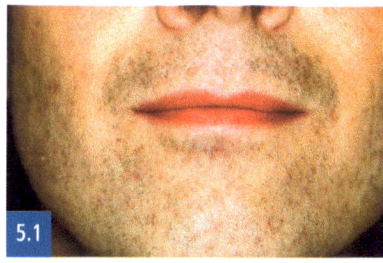

5.1

25-jährige transsexuelle Patientin.

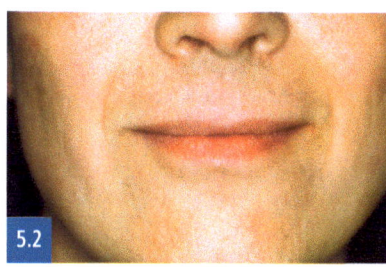

5.2

Gutes Langzeitergebnis nach neun Behandlungen mit dem Photoderm und einem Nachbeobachtungszeitraum von 39 Monaten.

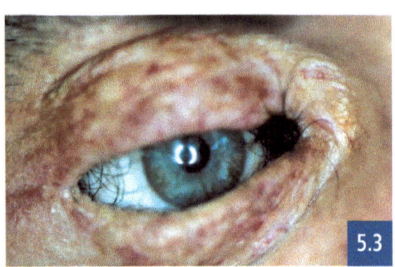

5.3

53-jähriger Patient nach Enukleation und Versorgung durch Vollhauttransplantat der rechten Augenhöhle.

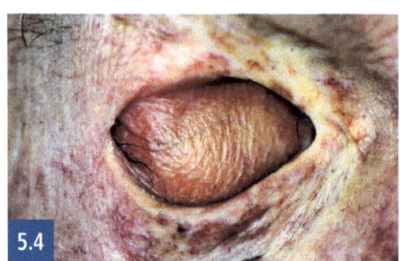

5.4

Ergebnis 6 Monate nach insgesamt neun Behandlungen mit dem langgepulsten Rubin- und drei Behandlungen mit dem langgepulsten Alexandritlaser.

Tabelle **5.1**

Aktuell in Deutschland verfügbare Laser- und IPL-Geräte zur Photoepilation

Laser- und IPL-Geräte	Wellenlänge [nm]	Impulssequenz	Impulsdauer [ms]
Rubinlaser	694	1	0,5–5,0
Alexandritlaser	755	1	2–40
Diodenlaser	800, 810	1	5–100
Nd:YAG-Laser	1064	1	30
Ellipse	600–950	1–7	0,5–88,5
Epilight™	590–1200	2–5	2,5–7,0
Photoderm®	515–1200	1–3	0,5–25

Histologische Befunde

Die erste histologische Studie an menschlicher Haut nach Photoepilation mit einem Rubinlaser im „normal-mode" (Impulszeit 270 µs) wurde von Grossman et al. 1996 veröffentlicht [14]. Direkt nach der Behandlung konnten die Untersucher ausgedehnte Schädigungen des follikulären Epithels in Form zytoplasmatischer Eosinophilie und Kondensation von Kernchromatin nachweisen. Die Haarschäfte waren fragmentiert. Perifollikuläre Schädigungen waren nicht sichtbar. Zwei Jahre nach der Behandlung war es teilweise zum Ersatz von Terminalhaaren durch dünne Vellushaare (Miniaturisierung der Haarfollikel) gekommen [8]. Die absolute Anzahl der Haare war unverändert.

McCoy et al. haben die bisher größte histologische Studie an menschlicher Haut mit einem langgepulsten Rubinlaser (Impulszeit 3 ms) durchgeführt [22]. Untersucht wurden Biopsien direkt nach einmaliger Laserbehandlung sowie nach ▶

1, 4 und 8 Wochen. Des Weiteren wurden Hautproben 6 Wochen nach der zweiten Behandlung sowie 6 Wochen nach der dritten Behandlung entnommen.

Die Ergebnisse zeigten direkt nach der Lichtapplikation eine deutliche Schädigung des intrafollikulären Haarschafts. Veränderungen der Papille sowie der äußeren Wurzelscheide waren nicht sichtbar. In den histologischen Präparaten 1, 4 und 8 Wochen nach der ersten Behandlung sowie nach zwei bzw. drei Behandlungen konnten die Untersucher eine Synchronisierung und ein langsames Fortschreiten der Wachstumsstadien der Follikel vom frühen Katagen bis zum späten Telogen nachweisen. Interessanterweise waren, beginnend nach 4 Wochen, auch wieder Follikel im frühen Anagenstadium zu sehen. Fibrotische Gewebeveränderungen wurden in keinem Präparat gefunden.

Die Untersucher vermuten, dass die Trennung der Papille vom infundibulären Epithel und die Störung der Interaktion zwischen dermalen und epidermalen Wachstumszellen dafür verantwortlich sind, dass der Wachstumszyklus unterbrochen wird und es somit klinisch zur Wachstumsverzögerung bzw. zum Stillstand des Haarwachstums kommt. Eine Lasertherapie würde somit zu einer Schädigung des sehr oberflächlich gelegenen follikulären Wulstes und dessen germinativen Zellen führen, wodurch die Störung des Haarwachstums erklärbar wäre. Aussagekräftige Nachbeobachtungszeiten sind allerdings notwendig, um aus den beschriebenen histologischen Veränderungen eindeutige Schlüsse über die Wirkung der Photoepilation zu ziehen.

Schroeter et al. [38] sowie Sadick et al. [36] hingegen vermuten einen anderen Wirkmechanismus, wobei sie hochenergetische Blitzlampen (Epilight™ bzw. Photoderm®) anstelle des Rubinlasers einsetzten. Beide Autoren nehmen aufgrund ihrer histologischen Studien an, dass eine Behandlung mit den verwendeten Geräten zu einer selektiven thermischen Schädigung des vor allem im Anagenstadium stark pigmentierten und vergrößerten Haarfollikels und dessen Haarschaft führt. Schroeter et al. konnten 6 Wochen nach einer Photoderm®-Behandlung im histologischen Präparat zeigen, dass der Follikel durch Kollagenfasern ersetzt wurde. Daneben kam es weder zu einer Koagulation von dermalem Kollagen noch zu Vernarbungen.

Laser- und Lichtgeräte

Langgepulster Rubinlaser

Der gütegeschaltete Rubinlaser wird seit den 60er-Jahren zur Entfernung definierter benigner pigmentierter Hautveränderungen (z. B. Lentigo benigna, seborrhoische Keratosen, Café-au-lait-Flecken) sowie Schmuck- und Schmutztätowierungen eingesetzt [31]. Mit einer Wellenlänge von 694 nm besitzt er ein gutes Absorptionsvermögen für Melanin. Bei einer Impulszeit von 25–40 ns eignet sich der gütegeschaltete Rubinlaser allerdings nicht für die Photoepilation.   ▶

139

Durch Verlängerung der Impulszeit auf bis zu 5 ms konnte in wissenschaftlichen Studien eine Haare entfernende Wirkung nachgewiesen werden. Die ersten wissenschaftlichen Untersuchungen führten Grossman et al. 1996 mit einem Rubinlaser mit einer Impulsdauer von 270 µs durch [14].

Um die Epidermiszellen während des Laserimpulses weitgehend zu schützen, ist die Applikation von kühlendem Gel notwendig. Einzelne Geräte verfügen über speziell gekühlte Handstücke („cooling-tip" bzw. „chilled-tip"), die während des Laservorgangs kontinuierlich über die Haut geführt werden und somit für die notwendige Hautkühlung sorgen. Nachteil dieses Kühlaufsatzes ist eine nicht zu vermeidende Verschmutzung der Linse, sodass diese während des Laservorgangs regelmäßig gereinigt werden muss. Als weiterer Nachteil ist die relativ kleine Behandlungsfläche bei niedriger Repetitionrate zu nennen.

Vorteil des Rubinlasers, der die höchste Absorption aller Epilationsgeräte für Melanin besitzt, ist die gleichzeitige Therapieoption von pigmentierten, behaarten Hautveränderungen (z. B. Becker-Nävus).

Klinische Studien zum Rubinlaser.

Im Vergleich zu den anderen Haare entfernenden Lasern und den hochenergetischen Blitzlampen liegen für den Rubinlaser im „normal mode" (Impulsdauer 270 µs) bzw. im langgepulsten „free-running" Modus (Impulsdauer bis 5 ms) die umfangreichsten Daten vor.

Grossman et al. [14] und Dierickx et al. [8] bewerteten in einer Pilotstudie insgesamt 13 Patienten nach 6, 12 und 24 Monate bei einmaliger Rubinlaserbehandlung im „normal mode". Bei allen wurde ein transienter Haarverlust nachgewiesen. Nur 7 der 13 Patienten konnten für weitere 12 bzw. 24 Monate weiter verfolgt werden. Davon zeigten 4 einen nicht prozentual angegebenen „signifikanten" Haarverlust (Tab. 5.2).

Williams et al. [43] berichten nach drei Sitzungen mit dem langgepulsten Rubinlaser (Impulszeit 3 ms) und 6 Monaten Follow-up über eine Clearancerate von 65 %. Campos et al. [6] beobachteten unter Verwendung derselben Impulszeit nach durchschnittlich zwei Behandlungen und 8,37 Monaten Nachbeobachtung bei 63 % der Patienten ein nur spärliches (< 25 %) Wiederwachstum der Haare. Dagegen fallen die Ergebnisse von Wimmershoff et al. [44] mit einem 5-ms-Rubinlaser deutlich schlechter aus. Bei 74 untersuchten Patienten lag die Clearancerate nach durchschnittlich 1,98 Sitzungen und 6 Wochen Follow-up bei 51–75 %, nach 6 Monaten nur noch bei < 25 %.

Poldermann et al. [29] verglichen den langgepulsten 0,8-ms-Rubinlaser mit der konventionellen Elektroepilation und der Heißwachsbehandlung. Nach jeweils drei Sitzungen konnte eine signifikante Haarreduktion nur in der mit dem Laser therapierten Gruppe beobachtet werden.

▶

Rubinlaser					
	Impulszeit (ms)	Patien-tenzahl	Areal	Anzahl Behandl.	Follow-up	Ergebnis (Cl.=Clearance)

	Impulszeit (ms)	Patien-tenzahl	Areal	Anzahl Behandl.	Follow-up	Ergebnis (Cl.=Clearance)
Campos et al. [6]	5 ms	51	versch.	2	8,37 Mon.	63% der Patienten geringes Wiederwachstum (<25%)
Dierickx et al. [8]	270 µs	13	Rücken/ Oberschen-kelrückseiten	1	24 Mon.	4 Pat. signifikanter Haarverlust 3 Pat. kein Haarverlust mehr sichtbar 6 Pat. keine Nachuntersuchung
Grossman et al. [14]	270 µs	13	Rücken/ Oberschen-kelrückseiten	1	1, 3, 6 Mon.	nach 1 und 3 Mon. signifikante Wachstumsverzögerung nach 6 Mon. 4 Pat. >50% Cl. 5 Pat. 0% Cl. 4 Pat. keine Angaben
Poldermann et al. [29]	0,8 ms	30	Arm, Bikinizone Gesicht	3	1 Woche 6, 8, 10, 12 Mon.	nur mit Laser signifikante Cl. (vs. Heißwachs und Elektroepilation)
Williams et al. [43]	3 ms	25	versch.	3	4 Mon.	nach 1. Behandlung 34,5% Cl nach 2. Behandlung 59% Cl. nach 3. Behandlung 66% Cl.
Wimmershoff et al. [44]	5 ms	74	versch.	1,98	6 Wochen bzw. 6 Mon.	51–75% bzw. <25% Cl.

5.2 Tabelle

Rubinlaser

Langgepulster Alexandritlaser

Der Alexandritlaser wird wie auch der Rubinlaser im gütegeschalteten Modus (Wellenlänge 755 nm, Impulszeit 50–100 ns) zur Therapie von benignen pigmentierten Hautveränderungen, insbesondere für Schmuck- und Schmutztätowierungen, eingesetzt [1, 15]. Ebenso wie der gütegeschaltete Rubinlaser hat er mit einer Impulslänge im Nanosekundenbereich keine Haare entfernende Wirkung.

Es stehen mittlerweile langgepulste Alexandritlaser mit einer Impulszeit von 2–40 ms zur Verfügung. Da die Wellenlänge 755 nm weniger von epidermalem Melanin absorbiert wird als die des Rubinlasers, ist der Alexandritlaser theoretisch besser für dunklere Hauttypen geeignet. Ebenso wie beim langgepulsten Rubinlaser ist eine kontinuierliche Kühlung während des Laservorgangs nötig, um epidermale Schädigungen durch die langen Impulszeiten in Verbindung mit hohen Impulsenergien weit gehend zu verhindern. Mit einer Spotsize von maximal 12,5 mm und einer Repetitionsrate von 1 bzw. 5 Hz lassen sich auch größere Areale zügig behandeln.

Klinische Studien zum langepulsten Alexandritlaser.

Entgegen den Erwartungen und Theorien scheinen die unterschiedlichen Impulslängen nicht entscheidend für den Erfolg einer Epilation mit diesem System zu sein. Im Vergleich von 2, 5, 10 und 20 ms Impulslänge konnten Studien von Boss et al. [4], Goldberg et al. [10] und Nanni et al. [28] keine signifikanten Unterschiede feststellen (Tab. 5.3). Lediglich McDaniel et al. [23] erzielten mit einer Impulslänge von 10 ms (versus 5 und 20 ms) eindeutig die besten Erfolge. Inwieweit eine Impulslänge von 40 ms, die mittlerweile angeboten wird, die Wirksamkeit erhöht, bleibt dahingestellt und aufgrund unserer Erfahrung eher fraglich.

Die Effektivität des langgepulsten Alexandritlasers im Vergleich zur konventionellen Elektroepilation wurde eindrucksvoll von Gorgu et al. [13] nachgewiesen. Der Laser erwies sich als 60-mal schneller, mehr als doppelt so wirksam (74 % versus 35 % Clearance, Follow-up 6 Monate) und wesentlich schmerzärmer. Darüber hinaus waren mit dem Alexandritlaser weniger Sitzungen nötig, und es wurde trotzdem ein besseres Ergebnis erzielt.

Die Studie mit der bislang längsten Nachbeobachtungszeit wurde von Lloyd et al. [19] durchgeführt. Sie untersuchten den Langzeiterfolg einer Epilation der Bikinizone mit einem 20-ms-Alexandritlaser. Nach fünf Behandlungen und 12 Monaten Nachbeobachtungszeit konnten sie eine durchschnittliche Clearancerate von 78 % nachweisen. Dicke Haare zeigten dabei ein wesentlich besseres Resultat als dünnere Haare.

▶

Alexandritlaser					
	Impulszeit (ms)	Patien-tenzahl	Areal	Anzahl Behandl.	Follow-up	Ergebnis (Cl.=Clearance)
Boss et al. [4]	2, 10	18	versch.	3	6 Mon.	60–80% Cl., kein Unterschied
Goldberg et al. [10]	2, 10	14	versch.	3	6 Mon.	2 ms 33,1% Cl. 10 ms 33,9% Cl. kein Unterschied
Gorgu et al. [13]	3	12	Axillen	3 x Laser 4 x Nadel	6 Mon.	Laser 74%Cl. Nadel 35% Cl.
Lloyd et al. [19]	20	11	Bikini	5	12 Mon.	78% Cl.
McDaniel et al. [23]	5, 10, 20	22	versch.	1–2	1, 2, 3, 6 Mon.	mit 10 ms die beste Cl.
Nanni u. Alster [28]	5, 10, 20	36	versch.	1	1 Woche 1, 3, 6 Mon.	1 Mon. 66% Cl. 3 Mon. 27% Cl. 6 Mon. 4% Cl. kein Unterschied

5.3 Tabelle

Alexandritlaser

Langgepulster Diodenlaser

Aufgrund der höheren Wellenlänge von 800 nm verspricht dieser Laser im Vergleich zum langgepulsten Rubin- und Alexandritlaser die geringste Nebenwirkungsrate. Nach Angaben des Herstellers können mit diesem Gerät Hauttypen bis Fitzpatrick III mit einer maximalen Impulsenergie von 60 J/cm^2 behandelt werden. Bei Hauttypen nach Fitzpatrick IV–VI sollten die Impulsenergien deutlich reduziert werden. Aufgrund der langen Impulszeiten und der hohen Energiedichten ist auch hier die Anwendung einer Hautkühlung notwendig. Zu diesem Zweck ist serienmäßig jedes Gerät mit einem „chilled-tip" ausgestattet, das in das Handstück integriert ist. Nachteil dieses Chilled-tip, das im direkten Kontakt die Hautoberfläche kühlt, ist die Verschmutzung der Saphirlinse durch verbrannte Haare, weshalb diese nach wenigen Laserimpulsen immer wieder manuell gereinigt werden muss. Aufgrund seiner quadratischen Behandlungsfläche von 0,9 cm^2 und einer maximalen Impulsrepetitionsrate von 2 Hz ist der Diodenlaser theoretisch auch für größere Flächen geeignet.

Vorteil dieses Lasers ist im Vergleich zu den oben genannten Epilationsgeräten seine Platz sparende Größe. ▶

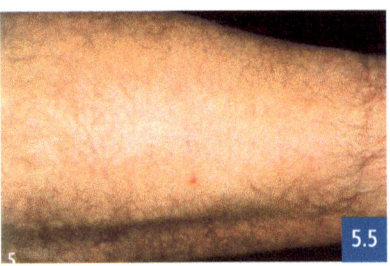

Ergebnis einer Laserepilation am rechten Unterschenkel 1 Monat nach der zweiten Behandlung mit dem langgepulsten Diodenlaser.

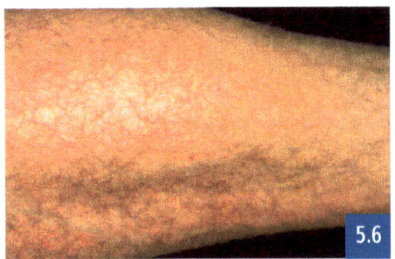

Ergebnis 4 Monate nach der zweiten Behandlung.

Klinische Studien zum langepulsten Diodenlaser.

Williams et al. [42] behandelten 26 Patienten mit einem Diodenlaser der Wellenlänge 810 nm und einer Impulslänge von 100 ms. Nach drei Sitzungen und 8 Monaten Nachbeobachtung konnten Clearanceraten zwischen 28 und 37 % erreicht werden (Tab. 5.4).

Lou et al. [21] therapierten insgesamt 50 Patienten mit einem Diodenlaser der Wellenlänge 800 nm und einer variablen Impulslänge von 5–30 ms. Die Nachbeobachtungszeiten lagen bei 1, 3, 6, 9 und 20 Monaten. Nach einer Behandlung und einem Monat kam es zu einem Wiederwachsen der Haare von 22–31 %. Nach 3–20 Monaten war der Prozentsatz bereits auf 65–75 % gestiegen. Das Ergebnis nach zwei Behandlungen und 6 Monaten fiel mit einer Wachstumsrate von 47–66 % besser aus.

Campos et al. [5] verwendeten ebenfalls einen 800-nm-Diodenlaser bei einer Impulszeit von 5–30 ms. Nach durchschnittlich 2,7 Behandlungen und 8,7 Monaten Behandlungspause verzeichneten die Autoren bei 59 % der Patienten ein nur noch geringes Haarwachstum (<25 %).   ▶

Diodenlaser						
	Wellen-länge	Patien-tenzahl	Areal	Impuls-dauer	Anzahl Behandl.	Follow-up	Ergebnis (Cl.=Clearance)
Campos et al. [5]	800 nm	38	versch.	5–30 ms	2,7	8,7 Mon.	59% der Patienten geringes Wiederwachstum (<25%)
Lou et al. [21]	800 nm	50	Rücken, Extremi-täten	3–30 ms	1 bzw. 2	1, 3, 6, 9, 20 Mon.	nach 1 Behandlung und 1 Mon. 68–78% Cl. nach 1 Behandlung und 3–20 Mon. 25–35% Cl.
Williams et al. [42]	810 nm	26	versch.	100 ms	4	1, 2, 8 Mon.	nach 2 Behandlungen und 6 Mon. 36–53% Cl. 1 Mon. 33–60% Cl. 2 Mon. 34–60% Cl. 8 Mon. 28–50% Cl.

Tabelle **5.4**

Diodenlaser

Gütegeschalteter und langgepulster Nd:YAG-Laser

Der gütegeschaltete Nd:YAG-Laser (Impulszeit 10–50 ns) war der erste Laser, der von der Food and Drug Administration (FDA) für die Haarentfernung zugelassen wurde. Er emittiert Licht einer Wellenlänge von 1064 nm und wird im gütegeschalteten Modus sowohl für die Photoepilation als auch für die Behandlung von Schmuck-/Schmutztätowierungen und benignen pigmentierten Hautveränderungen eingesetzt. Im Vergleich zum Alexandrit-, Dioden- und Rubinlaser besitzt er die höchste Wellenlänge, weswegen er theoretisch am tiefsten in die Haut eindringen kann und besonders gut für dunkle und gebräunte Haut geeignet scheint.

Um die Absorption dieser Wellenlänge im Haarfollikel zu optimieren, ist eine Vorbehandlung der Haut mit einer kohlenstoffhaltigen Flüssigkeit notwendig. Vor dem Auftragen dieser Substanz wird das zu behandelnde Areal zusätzlich gewachst oder rasiert, um das Eindringen der Flüssigkeit in das Follikelostium zu ermöglichen. Nach einer Einwirkzeit von 5–15 Minuten wird die überflüssige Farblösung entfernt. Erst danach kann mit der Laserbehandlung begonnen werden. Als Vorteil wird angegeben, dass dieses System auch für hellere Haare geeignet scheint, nachteilig ist die zeitaufwendige und mit zusätzlichen Kosten verbundene Vorbereitung der Haut.

Mittlerweile ist der Nd:YAG-Laser auch im langgepulsten Modus verfügbar. Ersten Berichten zufolge scheint hierbei eine Vorbehandlung der Haut mit kohlenstoffhaltiger Lösung nicht notwendig zu sein. Den ersten Berichten zufolge scheint die Verlängerung der Impulszeit auf bis zu 50 ms die Ergebnisse deutlich verbessert zu haben.

Klinische Studien zum gütegeschalteten und langgepulsten Nd:YAG-Laser.

Nanni u. Alster [24] verglichen die Wirksamkeit des Nd:YAG-Lasers in Abhängigkeit von der Vorbereitung der zu behandelnden Stellen (Wachsepilation+kohlenstoffhaltige Lösung+Laser versus Wachsepilation+Laser versus Laser). Nach einem Monat fand sich das beste Ergebnis in der mit Wachs und kohlenstoffhaltiger Lösung vorbehandelten Stelle, nach 6 Monaten waren allerdings sämtliche Haare unabhängig von der Vorgehensweise wieder nachgewachsen (Tab. 5.5).

Goldberg et al. [12] beobachteten bei 35 Patienten nach einer Sitzung mit dem gütegeschalteten Nd:YAG-Laser und 12 Wochen Follow-up eine maximale Haarreduktion von durchschnittlich 66 bzw. 44 %, abhängig von der Beurteilung durch den Arzt bzw. den Patienten.

Rogers et al. [34] wendeten den gütegeschalteten Nd:YAG-Laser nach Applikation von Carbonlösung bei Pseudofolliculitis barbae an und konnten auch noch 2 Monate nach der Behandlung einen deutlichen Rückgang entzündlicher Papeln und Pusteln beobachten.

Bencini et al. [3] und Goldberg et al. [11] haben die epilierende Wirkung ▶

145

eines langgepulsten Nd:YAG-Lasers evaluiert. Bencini et al. untersuchten insgesamt 208 Patienten. Nach jeder Behandlung wurde eine Haarreduktion um
20–40%, nach 4–6 Sitzungen wurde nach Angaben der Autoren sogar eine vollständige Haarentfernung erzielt (Follow-up 1–6 Monate).

Goldberg et al. [11] erreichten im langgepulsten Modus bei 15 Patienten
7 Tage nach einmaliger Behandlung eine Haarreduktion um 36%, nach 30 Tagen
um 52% und nach 90 Tagen um 59%.

Lorenz und Mitarbeiter [20] untersuchten 29 Patienten mit unterschiedlichen
Haarfarben und Hauttypen nach bis zu 5 Behandlungen mit einem 4 ms-Nd:YAG-
Laser an der unteren Extremität. Nach einem Jahr konnten die Untersucher in ▶

Nd:YAG-Laser						
	Impulszeit (ms)	Patienten-zahl	Areal	Anzahl Behandl.	Follow-up	Ergebnis (Cl.=Clearance)
Bencini et al. [3]	keine Angabe	208	versch.	1–6	1–6 Mon.	nach jeder Behandlung 20–40% Cl. nach 4–6 Behandlungen 100% Cl.
Goldberg et al. [12]	10 ns	35	versch.	1	3 Mon.	66% bzw. 44% Cl. (Beurteilung durch Arzt bzw. Patienten)
Goldberg et al. [11]	30 ms	15	versch.	1	1 Woche 1, 3 Mon.	nach 1 Woche 36% Cl. nach 1 Mon. 52% Cl. nach 3 Mon. 59% Cl.
Lorenz et al. [20]	4 ms	29	untere Exterm.	5	12 Mon.	nach 12 Mon. in 40% der 5 x behandelten Stellen >50% Cl.
Nanni u. Alster [24]	50 ns	12	versch.	1	1, 3, 6 Mon.	Wachs-Carbon-Laser nach 1 Mon. 60% Cl. Wachs-Laser 53% Cl. Laser 34% Cl. Verdopplung der Wachstumsrate nach 3 Mon. 6 Mon. vollständiges Wiederwachstum in allen Gruppen nach 6 Mon.
Rogers u. Glaser [34]	keine Angabe	9	Wangen	1	1, 2 Mon.	signifikanter Rückgang von Papeln und Pusteln

Tabelle 5.5

Nd:YAG-Laser

40 % der 5-malig therapierten Stellen immer noch eine über 50%ige Clearancerate nachweisen. Die Nebenwirkungsrate war insgesamt, besonders aber auch bei dunklen und sonnengebräunten Hauttypen, gering. Blonde Haare wurden, wenn auch mit einem schlechteren Ergebnis, ebenfalls entfernt. Eine Oberflächenkühlung ist neben dem Schutz der Epidermis auch zur Schmerzreduktion ratsam.

Hochenergetische Blitzlampen (Intense-Pulsed-Light-Technology)

Bei der IPL-Technologie handelt es sich um hochenergetische gepulste Lichtsysteme (Blitzlampen) mit inkohärentem Licht und einem breiten Längenwellenspektrum (515–1200 nm). Sie sind definitionsgemäß keine Laser. Neben der Behandlung der Hypertrichose können mit diesen Geräten vaskuläre und benigne pigmentierte Hautveränderungen behandelt werden [29]. Insbesondere sei dabei auf die Behandlung vaskulärer Malformationen hingewiesen [30].

Aufgrund unterschiedlichster möglicher Parameter gestaltet sich die Handhabung der hochenergetischen Blitzlampen anspruchsvoll. Neben Impulsdauer und -sequenz können je nach Hauttyp verschiedene Filter gewählt werden, die den jeweils kürzeren Wellenlängenbereich herausfiltern. Die Impulsdauer dieser Geräte liegt zwischen 0,5 und 25 ms, die Energiedichte zwischen 3 und 90 J/cm^2. In einer Impulssequenz können 1- bis 7fachimpulse erfolgen mit Abständen zwischen 1 und 300 ms. Die mit einem Puls behandelte Fläche beträgt 2,8 bzw. 4,5 cm^2. Je nach Hauttyp und Haarfarbe kann jeder Parameter individuell eingestellt oder ein vorgegebenes, vom Hersteller eingespeichertes, Behandlungskonzept ausgewählt werden.

Während der Therapie ist ebenfalls – wie auch in den oben beschriebenen Fällen – die Applikation von kühlendem Gel notwendig. Die hochenergetischen Blitzlampen besitzen die größte Behandlungsfläche aller Epilationsgeräte und eignen sich deshalb trotz „langsamer" Repetitionsrate (0,3 Hz) gut für große Areale. Als Vorteil erweist sich die individuelle Anpassung an Hauttyp und Haarfarbe des Patienten. Aufgrund der zahlreichen Kombinationsmöglichkeiten der Parameter erfordert die Anwendung ein gewisses Maß an Erfahrung.

Klinische Studien zu Hochenergetischen Blitzlampen.
Mehrere Arbeitsgruppen konnten unabhängig voneinander gute Ergebnisse mit diesen Geräten nachweisen (Tab. 5.6). Schröter et al. [38] behandelten mit dem Photoderm nur Patientinnen mit einer Hypertrichose im Gesicht. Die Parameter wurden verschieden gewählt. Nach durchschnittlich sechs Sitzungen kam es zu einer Clearance von 76,7 %. Die Nachbeobachtungszeit betrug 3 Monate. Histologisch konnten sie zeigen, dass der Follikel durch Kollagenfasern ersetzt wurde.

Troilius u. Troilius [39] untersuchten die Wirksamkeit einer Enthaarung der Bikinizone mit der Ellipse nach vier Behandlungen und einer Nachbeobachtung ▶

von 4 und 8 Monaten. Die Clearancerate stieg dabei bemerkenswerterweise von 75 auf 80 %.

Weiss et al. [41] bezogen insgesamt 71 Patienten mit Hypertrichose in verschiedenen Körperregionen in ihre Untersuchung ein. Sie verwendeten das Epilight mit 615-nm- und 645-nm-Cut-off-Filtern und Dreierimpulsen (Impulsdauer je 2,8–3,2 ms, Verzögerungszeit je 20–30 ms). Die Energiedichten lagen bei 40–42 J/cm^2. Die Clearance wurde alternierend entweder nach einer Sitzung und 3 Monaten Nachbeobachtungszeit oder nach zwei Behandlungen und 6 Monaten Follow-up bestimmt. Nach einer Photoepilation waren 64 % der Haare entfernt, nach zwei Anwendungen und einem allerdings doppelt so langen Nachbeobachtungszeitraum nur noch 33 %.

▶

IPL-Technologie						
	Impulsdauer bzw. Einstellungen	Patientenzahl	Areal	Anzahl Behandl.	Follow-up	Ergebnis (Cl.=Clearance)
Sadick et al. [37]	Filter: 615–695 nm Impulsanzahl: 2–5 Pulsdauer: 2,6–3,3 ms Intervall ? Energie: 34–42 J/cm^2	34	versch.	3,9	20 Mon.	83 % Cl.
Schröter et al. [38]	verschiedene	40	Gesicht	6	3 Mon.	76,7 % Cl.
Troilius u. Troilius [39]	Filter: 600–950 nm Viererimpulse Pulsdauer: 10 ms Intervall: 1,5 ms Energie: 18,3 J/cm^2	20	Bikini	4	4, 8 Mon.	nach 4 Mon. 74,4 % Cl. nach 8 Mon. 80,2 % Cl.
Weiss et al. [41]	Filter: 615/645 nm Dreierimpulse Pulsdauer: 2,8–3,2 ms Intervall: 20–30 ms Energie: 40–42 J/cm^2	23	versch.	1 bzw. 2	3 bzw. 6 Mon.	64 bzw. 33 % Cl.

Tabelle **5.6**

IPL-Technologie

Sadick et al. [37] erzielten in einer Untergruppe von 14 Patienten, die durchschnittlich 20 Monate nachbeobachtet wurden, nach durchschnittlich 3,9 Behandlungen eine mit sehr gut beurteilte Haarreduktion (HRE-hair removal efficiency: 83%). Als Behandlungsparameter wurden Cut-off-Filter von 615–695 nm, eine Impulsdauer von 2,6–3,3 ms und eine Energiedichte von 34–42 J/cm^2 gewählt. ▶

Vergleichende Studien					
	Laser	Patien-tenzahl	Areal	Anzahl Behandl.	Follow-up	Ergebnis (Cl.=Clearance)
Dierickx et al. [9]	694 nm	20	keine	2 bzw.	1, 3, 6, 9	nach 1 Behandlung und 1 Mon. Rubinlaser besser
	800 nm		Angaben	mehrere	Mon.	nach 2 Behandlungen Diodenlaser besser
Kilmer et al. [17]	1064 nm	20	keine	3	keine	nach 1. Behandlung
	694 nm		Angaben		Angaben	Nd:YAG 40%
	755 nm					Rubin 60%
						Alexandrit 60%
						nach 2. Behandlung
						Nd:YAG 60%
						Rubin 80%
						Alexandrit 70%:
Nanni u. Alster [25]	Rubin	unbek.	versch.	mehrere	keine	Rubin- und Alexandrit- effektiver als
	Alexandrit				Angaben	Nd:YAG-Laser
	Nd:YAG					
Rogers et al. [35]	Alexandrit	15	Axillen	1	2, 3 Mon.	nach 2 Mon.
	Nd:YAG					Alexandrit 55% Cl.
						Nd:YAG 73% Cl.
						nach 3 Mon.
						Alexandrit 19% Cl.
						Nd:YAG 27% Cl.

5.7 Tabelle

Vergleichende Studien

Vergleichende Studien

In zwei Studien von Nanni u. Alster [25] sowie Kilmer et al. [17] zeigte der güte-geschaltete Nd:YAG-Laser im Vergleich zum langgepulsten Rubin- und Alexandritlaser die schlechtesten Ergebnisse. Gleichzeitig jedoch erwies er sich als das nebenwirkungsärmste System (Tab. 5.7).

Dierickx et al. [9] untersuchten den langgepulsten Rubin- und Diodenlaser, wobei letzterer zu besseren Ergebnissen führte.

Rogers et al. [35] berichten von 15 Patienten, bei denen jeweils eine Axille mit dem langgepulsten Alexandrit- oder dem gütegeschalteten Nd:YAG-Laser epi-liert wurde. Die durchschnittliche Clearancerate nach einer Behandlung lag nach 2 Monaten bei 55 bzw. 73% und nach 3 Monaten bei 19 bzw. 27% (Alexandrit ver-sus Nd:YAG). Der langgepulste Alexandritlaser wurde von den Patienten als dop-pelt so schmerzhaft eingestuft.

Allgemeine Begleitreaktionen, Nebenwirkungen und Komplikationen

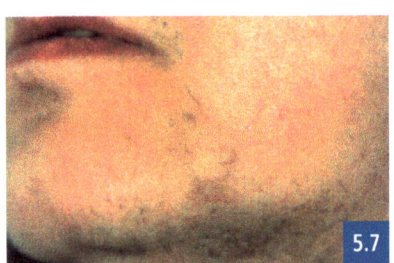

5.7

33-jährige Patientin mit Hyperpigmentierungen am Kinn 3 Monate nach einmaliger Behandlung mit dem langge-pulsten Alexandritlaser.

Perifolliuläre Ödeme sowie Erytheme sind grundsätzlich zu erwartende Begleit-reaktionen einer Photoepilation mit den oben erwähnten Laser- und Lichtgeräten. Sie treten unmittelbar nach der Behandlung auf und können erfahrungsgemäß bis zu maximal 72 Stunden andauern. Die Anwendung anästhesierender Maß-nahmen (z. B. EMLA-Creme) bleibt aufgrund der geringen Schmerzhaftigkeit einer Laserbehandlung nur Ausnahmefällen vorbehalten. Die Laserimpulse wer-den von den meisten Patienten als kurze „Stiche" empfunden, postoperativ wird ein Gefühl von „Brennen" angegeben.

Nebenwirkungen wie Blasen- und Krustenbildung sowie Hypo- bzw. Hyper-pigmentierungen (Abb. 5.7) sind nicht selten. Nach unseren Erfahrungen und einem Übersichtsartikel von Nanni et al. [23] korrelieren diese allerdings direkt mit dem Hauttyp, der Solarium- bzw. Sonnenexposition und hohen Energie-dichten. Hauttypen nach Fitzpatrick III–V sind für diese Art der Nebenwirkungen besonders gefährdet. Blasen und Krusten heilen in der Regel nach 7–10 Tagen folgenlos ab. Hypo- bzw. Hyperpigmentierungen sind in den meisten Fällen transi-ente Nebenwirkungen, können allerdings bis zu mehreren Monaten anhalten. Narbenbildungen und persistierende Pigmentveränderungen sind bei korrekter Laseranwendung und guter Compliance der Patienten äußerst selten.

In einigen Fällen ist es nach unserer Erfahrung durch eine Photoepilation zu einer Entfärbung dunkler Haare gekommen. Die Patienten sollten auch über diese Nebenwirkung aufgeklärt werden, da helle Haare wiederum den Behand-lungserfolg verschlechtern.

Als Komplikationen einer Laser- bzw. Lichttherapie sind Follikulitiden sowie die Auslösung eines Herpes simplex (insbesondere nach einer Epilation der Oberlippe) anzusehen. In Einzelfällen kann eine Herpesprophylaxe mit Aciclovir durchgeführt werden. Kritisch beurteilt werden sollten auch die möglichen negativen Auswirkungen einer Photoepilation auf Nävuszellnävi, insbesondere dysplastische Nävuszellnävi, die während einer Behandlung nicht ausgespart werden. Bekannt ist z. B. die Entstehung von Pseudomelanomen nach Therapie mit dem gütegeschalteten Rubinlaser [27]. Untersuchungen zu diesem Aspekt fehlen bisher.

Eine Auswertung der Begleitreaktionen, Nebenwirkungen und Komplikationen jedes einzelnen Licht- und Lasergeräts gestaltete sich aufgrund der z.T. widersprüchlichen und lückenhaften Angaben der verschiedenen Arbeitsgruppen äußerst schwierig. Lediglich eine Arbeit von Nanni et al. [23] vergleicht die Ne-

5.8 Tabelle

Studienergebnisse

Studienergebnisse							
	Laser	Rötung	Schwellung	Blasen	Krusten	Hypopigment	Hyperpigment
Schröter et al. [38]	Photoderm	vor allem Hauttyp III–IV und Impulszeiten<3 ms	keine Angabe	37,5%, Hauttyp III–IV, 4–7 Tage		0%	20%
Weiss et al. [41]	EpiLight	92%	72%	12% für 7 Tage		12% für 4–8 Wochen	
Goldberg et al. [12]	EpiLight	70%	8%	8%	keine Angabe	0%	3%
Grossman et al. [14]	Rubinlaser	100%	100%	8%	keine Angabe Purpura 23%	16%	23%
Williams et al. [43]	Rubinlaser	100%	100%	keine Angabe	keine Angabe	I 0% I/II 0% II 0% I/III 12%	I 4% I/II 4% II 8% II/III 8%
Lask et al.	Rubinlaser	+	keine Angabe	keine Angabe	keine Angabe	keine Angabe	keine Angabe
Bjerring et al.	Rubinlaser	34,6%	34,6%		63,9%	9,8%	14,3%
Finkel et al.	Alexandritlaser	10%	keine Angabe	6%	6%	6%	keine Angabe
Nanni u. Alster [25]	Nd:YAG-Laser	100%	100%	keine Angabe	keine Angabe	<1%	3%
	Rubinlaser	94%	95%		<1%	18%	11%
	Alexandritlaser	96%	95%		12%	17%	19%
Raulin et al.	Alexandritlaser	100%	100%	0%	17%	0%	0%

benwirkungen des gütegeschalteten Nd:YAG-Lasers mit denen des langgepulsten Rubin- und Alexandritlaser. Der gütegeschaltete Nd:YAG-Laser, der in Deutschland als Haarentfernungsmethode allerdings keine Anwendung findet, weist die geringste Nebenwirkungsrate auf. Langgepulste Rubin- und Alexandritlaser zeigen keine signifikanten Unterschiede. In Tab. 5.8 findet sich eine Zusammenstellung der in den einzelnen Studien aufgelisteten Nebenwirkungen.

Zusammenfassung

Die Photoepilation ist eines der neuesten und interessantesten Teilgebiete der dermatologischen Lasertherapie. Grundsätzlich ist mit jedem der Licht- und Lasergeräte (langgepulster Rubin-, Alexandrit- und Diodenlaser, IPL-Technologie) eine Langzeitepilation möglich. Vergleichende Studien (Rubin-/Alexandritlaser bzw. Rrbin-/Diodenlaser) zeigen ähnlich gute Ergebnisse bei geringer Nebenwirkungsrate [9, 17, 22–24].

Eine „permanente" Epilation, die von der FDA als signifikante Haarreduktion für einen Zeitraum definiert wird, der länger als der Haarzyklus in der entsprechenden Region ist, wurde bisher nur in einer Studie an 4 Patienten mit dem Rubinlaser nachgewiesen [7]. Große prospektive wissenschaftliche Studien mit entsprechend langen Nachbeobachtungszeiten und detaillierter Auflistung aller Begleit- und Nebenwirkungen sowie Komplikationen sind zwar mittlerweile verfügbar, sollten aber dringend weiter ausgebaut werden.

Die Ergebnisse aus histologischen Untersuchungen geben bisher nur theoretische Ansatzpunkte über die Wirkungsweise einer Photoepilation. Auch hier ist die weiterführende wissenschaftliche Forschung gefordert, um die idealen physikalischen sowie biologischen Parameter zu bestimmen.

Betrachtet man den heutigen Kenntnisstand, ist es bedenklich, wie offensiv für eine dauerhafte Photoepilation geworben wird. Käufer bzw. Anwender investieren teilweise enorme Summen in der Annahme, wirtschaftliche Gewinne realisieren zu können. Nicht selten kommt es aus Unerfahrenheit oder ökonomischen Erwägungen zum Einsatz dieser Geräte für grenzwertige oder falsche Indikationen mit z.T. schwerwiegenden Folgen [27].

Eine Photoepilation sollte grundsätzlich nur nach eingehender Aufklärung der Patienten und von erfahrenen, selbstkritischen Ärzten durchgeführt werden. Sie stellt eine vielversprechende und im Vergleich zu den konventionellen Behandlungsmöglichkeiten sehr wirkungsvolle Therapiemethode gegen unerwünschten Haarwuchs dar. Es ist davon auszugehen, dass weitere intensive wissenschaftliche Forschung zu einer Optimierung der bisherigen Ergebnisse führen wird.

Literatur

1   Alster TS (1995) Q-switched alexan-
    drite laser treatment (755nm) of pro-
    fessional and amateur tattoos. J Am
    Acad Dermatol 33:69–73
2   Anderson RR, Parrish JA (1983)
    Selective photothermolysis: precise
    microsurgery by selective absorption
    of pulsed radiation. Science
    220:542–527
3   Bencini PL, Luci A, Galimberti M,
    Ferranti G (1999) Longterm epilation
    with long-pulsed neodimium:YAG
    laser. Dermatol Surg 25:175–178
4   Boss WK, Usal H, Thompson RC,
    Fiorillo MA (1999) A comparison of
    the long-pulse and short-pulse alex-
    andrite laser hair removal system.
    Ann Plast Surg 42:381–384
5   Campos VB, Dierickx CC, Farinelli
    WA, Lin TY, Manuskiatti W,
    Anderson RR (2000) Hair removal
    with an 800-nm pulsed diode laser. J
    Am Acad Dermatol 43:442–447
6   Campos VB, Dierickx CC, Farinelli
    WA, Lin TY, Manuskiatti W,
    Anderson RR (2000) Ruby laser hair
    removal: evaluation of long-term
    efficacy and side effects. Lasers Surg
    Med 26:177–185
7   Costsarelis G, Sun TT, Lavker RM
    (1990) Label-retaining cells reside in
    the bulge area of pilosebaceous
    unit: implications for follicular stem
    cells, hair cycle and skin carcinogene-
    sis. Cell 61:1329–1337
8   Dierickx CC, Grossman MC, Farinelli
    WA, Anderson RR (1998) Permanent
    hair removal by normal-mode ruby
    laser. Arch Dermatol 134:837–842
9   Dierickx CC, Grossman MC, Farinelli
    WA, Manuskiatti W, Duque V, Lin D,
    Anderson RR (1998) Comparison be-
    tween a long pulsed ruby laser and a
    pulsed, infrared laser system for hair
    removal. Lasers Surg Med (suppl.
    10):42
10 Goldberg DJ, Ahkami R (1999)
    Evaluation comparing multiple treat-
    ments with a 2-msec and 10-msec
    alexandrite laser for hair removal.
    Lasers Surg Med 25:223–228
11 Goldberg DJ, Samady JA (2000)
    Evaluation of a long-pulse Q-switch-
    ed Nd:YAG laser for hair removal.
    Dermatol Surg 26:109–113
12 Goldberg DJ, Littler CM, Wheeland
    RG (1997) Topical suspension-assisted
    Q-switched Nd:YAG laser hair remov-
    al. Dermatol Surg 23:741–745
13 Gorgu M, Aslan G, Akoz T, Erdogan
    B (2000) Comparison of alexandrite
    laser and electrolysis for hair remov-
    al. Dermatol Surg 26:37–41
14 Grossman MC, Dierickx C, Farinelli
    BS, Flotte T, Anderson RR (1996)
    Damage to hair follicles by normal-
    mode ruby laser pulses. J Am Acad
    Dermatol 35:889-894
15 Hellwig S, Petzoldt D, König K,
    Raulin C (1998) Aktueller Stand der
    Lasertherapie in der Dermatologie.
    Hautarzt 49:690–704
16 Hohenleutner U, Landthaler M
    (1998) Lasertechnologie in der Der-
    matologie: Quo vadis - Wissenschaft
    oder Geschäft. Hautarzt 49:623–625
17 Kilmer SL, Chotzen V, Calkin J (1998)
    Hair removal study comparing the

Q-switched Nd:YAG, long pulse ruby and alexandrite lasers. Lasers Surg Med (suppl. 10):43

18 Lin TY, Manuskiatti W, Dierickx CC, Farinelli WA, Fisher ME, Flotte T, Baden HP, Anderson RR (1998) Hair growth cycle affects hair follicle destruction by ruby laser pulses. J Invest Dermatol 111:107–113

19 Lloyd JR, Mirkov M (2000) Long-term evaluation of the long-pulsed alexandrite laser for the removal of bikini hair at shortened treatment intervals. Dermatol Surg 26:633–637

20 Lorenz S, Brunnberg S, Landthaler M, Hohenleutner U (2002) Hair removal with the long pulsed Nd:YAG laser, a prospective study with one year follow-up. Lasers Surg Med 30:127–134

21 Lou WW, Quintana AT, Geronemus RG, Grossman MC (2000) Prospective study of hair reduction by diode laser (800 nm) with long-term follow-up. Dermatol Surg 26:428–432

22 McCoy S, Evans A, James C (1999) Histological study of hair follicles treated with a 3-msec pulsed ruby laser. Lasers Surg Med 24:142–150

23 McDaniel DH, Lord J, Ash K, Newman J, Zukowski M (1999) Laser hair removal: a review and report on the use of the long-pulsed alexandrite laser for hair reduction of the upper lip, leg, back, and bikini region. Dermatol Surg 25:425–430

24 Nanni CA, Alster TS (1997) Optimizing treatment parameters for hair removal using a topical carbon-based solution and 1064-nm Q-switched neodymium:YAG laser energy. Arch Dermatol 133:1546–1549

25 Nanni C, Alster TS (1998) Efficacy of multiple hair removal sessions using the Q-switched Nd:YAG, long-pulsed ruby, and long-pulsed alexandrite laser systems. Lasers Surg Med (suppl. 10):40

26 Nanni C, Alster TS (1998) A practical review of laser-assisted hair removal using the Q-switched Nd:YAG, long-pulsed ruby, and long-pulsed alexandrite lasers. Dermatol Surg 24:1399–1405

27 Nanni C, Alster TS (1999) Laser-assisted hair removal: Side effects of Q-switched Nd:YAG, long-pulsed ruby, and long-pulsed alexandrite lasers. J Am Acad Dermatol 41:165–171

28 Nanni C, Alster TS (1999) Long-pulsed alexandrite laser-assisted hair removal at 5, 10, and 20 millisecond pulse durations. Lasers Surg Med 24:332–337

29 Polderman MC, Pavel S, le Cessie S, Grevelink JM, van Leeuwen RL (2000) Efficacy, tolerability, and safety of a long-pulsed ruby laser system in the removal of unwanted hair. Dermatol Surg 26:240–243

30 Raulin C, Kimmig W, Werner S (1999) Lasertherapie in der Dermatologie und Ästhetischen Medizin - Nebenwirkungen, Komplikationen und Behandlungsfehler. Hautarzt (im Druck)

31 Raulin C, Schoenermark MP, Greve B, Werner S (1998) Q-switched ruby laser treatment of tattoos and benign pigmented skin lesions: a critical review. Ann Plast Surg 41:555–565

32 Raulin C, Schroeter C, Maushagen-Schnaas E (1997) Einsatzgebiete

einer hochenergetischen Blitzlampe
(Photoderm VL). Hautarzt 48:886–893

33 Raulin C, Werner S (1999) Treatment
    of venous malformations with an
    intense pulsed light source (IPLS)
    technology: A retrospective study.
    Lasers Surg Med 25:170–177

34 Rogers CJ, Glaser DA (2000).
    Treatment of pseudofolliculitis barbae
    using the Q-switched Nd:YAG laser
    with topical carbon suspension.
    Dermatol Surg 26:737–742

35 Rogers CJ, Glaser DA, Siegfried EC,
    Walsh PM (1999) Hair removal using
    topical suspension-assisted
    Q-switched Nd:YAG and long-pulsed
    alexandrite lasers: A comparative
    study. Dermatol Surg 25:844–847;
    Diskussion 848–850

36 Sadick NS, Shea CR, Buchette JL,
    Prieto VG (1999) High-intensity
    flashlamp photoepilation.
    Arch Dermatol 135:668–676

37 Sadick NS, Weiss RA, Shea CR, Nagel
    H, Nicholson J, Prieto VG (2000) Long-
    term photoepilation using a broad-
    spectrum intense pulsed light source.
    Arch Dermatol 136:1336–1340

38 Schroeter CA, Raulin C, Hürlimann W,
    Reineke T, De Potter C, Neumann M
    (1999) Hair loss in 40 hirsut women
    with an intense light source, the
    Photoderm VL. Eur J Dermatol
    9:374–379

39 Troilius A, Troilius C (1999) Hair
    removal with a second generation
    broad spectrum intense pulsed light
    source - a long-term follow-up. J
    Cutan Laser Ther 1:173–178

40 Wagner RF (1990) Physical methods
    for the management of hirsutism.
    Cutis 45:319–326

41 Weiss RA, Weiss MA, Marwaha S,
    Harrington AC (1999) Hair removal
    with a non-coherent filtered flash-
    lamp intense pulsed light source.
    Lasers Surg Med 24:128–132

42 Williams RM, Gladstone HB, Moy RL
    (1999) Hair removal using an 810 nm
    gallium aluminum arsenide semicon-
    ductor diode laser: A preliminary
    study. Dermatol Surg 25:935–937

43 Williams R, Havoonjian H, Isagholian
    K, Menaker G, Moy R (1998) A clinical
    study of hair removal using the long-
    pulsed ruby laser. Dermatol Surg
    24:837–842

44 Wimmershoff MB, Scherer K, Lorenz
    S, Landthaler M, Hohenleutner U
    (2000) Hair removal using a 5-msec
    long-pulsed ruby laser. Dermatol Surg
    26:205–210

Epilationsysteme im Vergleich

S. STANGL, M. DROSNER

EINLEITUNG

Die Haarentfernung mit Licht stellt eine moderne Methode der Epilation dar. Diese neue Art der Enthaarung wird als schmerzlos, permanent und nebenwirkungsarm [9] propagiert. In den letzten Jahren wurde eine unglaubliche Anzahl von Laser- und Blitzlichtgeräten auf den Markt gebracht, alle mit dem Zwecke, unerwünschte Körperbehaarung zu entfernen. Die Frage der Effizienz wurde nur in wenigen Studien hinreichend untersucht.

Angesichts dieser kaum zu überblickenden Anzahl von Epilationsgeräten stellt sich die Frage, welche Geräte eine zufrieden stellende Minderung des Haarwuchses bewirken können. Zur Beantwortung dieser Frage wurden in unterschiedlichen Untersuchungsreihen zum Teil mehrere Epilationssysteme miteinander verglichen. Die teils noch vorläufigen Ergebnisse werden hier vorgestellt und diskutiert: drei Dosimetriestudien, eine Kasuistik zur Darstellung von Langzeitergebnissen und drei verschiedene Gerätevergleiche. Im Einzelnen handelt es sich bei der ersten Dosimetriestudie um eine Untersuchung, die sich mit den Auswirkungen der Pulslänge von 10–40 ms beschäftigt. Die beiden anderen Dosimetriestudien untersuchen die Auswirkung der Energiedichte, zum einen im Bereich von 10–40 J/cm^2, zum anderen im Low-dose-Bereich, d.h. bei 5 J/cm^2. Langzeitergebnisse konnten anhand einer Behandlungsfrequenzstudie erhoben werden. Die direkten Gerätevergleiche umfassen eine Gegenüberstellung von Alexandritlasern in der Energiedichte 10 und 20 bzw. 25 J/cm^2 und einen Vergleich einer Blitzlampe mit einem Diodenlaser. Die für die Untersuchung verwendeten Epilationsgeräte (Tab. 5.9) wurden von den jeweiligen Firmen unentgeltlich zur Verfügung gestellt.

Gerätetyp	Wellenlänge	Name	Firma
Alexandritlaser	755 nm	EpiLase™	Lumenis (ehem. ESC Sharplan)
Alexandritlaser	755 nm	EpiXan XL™	WaveLight (ehem. Baasel)
Diodenlaser	800 nm	LightSheer™	Lumenis (ehem. Coherent)
Blitzlichtgerät	590–1200 nm	EpiLight™	Lumenis (ehem. ESC Sharplan)

5.9 Tabelle

Epilationsgeräte, die für die Untersuchungen verwendet wurden

Patienten und Methoden

Haarzählmethode

Die Haare wurden einzeln manuell ausgezählt. Dazu wurde die „transparent sheet method (TSM)" entwickelt. Bei dieser Zählmethode wurden zunächst behaarte Areale möglichst ähnlicher Dichte in symmetrischer Anordnung ausgewählt, die zusätzlich ausreichend viele Hautmerkmale (Nävi, Narben oder anatomische Gegebenheiten wie Nase, Augenbrauen, Lippen, Knochenvorsprünge usw.) aufwiesen. Nach elektrischer Rasur (Braun exact 6 universal) der mindestens 2 Monate unbehandelten Fläche auf 1 mm Haarlänge wurde auf das Testareal eine transparente Folie aufgelegt. Diese wurde in ihrer Position zum Körper des Probanden durch Markierung von mindestens drei Hautmerkmalen eindeutig ausgerichtet. Anschließend wurden mehrere mindestens 6,25 cm² große Hautareale (meist Quadrate 2,5 × 2,5 cm oder größer) auf dieser Folie über den Testarealen aufgezeichnet und nach der jeweiligen Behandlungsmethode benannt. Die Folie diente danach als Auszählschablone. Wurde diese in eine transparente Klarsichthülle geschoben, konnten auf der Hülle die Haare innerhalb der Zählfelder mit einem feinen Filzstift ausgezählt werden. Dabei verhindert die Markierung der gezählten Haare ein Mehrfachauszählen der selben Haare. Durch Verhältnisbildung (% Haarverlust) und Auszählen aller Felder pro Proband durch immer den gleichen Untersucher wurden Fehler aufgrund unterschiedlicher Interpretation der Auszählung gering gehalten. Die so errechnete Haardichte wurde vor Beginn der Behandlung und jeweils vor jeder Wiederholungsbehandlung bestimmt.

Enthaarungsbehandlung

Probanden wurden in 4- bis 8-wöchigem Abstand zur Wiederholungsbehandlung einbestellt. Die Dauer der Intervalle zwischen den einzelnen Wiederholungsbehandlungen richtete sich nach der individuellen Nachwuchszeitdauer der Haare und betrug in der Regel 4–8 Wochen. Vor Beginn der jeweiligen Laserbehandlung wurden die Testfelder nach dem Zählen rasiert und mit einem weißen Fettstift eingezeichnet, um eine genaue Behandlung der Felder zu ermöglichen. Die Kühlung der Haut wurde bei den Alexandritlasern durch die Applikation von Ultraschallgel und Kaltluft gewährleistet. Bei der Blitzlampe wurde Eisgel (Ultraschallgel) verwendet. Dieses wurde vor der Anwendung im Tiefkühlfach bei −18°C gelagert und danach im Mikrowellenherd bis zum halbgefrorenen Zustand wieder angetaut. Die Behandlung mit dem Diodenlaser erfordert nur Ultraschallgel als Gleitmittel, da das Handstück eine eingebaute Kontaktkühlung enthält. Je nach Reaktion wurden die behandelten Hautareale bei stärkerer hitzebedingter Begleitreaktion (konfluierendes perifolliküläres Ödem oder starkes Erythem) mit Coldpacks oder mit Kaltluftgebläse nachgekühlt. ▶

Die Dosis wurde außer bei den Dosimetriestudien nach klinischen Gesichtspunkten gewählt, und zwar jeweils die höchstmögliche unter Vermeidung von Nebenwirkungen. Dabei wurde vor allem der Hauttyp in der Einteilung nach Fitzpatrick und natürlich auch das momentane Hautcolorit des Patienten berücksichtigt. Daneben wurde auch die Struktur der zu entfernenden Haare, also Dicke und Farbe, sowie die Dichte der Behaarung beachtet. Zur Behandlung wurde jeweils die Einstellung verwendet, die für den Patienten gerade noch erträglich war. Schmerzen wurden als Anzeichen für zu hohe Energien gewertet. Die Dosis wurde dann so lange reduziert, bis sie vom Probanden akzeptiert werden konnte. In der klinischen Beobachtung wurde vor allem auf perifolikuläres Erythem und/oder Ödem geachtet. Die Einstellung, die eine Reaktion in angemessenem Intervall (5–10 Minuten) nach der Applikation erbrachte, wurde gewählt. Im Rahmen der Wiederholungsbehandlungen wurde die Energiedichte dem Haarverlust angepasst, was bei vielen Probanden eine allmähliche Steigerung der applizierten Energiedichte bei den verwendeten Geräten mit sich brachte.

Patienten

Als Probanden stellten sich Frauen und Männer mit unerwünschter Behaarung (Hypertrichose) zur Verfügung. Sie nahmen freiwillig an den Untersuchungen teil, die mit Geräten vorgenommen wurden, die für diese Behandlung zugelassen sind (FDA-Zulassung). Patienten mit hormonell bedingtem verstärktem Haarwuchs (Hirsutismus) wurden von der Studienteilnahme ausgeschlossen. Die Probanden wurden beim Erstkontakt über die Art der Behandlung und die damit verbundenen Risiken bzw. Probleme (Pigmentierungsstörungen, Narbenbildung, Unwirksamkeit, Wiederwuchs der Haare bzw. permanenter Haarverlust) aufgeklärt.

Statistik

Die statistische Auswertung wurde mit Hilfe von nicht parametrischen Tests durchgeführt. Bei Vergleich mehrerer Geräte oder Parameter wurde zunächst der Friedman-Test verwendet. Zeigte dieser signifikant unterschiedliche Gruppenverteilungen, kam der Wilcoxon-Rank bzw. der Student-t-Test für gepaarte oder ungepaarte Stichproben zum Einsatz. Zur Datenerfassung wurden Exceltabellen und zur statistischen Auswertung ein SPSS-Programm benutzt.   ▶

Ergebnisse

Dosimetrieuntersuchung zur Abhängigkeit der Enthaarung von der Pulslänge unter Verwendung eines Alexandritlasers (EpiLase™)

In der ersten Dosimetriestudie wurde der Einfluss der Impulsdauer auf die Effizienz der Enthaarung untersucht. Dazu wurden 9 Probanden (2 Frauen, 7 Männer, mittleres Alter 31,4 Jahre) in 16 verschiedenen Feldern mit einer mittleren Energiedichte von 25 J/cm^2 (10–40 J/cm^2) und Pulslängen von 10, 20, 30 und 40 ms behandelt. Der verwendete Laser war der Alexandritlaser (EpiLase™ der Firma Lumenis, ehem. ESC Sharplan).

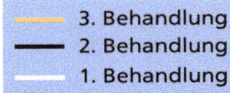

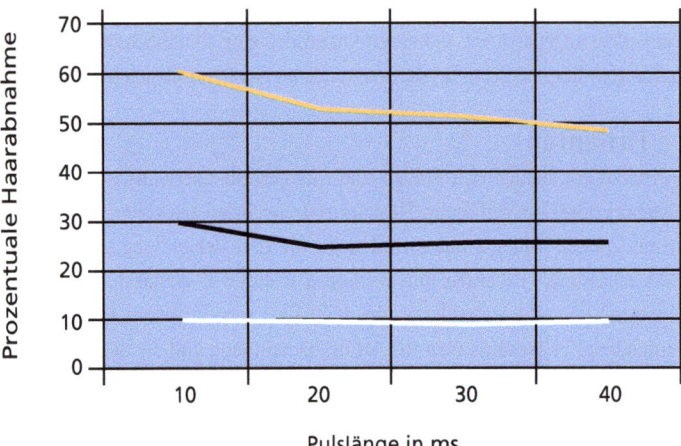

5.8

Alexandritlaser (EpiLase™): Prozentuale Haarabnahme aufgetragen gegen verwendete Pulslängen (10–40 ms).

Der Behandlungserfolg war bei allen Pulslängen ähnlich gut und nahm mit der Anzahl der Wiederholungsbehandlungen zu. Abb. 5.8 zeigt keinen wesentlichen Einfluss der Impulsdauer auf die Enthaarungseffizienz. Die p-Werte der Auswertung mit dem Friedman-Test waren alle nicht signifikant, auch wenn die Mittelwerte nach der dritten Behandlung eine abnehmende Enthaarungseffizienz mit zunehmender Pulsdauer vermuten lassen.

Dosimetrieuntersuchung zur Abhängigkeit der Enthaarung von der Energiedichte unter Verwendung eines Alexandritlasers (EpiLase™)

Es wurden 9 Probanden (2 Frauen, 7 Männer, mittleres Alter 31,4 Jahre) in 16 verschiedenen Feldern mit Kombinationen der Energiedichten von 10, 20, 30 und 40 J/cm^2 und Pulslängen von 10, 20, 30 und 40 ms behandelt. Der verwendete Laser war ein Alexandritlaser (EpiLase™ der Firma Lumenis, ehem. ESC Sharplan). Die Pulsdauer lag mit Werten zwischen 10 und 40 ms im Mittel bei 25 ms. ▶

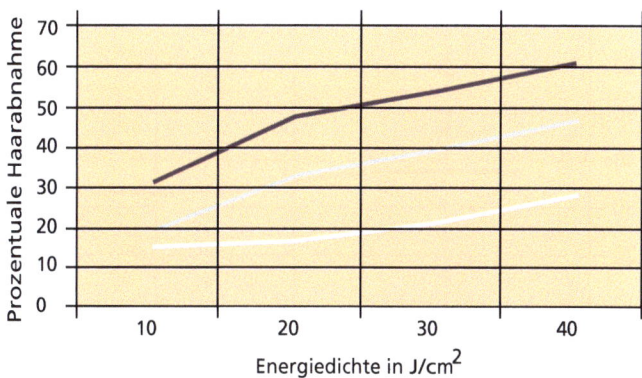

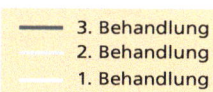

Alexandritlaser (EpiLase™):
Prozentuale Haarabnahme, auf-
getragen gegen steigende
Energiedichten (10–40 J/cm².).

In Abb. 5.9 lässt sich eine deutliche Steigerung der Effektivität mit zunehmender Energiedichte feststellen. Ebenso zeigt sich mit steigender Zahl der
Behandlungen eine zunehmende Effektivität. Mit einer Energiedichte von
40 J/cm² lassen sich mit diesem Gerät und den gewählten Parametern immerhin
75% Haarverlust erreichen. In der statistischen Auswertung zeigten sich ab der
zweiten von drei Behandlungen signifikante Unterschiede zwischen den vier
verwendeten Energiedichten (Tab. 5.10).

	Friedman-Test	T-Test
	0,001	
1. Behandlung		0,172
2. Behandlung		0,020
3. Behandlung		0,003

 Tabelle

Alexandritlaser (EpiLase™):
Statistische Auswertung der
Dosimetriestudie (10–40 J/cm²).

Dosimetrieuntersuchung zur Low-dose-Enthaarungsbehand-
lung unter Verwendung eines Alexandritlasers (EpiXan XL™),
WaveLight (ehem. Baasel)

Lassen sich auch mit niedrigeren Energiedichten effektive Ergebnisse erzielen?
Eine zumindest vorläufige Antwort auf diese Frage gibt eine Dosimetriestudie mit
dem Alexandritlaser EpiXan XL™ der Firma WaveLight (ehem. Baasel). Es wurden 13 Probanden (6 Frauen und 7 Männer) mit dem mittleren Alter von 30,4
Jahren in vier verschiedenen Testfeldern behandelt. Dabei wurden Energiedichten
von 5, 10, 15 und 20 J/cm² mit einer Pulslänge von jeweils 7 ms verwendet. Die
Ergebnisse nach drei Behandlungen zeigt Abb. 5.10.   ▶

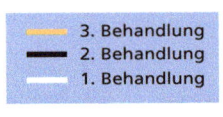
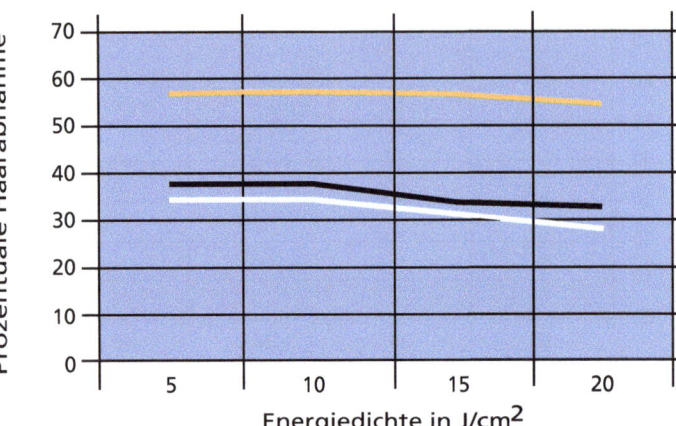

5.10

*Alexandritlaser (EpiXan XL™):
Prozentualer Haarverlust bei
Energiedichte von 5–20 J/cm².*

Es konnten selbst bei Energiedichten von 5 J/cm² Enthaarungseffizienzen von bis zu 55% nach drei Behandlungen erzielt werden. Dieses Ergebnis lässt jedoch derzeit noch keine Schlüsse auf die Effizienz der Behandlung hinsichtlich anhaltendem (permanenten) Enthaarungseffekt zu. Die statistische Auswertung ergibt keine signifikanten Unterschiede in den drei untersuchten Behandlungen bei den verwendeten Energiedichten (Tab. 5.11).

Tabelle **5.11**

*Alexandritlaser (EpiXan XL™):
Statistische Auswertung der
Dosimetriestudie 5–20 J/cm².*

	p-Wert (Friedman)	n
1. Behandlung	0,144	13
2. Behandlung	0,022	10
3. Behandlung	0,287	4

Daraus lässt sich schließen, dass auch niedrige Energiedichten zur Epilation verwendet werden können. Mit einer Energiedichte von 5 J/cm² ist es möglich, die Haardichte in drei Sitzungen um über 50% zu reduzieren. Inwieweit auch lang anhaltende Enthaarungsergebnisse mit niedrigen Energiedichten erreicht werden können, ist gegenwärtig das Ziel weiterer Untersuchungen.

Langzeitnachbeobachtung nach Enthaarung mit einer Blitzlampe (EpiLight™)

Die Langzeitwirkung einer Enthaarungsbehandlung mit einer Blitzlampe kann mit folgender Kasuistik gezeigt werden. Ein 27-jähriger Patient wurde vor drei Jahren mit einer Blitzlampe (EpiLight™, Lumenis, ehem. ESC Sharplan) am Rücken behandelt. Dabei wurden verschiedene Felder mit unterschiedlichen Frequenzen und folgenden Parametern therapiert:

Filter 645 nm, 3 Pulse à 2,9 ms, bei einer Intervallzeit von 22 ms und einer Energiedichte von 38,9 J/cm².

▶

Ein Kontrollfeld wurde nur rasiert. In den beiden anderen Feldern wurde der Patient einmal bzw. dreimal in monatlichen Abständen behandelt. Die Resultate sind in Abb. 5.11 dargestellt.

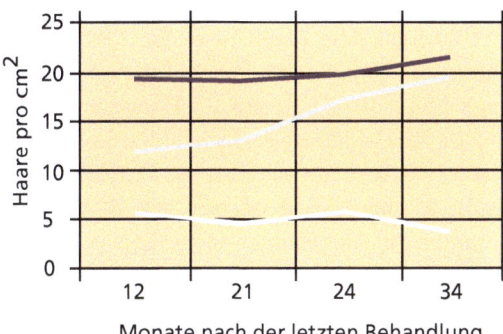

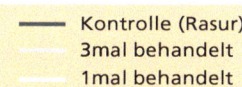

5.11

*Blitzlampe (EpiLight™):
Langzeitnachbeobachtung der
Haardichte nach 1 bzw. 3
Epilationsbehandlungen.*

Während im Lauf der Nachbeobachtungszeit die Haardichte des einmalig behandelten Feldes den Kontrollwert von ca. 20 Haaren pro cm^2 erreicht hatte, blieben die Werte im dreimal behandelten Areal mit ca. 5 Haaren pro cm^2 konstant niedrig. Das entspricht einer 75%igen Haarreduktion (Abb. 5.12).

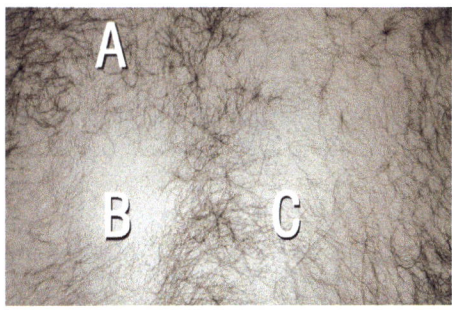

5.12

*Blitzlampe (EpiLight™):
Langzeitnachbeobachtung
der Haardichte nach 1 bis 3
Epilationsbehandlungen.*

A = Kontrollfeld.
B = 32 Monate nach dreimaliger Behandlung (645 nm, 3-mal 2,9 ms, 22 ms
     Delay, 38,9 J/cm^2) in monatlichen Abständen.
C = 34 Monate nach einmaliger Behandlung (gleiche Parameter).   ▶

Vergleich von zwei verschiedenen Alexandritlasern (EpiLase™, EpiXan XL™) bei einer Energiedichte von 20–25 J/cm²

In der nachfolgend beschriebenen Studie wurden zwei Alexandritlaser verschiedener Hersteller miteinander verglichen: Epilase™ (Lumenis, ehem. ESC Sharplan) und EpiXan XL™ (WaveLight, ehem. Baasel). Es wurden 11 Patienten (4 Frauen, 7 Männer, mittleres Alter 29,3 Jahre) mit einer Pulslänge von 38 ms und einer Energiedichte von 20 bzw. 25 J/cm² behandelt. Die Therapie erfolgte in symmetrischen Feldern unter Berücksichtigung des individuellen Schmerzempfindens. Der Strahldurchmesser war beim Alexandritlaser von Sharplan 7 mm, bei dem von Baasel 9 mm. Benützt wurde jeweils der zum Gerät als Zubehör gelieferte Scanner. Diese wurden auf eine mittlere Pulsüberlappung eingestellt. Die Ergebnisse des Gerätevergleichs sind in Abb. 5.13 dargestellt.

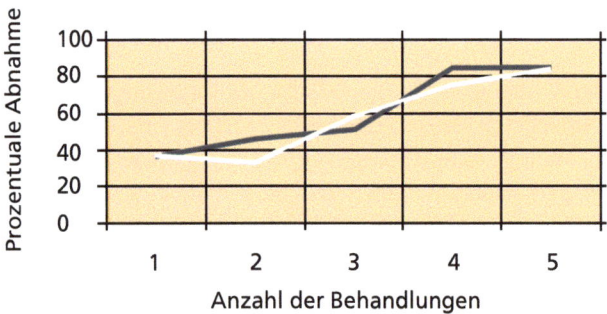

5.13

Alexandritlaser (EpiLase™ vs. EpiXan XL™): Prozentuale Haarabnahme im Verlauf der Epilationsbehandlung bei 20–25 J/cm².

Die Enthaarung nahm mit steigender Anzahl der Wiederholungsbehandlungen zu. Die statistische Auswertung zeigte keine signifikanten Unterschiede zwischen den beiden verwendeten Geräten bei den gewählten Parametern.

Vergleich von zwei verschiedenen Alexandritlasern (EpiLase™, EpiXan XL™) bei einer Energiedichte von 10 J/cm²

Die oben genannten Alexandritlaser wurden auch bei einer Energiedichte von 10 J/cm² miteinander verglichen. Für die Untersuchung wurden zwei Patientengruppen (ungepaarte Stichproben) gebildet. In der Gruppe des Alexandritlasers der Firma WaveLight (ehem. Baasel) wurden 12 Patienten (8 Frauen, 4 Männer, durchschnittliches Alter 29,8 Jahre), in der Gruppe des Alexandritlasers der Firma Lumenis (ehem. ESC Sharplan) 9 Patienten (5 Frauen, 4 Männer, durchschnittliches Alter 32,4 Jahre) untersucht.

Bei diesem Vergleich zeigte sich eine deutlich stärkere Enthaarung durch den Alexandritlaser der Firma WaveLight (ehem. Baasel) (Abb. 5.14). ▶

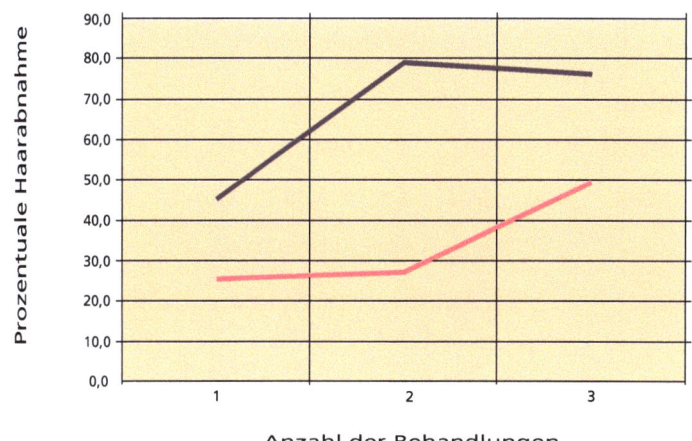

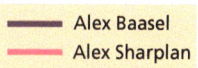

Alexandritlaser (EpiLase™ vs. EpiXan XL™): Prozentuale Haarabnahme im Verlauf der Epilationsbehandlung bei 10 J/cm².

Eine Übersicht über die Ergebnisse der statistischen Auswertung ergibt sich aus Tab. 5.12.

	p-Wert (T-Test bei ungepaarten Stichproben)	n	
		EpiLase	EpiXan XL
1. Behandlung	0,078	9	12
2. Behandlung	0,001	9	9
3. Behandlung	0,206	8	5

5.12 Tabelle

Ergebnis der statistischen Auswertung des Vergleichs zweier Alexandritlaser (EpiLase™ vs. EpiXan XL™) bei einer Energiedichte von 10 J/cm²

Vergleich zweier unterschiedlicher Epilationsmethoden: Blitzlampe (EpiLight™) und Diodenlaser (LightSheer™)

Behandelt wurden 54 Patienten an 12 verschiedenen Körperlokalisationen (Ober- und Unterschenkel, Kinn, Bikinizone, Wange, Hals, Rücken, Brust, Bauch, Oberlippe, Nacken und Unterarm). Das mittlere Alter der Patienten lag bei 33,6 Jahren (21–68 Jahre). Es wurden 40 weibliche und 14 männliche Personen epiliert. Die Behandlungsparameter sind in Tab. 5.13 dargestellt.

	EpiLight	LightSheer
Wellenlänge	615, 645, 695nm (Cut-off-Filter)	800 nm
Energiedichte	31–50 J/cm^2	20–40 J/cm^2
Pulslänge	Doppelpuls à 5–6 ms (Delay 10–20 ms) oder Trippelpuls à 4 ms (Delay 10–30 ms)	10–30 ms
Kühlung	tiefgefrorenes Ultraschallgel bzw. Gel und Kaltluftgebläse	Kontaktkühlung (Saphir)

Tabelle 5.13

Behandlungsparameter beim Vergleich zweier unterschiedlicher Epilationsverfahren (Blitzlampe und Diodenlaser)

Die Probanden wurden in 4- bis 8-wöchigem Abstand zur Wiederholungsbehandlung einbestellt. Die Haare wurden nach der oben beschriebenen TSM-Methode ausgezählt.

Die statistische Auswertung mit dem Student-T-Test (gepaarte Stichproben) ergab höhere Haarabnahmeraten zugunsten des Diodenlasers für die ersten fünf Behandlungen (Tab. 5.14).

	n	Prozentuale Haarabnahme		Signifikanz
		LightSheer %	EpiLight %	
1. Behandlung	54	38,9	34,8	0,341
2. Behandlung	52	57,9	44,1	0,000
3. Behandlung	40	64,1	49,2	0,001
4. Behandlung	32	72,4	56,0	0,008
5. Behandlung	23	74,5	66,9	0,040

Tabelle 5.14

Statistische Auswertung zweier unterschiedlicher Epilationsmethoden (Blitzlampe und Diodenlaser)

Aufgrund der unterschiedlichen Zuordnung der Probanden zu den verschiedenen Lokalisationen konnten bisher nur in den Gruppen Kinn, Rücken und Bikinizone die Fallzahlen für eine statistische Auswertung erreicht werden (Tab. 5.15). ▶

Lokalisation	Behandlung	n	Prozentuale Haarabnahme		T-Test [1]
			EpiLight%	LightSheer%	
Bikini	1. Behandlung	10	27,7	29,4	0,019
	2. Behandlung	10	38,7	58,6	0,001
	3. Behandlung	9	58,9	68,1	0,910
	4. Behandlung	8	57,7	71,6	0,379
	5. Behandlung	3	63,9	73,5	0,547
Kinn	1. Behandlung	12	40,7	27,7	0,916
	2. Behandlung	12	43,2	49,2	0,073
	3. Behandlung	10	36,7	53,1	0,102
	4. Behandlung	8	53,4	72,6	0,594
	5. Behandlung	8	62,8	65,3	0,126
Rücken	1. Behandlung	9	40,1	40,6	0,017
	2. Behandlung	9	57,5	61,5	0,133
	3. Behandlung	6	61,4	76,8	0,052
	4. Behandlung	5	34,8	46,6	0,005
	5. Behandlung	4	59,4	79,8	0,252

1) = Student-T-Test für gepaarte Stichproben

5.15 Tabelle

Ergebnisse der statistischen Auswertung des Vergleichs zweier unterschiedlicher Epilationsmethoden (Blitzlampe und Diodenlaser) nach verschiedenen Lokalisationen

Diskussion

Unerwünschte Körperbehaarung ist nicht nur für viele Frauen ein kosmetisches Problem. Die Elektroepilation war lange Zeit die einzige Möglichkeit, Haare dauerhaft zu entfernen [11]. Diese Methode ist langwierig und für die Patienten sehr unangenehm [14]. Deshalb ist die selektive Photothermolyse des Haarfollikels [4] mit thermischer Destruktion der den Follikel umgebenden Keimzellen eine Innovation in der Entfernung störender Behaarung.

Allgemeine Diskussion der Methoden

Die Vergleiche der unterschiedlichen Therapiemethoden sind erst nach mehreren Behandlungen (3- bis 4-mal) sinnvoll. Da bei jeder Sitzung nur ca. 30% der Haare ▶

langfristig entfernt werden, sieht man Unterschiede erst ab der zweiten Behandlung. Bis dahin sind die Schwankungen in den Ergebnissen bedingt durch die Methoden zu groß.

Mehrere Wiederholungsbehandlungen (4–8) sind notwendig, um das Epilationsergebnis zu stabilisieren und befriedigende Enthaarungsergebnisse zu erzielen. Erst nach dieser Phase der regelmäßigen Wiederholungsbehandlungen kann sich eine Nachbeobachtungsperiode ohne weitere Therapie anschließen, aus der letztlich erst Rückschlüsse auf die Effektivität der jeweiligen Epilationsmethode gezogen werden können.

Die vorstehend beschriebene Kasuistik lässt eine eindeutige Aussage über die Vorteile einer Mehrfachbehandlung gegenüber einer einmaligen Anwendung zu.

Die Compliance der Patienten stellt ein schwieriges Problem dar. Viele Patienten sind nach wenigen Behandlungen schon mit dem kosmetischen Resultat zufrieden und kommen nicht mehr zu den vereinbarten Wiedervorstellungsterminen. Gerade in der Periode der regelmäßigen Wiederholungsbehandlungen und in der Nachbeobachtungsphase gibt es eine große Anzahl von Abbrechern. Grund ist eine unterschiedliche Beurteilung des Epilationsergebnisses. Die Qualität der Behandlung lässt sich nicht nur durch den objektiven Behandlungserfolg, d. h. die objektive Haarreduktion, messen, sondern auch durch die Zufriedenheit der Patienten. Nach 3–4 Behandlungen werden die Haare heller und dünner, was viele Patienten völlig zufrieden stellt. Objektiv ist die Haarreduktion deshalb noch nicht erfolgreich, da auch helle und dünne Haare gezählt werden und die Haardichte nicht im gleichen Maß abnimmt wie die Zufriedenheit des Patienten zunimmt. Es gibt also zusätzlich zur objektiven Beurteilung des Behandlungserfolgs noch eine subjektive Komponente, die sich nur schwer mit naturwissenschaftlichen Methoden messen lässt und sich deshalb einer objektiven Beurteilung entzieht.

Ergebnisdiskussion

Pulslänge

Die thermische Relaxationszeit der Epidermis beträgt 3–10 ms, die des Haarfollikels 40–100 ms. Deshalb stellt sich die Frage nach der optimalen Pulslänge und dem Einfluss der Pulslänge auf die Effizienz. Im untersuchten Bereich von 10–40 ms Pulslänge zeigte sich nach 1–3 Behandlungen kein signifikanter Unterschied. Eine Untersuchung von Nanni [10] zeigt die Auswirkung von Pulslängen von 5, 10 und 20 ms eines Alexandritlasers bei einer Energiedichte von 18 J/cm^2. Hier wurde keine Auswirkung der Pulslänge auf die Effektivität der Behandlung beobachtet, jedoch eine Schonung der Epidermis bei einer Pulslänge von 20 ms. Auch bei Goldberg [3] konnte kein Einfluss der Pulslänge auf das Epilationsergebnis beim Vergleich von Pulslängen von 2 ms (33,1 % Haarreduktion) und 10 ms (33,9 % Haarreduktion) festgestellt werden. Diese Untersuchungen lassen ▶

jedoch keine Rückschlüsse auf längere (z. B. 100 ms) oder kürzere (z. B. 3 ms) Pulslängen zu.

Die Vergleichbarkeit einzelner Pulszeiten ist vor allem bei Lasergeräten mit sog. Burst-Pulsen eingeschränkt. Burst-Pulse bedeutet, dass sich der Puls aus mehreren Einzelpulsen (T-ON-Zeit) zusammensetzt, die durch bestimmte Ruhe-intervalle (T-OFF-Zeit) voneinander getrennt sind. Hier liegt auch der Haupt-unterschied zwischen den beiden untersuchten Alexandritlasern. Bei einer Messung von 20-ms-Pulsen zeigte sich Folgendes:

- Die Pulse beider Alexandritlaser sind bei dieser Pulslänge aus fünf Einzelimpulsen zusammengesetzt.
- Die Dauer eines einzelnen Pulses bei EpiXan XL beträgt 1,5 ms, bei EpiLase zwischen 0,6 und 0,8 ms.
- Das Integral der emittierten Einzelpulse ergibt in beiden Fällen eine Energiedichte von 20 J/cm^2 (Abb. 5.15).

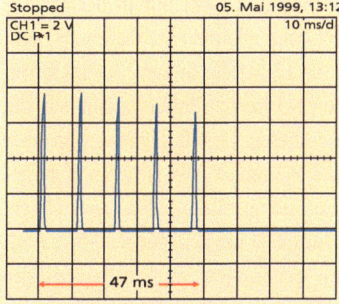 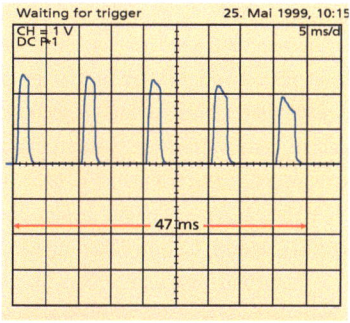

5.15

Pulslänge 20 ms,
Energiedichte 20 J/cm^2.

Bei EpiLase ist die Gesamt T-ON-Zeit deutlich kürzer, die Zeitabstände zwischen den Einzelimpulsen sind erheblich länger als bei EpiXan XL. Die Angabe der Pulsdauer sagt somit bei Lasergeräten mit Burst-Pulsen nichts aus über die tatsächlich vorliegende Pulsdauer als Summe aller Einzelimpulse. So kann bei einem Alexandritlaser mit Burst-Puls bei einer Pulslängenangabe von 20 ms die effektive Pulsdauer in einem Fall nur 3,2 ms (EpiLase), in einem anderen Fall nur 6 ms (EpiXan XL) betragen. Diese unterschiedlichen Zeiten könnten unterschiedliche Erwärmungseffekte der Haarwurzeln bewirken und sich damit in der Effektivität der Behandlung niederschlagen.

Low-dose-Dosimetrie

Der Einsatz niedriger Energiedichten ist vor allem auf die Bedürfnisse der Patienten ausgerichtet. Low-dose-Behandlungen sind weniger schmerzhaft, haben ein geringeres Nebenwirkungsrisiko und sind schneller durchzuführen. Die verwendeten Laser sind in der Geschwindigkeit (gemessen in Hz) abhängig von der Energiedichte, d.h. je höher die verwendete Energiedichte ist, desto langsamer ▶

arbeitet das Gerät. Die Dosimetriestudie mit dem Alexandritlaser von Baasel zeigte effektive Haarverluste auch im niedrigen Energiebereich. Während sich bei höheren Energiedichten diese Unterschiede offenbar nicht klinisch auswirken, konnten für Energiedichten von 10 J/cm^2 signifikante Abweichungen festgestellt werden. Ob diese Unterschiede auch in der Nachbeobachtungsphase bestehen bleiben, müssen weitere Untersuchungen zeigen.

Epilation mit verschiedenen Methoden

Ein Vergleich zwischen Diodenlaser und Blitzlampen lässt sich nur mit Vorbehalt anstellen, da beide Geräte nach vollkommen unterschiedlichen Mechanismen arbeiten. Der Diodenlaser (LightSheer) hat eine Lichtemission bei 800 nm und kann je nach Bedürfnissen des Patienten entweder mit einer kontinuierlichen Pulslänge von 30 ms oder in einem Autopulsmodus betrieben werden. Das heißt, die Pulslänge in Millisekunden liegt bei ca. 50 % der jeweiligen Energiedichte, die zwischen 10 und 60 J/cm^2 variiert werden kann.

Das zweite verwendete Gerät unterscheidet sich nicht nur in der Art der Lichterzeugung, sondern vor allem in der Lichtemission. Im Gegensatz zum Diodenlaser wird von der Blitzlampe (z. B. EpiLight) ein breites Lichtspektrum erzeugt. Der applizierte Impuls setzt sich aus 2–3 kurzen Pulsen zusammen, die sich zu der erwünschten Gesamtpulsdauer addieren. Das EpiLight verfügt über verschiedene Cut-off-Filter: 590, 615, 645 und 695 nm, die alle Strahlen niedrigerer Wellenlängen aus dem Emissionsspektrum herausfiltern. Bei unserer Untersuchung wurden Cut-off-Filter mit 615, 645 und 695 nm verwendet.

Aufgrund der sehr unterschiedlichen technischen Voraussetzungen der Geräte ist es sehr schwierig identische Einstellungen zur Behandlung zu verwenden. Deshalb wurde bei der Studie vor allem auf eine optimale Behandlung in klinischer Hinsicht Wert gelegt mit dem Ziel, hitzebedingte Nebenwirkungen zu vermeiden.

Das bessere Abschneiden des Diodenlasers lässt sich zum Großteil auf einen verzögerten Wirkungseintritt der Blitzlampenbehandlung zurückführen. Tab. 7 zeigt, dass dabei durchschnittlich zwei Sitzungen mehr nötig sind, um gleich gute Resultate zu erzielen. Es handelt sich bei dieser Auswertung jedoch nur um Ergebnisse einer Kurzzeitbeobachtung. Resultate im Langzeitverlauf sind noch nicht abzusehen.

Lokalisationsunterschiede

Die Untersuchung in unterschiedlichen Lokalisationen ist von großem Interesse, weil die beiden verglichenen Geräte technisch auf ganz unterschiedlichen Voraussetzungen aufbauen und auch klinisch deutliche Unterschiede zwischen einzelnen Regionen ins Auge fallen.

Die Unterschiede der Effizienz in den verschiedenen Lokalisationen lässt sich zum einen durch die ungleichen Längen des Haarzyklus in den einzelnen Körper- ▶

regionen erklären. Eine Untersuchung von Lin zeigte, dass Haarfollikel nur in der Anagenphase sensibel auf eine Laserepilation mit dem Rubinlaser reagierten; in der Katagen- und Telogenphase sprachen die Haare auf die Behandlung nicht an. Eine mögliche Synchronisierung des Haarzyklus durch mehrmalige Wiederholungsbehandlungen kann vermutet werden. Auch andere Faktoren haben Einfluss auf das Haarwachstum, darunter der hormonelle Status, die Jahreszeit, die ethnische Zugehörigkeit, das Alter und die Einnahme von oralen Kontrazeptiva [1, 12, 13].

Haarzykluslängen

Ein anderer Aspekt, der bei der Betrachtung verschiedener Lokalisationen eine Rolle spielt, ist der Steal-Effect. Das bedeutet, dass sich die emittierte Energie in Arealen, die dichter behaart sind, auf viele Ziele verteilt, wogegen in Arealen mit niedriger Haardichte die Anzahl der zu treffenden Haarwurzeln wesentlich geringer ist. Deshalb scheint die Effektivität in Arealen, in denen die Haarwurzeln dicht liegen, niedriger zu sein als in Regionen mit einer geringeren Haardichte (Tab. 5.16).

Lokalisation	Länge des Haarzyklus (in Wochen)	Haardichte
Bikini	47–77	+
Kinn	16 (2–29)	++
Rücken	36	+

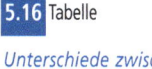

5.16 Tabelle

Unterschiede zwischen den Lokalistionen

Tab. 7 zeigt, dass es deutliche Unterschiede zwischen den behandelten Lokalisationen gibt. So sind die Ergebnisse in der Bikinizone nach anfänglich zögerlichem Rückgang der Behaarung nach vier Behandlungen mit dem Diodenlaser (LightSheer) sehr gut. Nach fünf Behandlungen sind sogar 73,5 % der Haare entfernt. Am Kinn zeigen sich die Grenzen der Laserepilation am deutlichsten. Mit dem LightSheer wird nach der vierten Behandlung ein Haarverlust von 73 % erreicht. Dieser Wert fällt jedoch wieder ab und gleicht sich nach fünf Behandlungen dem stetig und kontinuierlich zunehmenden Haarverlust bei der Blitzlampe (EpiLight) an. In dieser Region sind mit beiden Geräten nur wenig befriedigende Resultate zu erzielen. Im Vergleich zum Rücken mit einem Epilationsergebnis von fast 80 % nach fünf Behandlungen mit dem LightSheer ist die Behandlung am Kinn weniger erfolgreich. Das liegt vermutlich an der Anatomie. Das Kinn ist geprägt durch die knochigen Strukturen des Unterkiefers; das lässt die Behandlung technisch schwieriger werden. Auch reichen die Haare gerade in diesem Bereich bis ins subkutane Fettgewebe, sodass die applizierte Energie eine größere Distanz zurücklegen muss.   ▶

Trotz der verschiedenen Eigenschaften der beiden Geräte lassen sich doch Parallelen bezüglich der Lokalisationen erkennen. Beide Geräte enthaaren in bestimmten Regionen des Körpers effektiver als in anderen. Deshalb stellt sich die Frage, ob überhaupt Unterschiede hinsichtlich der Geräte entscheidend sind oder ob nicht vielmehr anatomische Gegebenheiten und physiologische Unterschiede der einzelnen Körperareale den Ausschlag geben für den Erfolg der Behandlung.

Auch bei der Epilation mit dem Alexandritlaser wurden von McDaniel [8] Unterschiede hinsichtlich verschiedener Lokalisationen beschrieben. Bei dieser Untersuchung war die Behandlung der Beine mit 56% Haarreduktion nach einer Sitzung am erfolgreichsten. Eine Haarreduktion von 40% wurde an der Oberlippe mit einer einmaligen Behandlung erreicht.

Es kann vermutet werden, dass die Grenzen einer Laserepilation bei ungefähr 80% Haarreduktion erreicht sind. Weitere Behandlungen führen nicht zu einer Verbesserung des Therapieergebnisses, könnten sich jedoch positiv auf Langzeiteffekte auswirken. Diese Frage lässt sich mit dem momentanen Kenntnisstand der Untersuchungen jedoch noch nicht konkreter beantworten und erfordert langfristige Nachbeobachtungen.

Langzeitbeobachtung

Es gibt zum jetzigen Zeitpunkt noch keine Aussagen über Langzeitergebnisse. Diese Untersuchungen stehen noch aus. Deshalb darf das Fallbeispiel auch nur als Kasuistik gewertet werden. Das erstaunlich gute Ergebnis des dreimal behandelten Feldes sollte als Einzelfall gesehen und nicht verallgemeinert werden. Die Resultate einer Kontrolle 12 Wochen nach einer einmaligen Behandlung mit dem EpiLight beschreibt Gold [2]. In dieser Studie zeigten sich durchschnittlich ungefähr 60% Haarreduktion 3 Monate nach der einmaligen Behandlung. Eine Langzeitbeobachtung mit dem Diodenlaser ist bei Lou [7] beschrieben. Dort werden Wiederwachstumsraten zwischen 65 und 75% nach einer Behandlung bei einer Nachbeobachtungszeit zwischen 3 und 20 Monaten angegeben. Eine zweimalige Behandlung erbringt bessere Langzeitresultate zwischen 47 und 66% Wiederwachstum im oben genannten Nachbeobachtungsintervall. Das legt den Schluss nahe, dass eine mehrmalige Behandlung im Hinblick auf eine permanente Haarentfernung durchaus notwendig und sinnvoll ist, wie dies auch durch die beschriebene Kasuistik gezeigt werden konnte. Ein geringeres Intervall zwischen den einzelnen Behandlungen wird in der Studie von Lloyd [6] diskutiert. Hier konnte eine langfristige Haarreduktion (1 Jahr) von durchschnittlich 78% bei fünfmaliger Behandlung im Abstand von 3 Wochen in der Bikinizone erreicht werden. Verantwortlich hierfür sei eine effektivere Zerstörung von Bulbus und Wulst bei geringeren Abständen zwischen den Behandlungen.   ▶

Schlussbemerkung

Im untersuchten Bereich von 10–40 ms hat die Pulslänge keinen Einfluss auf das Epilationsergebnis. Des Weiteren lassen sich auch gute Epilationsergebnisse im Low-dose-Bereich (–10 J/cm^2) erreichen. Die Anzahl der Wiederholungsbehandlungen hat einen positiven Einfluss auf das Langzeitergebnis der Behandlung. Es zeigen sich Areale, die bei der Epilation problematisch sind. Diese Problemareale sind jedoch mit allen untersuchten Geräten gleich schwierig zu behandeln. Bei dem Vergleich verschiedener Lasergeräte zeigten sich bisher keine deutlichen Unterschiede.

Möglicherweise ändert sich diese Aussage bei einer erneuten Auswertung mit längeren Nachuntersuchungszeiten.

Literatur

1   *Braun-Falco O Dynamik des normalen Haarwachstums.*

2   *Gold MH (1997) Dermatol Surg 23:909–913*

3   *Goldberg DJ (1999) Lasers Surg Med 25:223–228*

4   *Lask G (1997) Dermatol Surg 23:737–739*

5   *Lin TY (1998) J Invest Dermatol 111:107–113*

6   *Lloyd JR (2000) J Am Acad Dermatol 26:633–637*

7   *Lou WW (2000) Dermatol Surg 26:428–432*

8   *McDaniel DH (1999) Dermatol Surg 25:425–430*

9   *Nanni CA (1999) J Am Acad Dermatol 41:165–171*

10   *Nanni CA (1999) Lasers Surg Med 24:332–337*

11   *Richards RN (1986) J Am Acad Dermatol 15:693–695*

12   *Saitoh M (1970) J Invest Dermatol 54*

13   *Seago, Ebling (1985) Br J Dermatol 113:9–16*

14   *Wagner RF (1985) J Am Acad Dermatol 12:441–448*

Langzeitepilation mit einem Diodenlaser (LightSheer)

CH. SMITH, A. FRATILA

EINLEITUNG

Unerwünschter Haarwuchs ist ein häufiges Problem in der dermatologischen Praxis. Laser- und Lichtsysteme werden seit Jahren zur Entfernung von unerwünschtem Haarwuchs eingesetzt und erfreuen sich ständig wachsender Popularität. Einer zunehmenden Fülle von Geräten und äußerst optimistischen Einschätzungen der Hersteller stehen wachsende Nachfrage und Ansprüche der interessierten Patienten gegenüber. Sowohl für Anwender als auch für Patienten stellt sich die Frage der Effektivität der jeweiligen Geräte. In einer retrospektiven Auswertung der Daten von mehr als 500 Behandlungen an über 300 Patienten sind wir der Frage nach der Wirksamkeit der Behandlung mit einem 800-nm-Diodenlaser (LightSheer) nachgegangen und berichten über Erfahrungen in der Anwendungspraxis.

Die ästhetische Beeinträchtigung durch vermehrte oder als vermehrt empfundene Behaarung hat in den letzten Jahren zu einem wachsenden Interesse an neuen Methoden der Haarentfernung geführt. Hilfesuchende klagen oft über die Minderung ihrer Lebensqualität, die z. T. zu einer starken psychischen Belastung werden kann und sich bis zur Dysmorphophobie und Suizidalität entwickeln kann.

Neben diesem Motiv für den Wunsch nach einer endgültigen Lösung können durchaus auch praktische Probleme, die nach nicht dauerhaften Epilationsmethoden auftreten, wie z. B. eingewachsene Haare mit nachfolgenden Entzündungen, Vernarbungen und postinflammatorischen Hypo- oder Hyperpigmentierungen, eine permanente Haarentfernung wünschenswert erscheinen lassen.

Grundsätzlich lassen sich verschiedene Typen von unerwünschtem Haarwuchs unterscheiden. Von Hirsutismus spricht man bei einer Vermehrung der Haare in den androgenabhängigen Körperpartien bei Frauen. Bei diesem Behaarungsmuster mit Vermehrung der Behaarung z. B. im Bereich von Oberlippe, Kinn, Nabellinie und Übergreifen der Schambehaarung auf die Oberschenkel sollte eine Hyperandrogenämie bzw. zugrunde liegende Erkrankungen (ovariell polyzystisches Ovarsyndrom, ovarielle Tumoren; adrenal Androgen produzierende Tumoren, kongenitale Nebennierenhyperplasie; hypophysär Morbus Cushing, Prolaktinämie) ausgeschlossen oder entsprechend einer Therapie zugeführt werden. Erst nach entsprechender (Ausschluss-)Diagnostik kann von einem idiopathischen Hirsutimus bzw. von einer erhöhten Sensitivität der Haarfollikel ausgegangen werden.

▶

175

Als Hypertrichose dagegen wird ein generalisierter vermehrter Haarwuchs bezeichnet, der über die durch ethnischen Hintergrund, Geschlecht und Alter bestimmte Ausprägung der Behaarung hinausgeht. Ursachen können sowohl kongenital/heriditär (Hypertrichosis lanuginosa) als auch metabolischer Natur sein (z. B. Hyper-/Hypothyreose, Porphyrien, vermehrte Lanugobehaarung bei Anorexie). Daneben kann die Zufuhr von Anabolika/Testosteron, Corticosteroiden, Ciclosporin, Diazoxid, Minoxidil, AZT, Penicillamin und Streptomycin zu vermehrter Behaarung führen.

Lassen sich durch eine subtile Diagnostik und Anamnese die Ursachen einer ausgeprägten Behaarung nicht ermitteln bzw. bleiben die eingeleiteten Therapieversuche unbefriedigend, kommen in der Regel verschiedene Epilationsmethoden zur Anwendung.

Rasieren, Zupfen, Herausrupfen durch spezielle Epilationsgeräte, Heißwachs- und Kaltwachsentfernung, Entfernung mittels Faden und Honig-/Glucosemasse, chemische Enthaarungscremes auf der Basis von Thioglykolaten oder Strontium-, Barium- oder Calciumsulfit stellen die am häufigsten verwendeten nicht dauerhaften Verfahren dar.

Neben dem hohen Zeitaufwand entstehen oft die oben angesprochenen Probleme: eingewachsene Haare mit nachfolgenden Entzündungen, Vernarbungen und postinflammatorische Hypo- oder Hyperpigmentierungen. Depilatorien sind zudem häufig mit dem Auftreten von irritativen Kontaktdermatitiden verbunden.

Vor der Beschreibung der selektiven Photothermolyse durch Anderson und Parrish galt die Elektrolyse (galvanisch, Thermolyse) als Goldstandard der dauerhaften Haarentfernung und Langzeitergebnisse werden auch heute noch mit dieser Methode verglichen. Die schmerzhafte, zeitaufwendige Elektrolyse erfordert die Sondierung jedes einzelnen Haarkanals und muss zudem pro Haar mehrfach wiederholt werden. Entsprechend besteht eine reelle Vernarbungsgefahr und ausgedehntere behaarte Gebiete sind praktisch nicht zu behandeln.

Die Laser- bzw. Lichtmethoden zur dauerhaften Epilation zielen auf eine selektive Schädigung des Haars unter minimaler Schädigung der Epidermis ab. Idealerweise sollte die Absorption der verwendeten Licht- bzw. Laserenergie also lediglich im Bereich eines Zielchromophors im Haar, nicht jedoch in der Umgebung oder der Epidermis erfolgen. Melanin erfüllt die Voraussetzung der niedrigen Absorption der Energie durch konkurrierende (Umgebungs-)Chromophore wie Oxyhämoglobin bzw. Wasser, wenn Wellenlängen im Bereich zwischen 694 und 1064 nm eingesetzt werden.

Mit zunehmender Wellenlänge wird zudem eine größere Eindringtiefe erreicht. Der mit einer Wellenlänge von 800 nm arbeitende LightSheer Diodenlaser entspricht diesen Anforderungen.   ▶

Patienten und Methoden

Von Dezember 1998 bis Januar 2000 wurden insgesamt mehr als 570 Behandlungen an 362 Patienten durchgeführt. Dabei handelte es sich in 92% der Fälle um Frauen, in 8% Prozent der Fälle um Männer bzw. Mann zu Frau Transsexuelle. 4% der Patienten gehörten zum Hauttyp I, 23% zum Hauttyp II, 73% zum Hauttyp III der Klassifikation nach Fitzpatrick (Tab. 5.17).

Einteilung der Hauttypen nach Fitzpatrick	
Hauttyp	
I	immer Sonnenbrand, nie Bräunung
II	immer Sonnenbrand, selten Bräunung
III	selten Sonnenbrand, immer Bräunung
IV	immer gebräunt
V	stark pigmentiert
VI	schwarzer Hauttyp/Afroamerikaner/Afrikaner

5.17 Tabelle

Klassifikation der Hauttypen nach Fitzpatrick

Dunklere Hauttypen (bis Hauttyp VI) wurden lediglich im Rahmen von Verträglichkeitstests behandelt.

Zur Evaluierung der Langzeitergebnisse wurden die Daten der in den ersten 6 Monaten behandelten Patienten herangezogen. Die Evaluierung der Haarreduktion erfolgte durch den Arzt (Vergleich mit vor der Behandlung erfolgter Photodokumentation) und durch den Patienten (subjektive Empfindung). Eine standardisierte Polaroid-Photodokumentation wurde zur Auszählung der Haare in einem definierten Areal benutzt.

Die Patienten wurden aufgefordert, 4 Wochen vor der Behandlung das zu behandelnde Areal keiner künstlichen oder natürlichen vermehrten UV-Bestrahlung (Sonnenbank, Sonnenurlaub) auszusetzen. Außerdem sollten die Patienten 7–10 Tage vor der Behandlung keinen Selbstbräuner mehr verwenden und sich ohne Tönungscremes oder Make-up zur Behandlung vorstellen. Weiterhin mussten alle Epilationsmaßnahmen wie Wachsen und Zupfepilation ab 4 Wochen vor Behandlungsbeginn unterlassen werden. Unmittelbar vor der Behandlung erfolgte eine glatte Rasur der Fläche. Auf Wunsch erhielten empfindliche Patienten eine Analgesie mittels okklusiver Applikation von EMLA 30–60 min vor der Behandlung.

Die Behandlung erfolgte mit dem LightSheer Diodenlaser. Das Gerät arbeitet auf der Basis eines AlGaAs-(Aluminium-, Gallium-, Arsenid-)Laserdiodenarrays, das im Kopf des Geräts untergebracht ist, mit einer Frequenz von 1 Hz und ▶

177

einer Fleckgröße von 9x9 mm. Die angewandten Pulsenergiedichten lagen zwischen 10 und 40 J/cm² meist unter Einsatz der gerätespezifischen Autopulsfunktion (Pulsenergiedichte halbiert). Lediglich bei Verträglichkeittests der Patienten mit Hauttyp IV und höher wurde eine Pulsbreite von 30 ms eingesetzt. Zum Betrieb des Geräts sollte die Raumtemperatur bei 15–27° C und die Luftfeuchtigkeit bei unter 70% liegen.

Praktische Anwendung

Alle im Raum anwesenden Personen wurden jeweils durch spezielle Brillen vor Augenschäden geschützt.

Nach gründlicher Reinigung der Haut wurde die gekühlte Saphirspitze des Laserkopfes fest auf die Haut gedrückt und der Schuss ausgelöst. Nach Abwarten der Reaktion der Testschüsse erfolgte die Anpassung der Pulsenergiedichte. Es wurde jeweils die maximal tolerable Pulsenergiedichte gewählt, bei der keine Epidermolyse eintrat und sich ein deutliches perifollikuläres Ödem entwickelte. Die Behandlung erfolgte leicht überlappend, da das 9×9 mm messende Behandlungsquadrat im Zentrum des Kopfes gelegen ist. Nach wenigen Schüssen wurde der Behandlungskopf jeweils ausgiebig mit Isopropylalkohol gereinigt und desinfiziert. Zwischen zwei Patienten erfolgte ebenfalls eine gründliche Reinigung und Desinfektion des Behandlungskopfes. Im Anschluss an die Behandlung wurde die Haut durch Gel-Cool-Packs gekühlt und cortisonhaltige Externa appliziert. Bei stärkerer Rötung und Schwellung erfolgte die Applikation bis zum Abklingen der Rötung.

Ergebnisse

Bei Patienten mit Hauttyp IV oder höher trat trotz vorsichtiger Erprobung moderater Energien pro cm² gemäß den Anwendungsempfehlungen von 10 J/cm² und Anpassung der Pulsdauer (30 ms) entweder kurzfristig eine Epidermolyse, langfristig eine Hyperpigmentierung bzw. Hypopigmentierung oder kein ausreichender Epilationseffekt ein. Die Patienten lehnten weitere Behandlungen daher verständlicherweise ab und standen für die Langzeitbeurteilung nicht zur Verfügung.

Die am meisten behandelten Areale waren in absteigender Häufigkeit bei weiblichen Patienten Oberlippe, Kinn/Halsübergang, Bikinizone, seitliche Wangenpartien, Unterschenkel und Oberschenkel. Seltenere Lokalisationen umfassten die Mamillen, den Rücken, die Bartregion bei Männern, Bauch, Brustrinne, Nacken, Schultern, Sakralregion, Augenbrauen und behaarte Nävi. Die Anwendung erfolgte bei letzteren nur nach auflichtmikroskopischer Beurteilung mit unauffälligem Ergebnis und Aufklärung über die Problematik einer depigmentierenden Behandlung dieser Läsionen.   ▶

Die Anzahl der Sitzungen lag bei weiblichen Patienten im Schnitt zwischen zwei und drei Behandlungen im Abstand von 3–4 Monaten. Bei Männern lag die Anzahl der Sitzungen im Rückenbereich über fünf jeweils im Abstand von 3–6 Monaten. Die Ergebnisse sind in Tab. 5.18 und 5.19 zusammengefasst.

Weibliche Patienten		
Bereich	Anzahl	Intervall in Monaten
Gesicht	2–3	3–4
Bikinizone	2–3	3–4
Beine	2–3	3–4
Männliche Patienten		
Bereich	Anzahl	Intervall in Monaten
Rücken	mehr als 5	3–6
Bart	mindestens 5	2

5.18 Tabelle

Sitzungen in Abhängigkeit von Geschlecht und Lokalisation

Weibliche Patienten	
Bereich	Reduktion in %
Oberlippe, Kinn, Hals	10–70
Bikinizone	10–50
Beine	ca. 30
Arme	keine ausreichenden Daten (2 Fälle)
Männliche Patienten	
Bereich	Reduktion in %
Rücken	10–20
Bart	10–20

5.19 Tabelle

Clearanceraten nach Regionen

Ein perifolliküläres Ödem und Rötungen mit Schwellungen traten bei allen Patienten auf. Durchschnittlich betrug die Dauer der Rötung 24 bis maximal 48 Stunden. Längere Erythemphasen von bis zu einer Woche wurden von drei Patienten angegeben. Eine Epidermolyse entwickelte sich nur in Einzelfällen. Follikulitiden wurden bei Männern bei der Behandlung von Rücken und Nacken beobachtet. Bei Frauen trat diese Nebenwirkung selten auf und ließ sich jeweils ▶

durch den Einsatz von erythromycinhaltigen Externa und milden Abrasiva (Brasivil) gut beherrschen. Postinflammatorische Hypo- oder Hyperpigmentierungen gab es nur in wenigen Fällen bei Hauttyp III bei Behandlungen im Bereich der Extremitäten. Sie waren zuletzt bei allen Patienten unter Sonnenkarenz und Anwendung einer Creme aus Hydrochinon 4% in 10%iger Glykolsäure rückläufig. Nur bei einer Patientin wurde die Aktivierung eines Herpes simplex im Bereich der Wange 10 Tage nach Behandlung der Oberlippe beobachtet. Unter Aciclovir topisch und systemisch erfolgte eine rasche narbenfreie Abheilung (Tab. 5.20).

Bereich	Abhängigkeit in %
Extremitäten (Extensorflächen)	22
Kinn und obere Halspartie	13
Schultern	10
Bauch	10
Bikinizone/inguinal	5

Tabelle **5.20**

Nebenwirkungen in Abhängigkeit von der Lokalisation [26]

Diskussion

Für das Haarwachstum verantwortlich sind neben dem Bulbus in 3–7 mm Tiefe vermutlich auch die sog. Bulge-Region in 1–2 mm Tiefe. Die Bulge-Hypothese postuliert eine komplexe Interaktion von Bulge und Papille für die Kontrolle des Haarwachstums [1, 2]. Transplantationsexperimente mit bulbusfreien Haaren belegen sowohl im Tiermodell als auch beim Menschen die enorme Regenerierungsfähigkeit der Haare aus den unteren 2/3 des Haars [16, 28].

Beim LightSheer handelt es sich um einen Diodenlaser mit einer Wellenlänge von 800 nm, die einerseits Melanin zum Zielchromophor hat, andererseits eine ausreichende Eindringtiefe, um sowohl die Bulbus- als auch die Bulge-Region des Haars zu erreichen. Durch Kompression der Haut wird die Strecke bis zur Zielstruktur weiter verkürzt. Der gekühlte Saphirkopf ermöglicht die optimale Vorkühlung zur Schonung der ebenfalls Melanin enthaltenden Epidermis unter Ausnutzung der unterschiedlichen thermischen Relaxationszeiten von Epidermis und Haarfollikel. Die Kompression der Blutgefäße im oberen Plexus durch den Applikationsdruck eliminiert die konkurrierenden Zielchromophore (Hämoglobin, Oxyhämoglobin).

Nach Dierickx kommt es bei fast allen Patienten zu einem temporären Ausfall aller Haare zwischen 1 und 3 Monaten. Entsprechend haben wir die Behandlungen auch in Regionen, in denen die Telogenphase deutlich unter 3 Monaten ▶

liegt, jeweils in 3- bis 4-monatigen Intervallen durchgeführt. Ausnahmen davon stellen beispielsweise die Beine und die Arme dar. In diesen Behandlungsarealen lagen die Intervalle zuletzt bei 6 Monaten aufgrund der langen Telogendauer, da sich in diesen Regionen lediglich (je nach Autor) 20% der Haare in der Anagenphase befinden. Es sollten also idealerweise ca. fünf Behandlungen in ausreichend großen Abständen erfolgen. Daher bleibt zum jetzigen Zeitpunkt die Einschätzung der Langzeitwirkung des LightSheer für diese Regionen abzuwarten. Derzeit scheinen die Behandlungsergebnisse eher besser zu sein, als nach diesen Überlegungen zu erwarten wäre. Aufgrund des Zielchromophors ist nicht mit einer dauerhaften Reduktion von grauen oder blonden, d.h. kaum Melanin enthaltenden Haaren zu rechnen. Dies stimmt mit unseren Erfahrungen überein. Zusätzlich haben wir ein deutlich schlechteres Ansprechen von rötlichen oder rotbraunen Haar beobachtet. Möglicherweise ist dafür der höhere Gehalt an Phäomelanin verantwortlich, das vermutlich weniger stark Energie absorbiert. Liew et al. haben bereits für den Rubinlaser eine signifikante Abhängigkeit des Ansprechens nicht nur vom Gesamtmelanin, sondern insbesondere vom Eumelaningehalt der Zielstruktur demonstriert [ ].

Zusammenfassung

Das LightSheer stellt bei korrekter Handhabung eine nebenwirkungsarme und bedienerfreundliche Möglichkeit zur effektiven Langzeitreduktion von unerwünschter Behaarung dar. Speziell bei der Behandlung im Gesichtsbereich von Frauen ist eine rasche und effektive Therapie mit wenigen Sitzungen möglich. Hormonelle Ursachen sollten jedoch ausgeschlossen oder behandelt werden. Bei rötlichen Haaren ist eine geringere Clearance-Rate zu erwarten; blonde und weiße Haare erfahren nur eine temporäre Epilation.

Bei Männern haben wir ein deutlich schlechteres Ansprechen beobachtet, was eine größere Anzahl von Behandlungen erforderlich macht. Da gerade bei männlichen Patienten oft größere Areale, beispielsweise der Rücken, zu behandeln sind, stellt dieses Verfahren eine relativ aufwendige Methode dar, und ein Vergleich mit anderen Lasersystemen bezüglich der Effizienz im Halbseitenversuch ist zur abschießenden Beurteilung erforderlich. Zur effektiven Behandlung großer Flächen ist ein Nachfolgemodell mit einer erhöhten Frequenz von 2 Hz und einem vergrößerten Saphirlaserkopf bereits erhältlich.

Literatur

1   Akiyama M, Dale BA, Sun T (1995) Holbrook KA, Characterisation of hair follicle bulge in human fetal skin: the human fetal bulge is a poll of undifferentiated keratinocytes. J Invest Dermatol 105:844–850

2   Akiyama M, Smith LT, Holbrook KA (1996) Growth factor and growth factor receptor localisation int the hair follicle bulge and associate tissue in human fetus. J Invest Dermatol 106:391–396

3   Anderson RR, Parrish JA (1983) Selective photothermolysis: precise microsurgery by selective absorption of pulsed radiation. Science 220:524–527

4   Anderson RR, Clinical use of the lightsheer diode laser system, Coherent/Palomar Information .

5   Berry J (1979) Recurrent trichiasis: treatment with laser photocoagulation. Ophthal Surg 10:36–38

6   Boss WK, Usal H, Thompson RC, Fiorillo MA (1999) A comparison of the long-pulse and short-pulse alexandrite laser hair removal system. Ann Plast Surg 42:381–384

7   DiBernardo B, Perez J, Usal H, Thompson R, Callahan L, Fallek SR (1999) Laser hair removal: Where are we now? Plast Reconstr Surg 104:247–257

8   Dierickx C, Alora MB, Dover JS (1999) A clinical overview of hair removal using lasers and light sources. Dermatol Clin 17:357–366

9   Dierickx C, Anderson RR, Campos VB, Grossman, MC Effective permanent hair reduction using a pulsed high power diode laser, summary provided by Coherent Medical.

10   Dierickx C, Laser hair removal: Scientific principles and practical aspects, provided by Coherent Medical.

11   Görgü M, Alsan G, Akoz T, Erdogan B (2000) Comparison of alexandrite laser and electrolysis for hair removal. Dermatol Surg, 26:37–41

12   Gold MH, Bell MW, Foster TD, Street S, Long-term epilation using the EpiLight broad band intense pulsed light hair removal system. Dermatol Surg 23:909–913

13   Goldberg DJ, Littler CM, Wheeland RG (1997) Topical suspension-assisted Q-switched Nd:YAG laser Hair removal. Dermatol Surg 23:741–746

14   Goldberg DJ, Ahkami R (1999) Evaluation comparing multiple treatments with a 2msec and 10msec alexandrite laser for hair removal. Lasers Surg Med 25:223–228

15   Haywood RM, Wardman P, Gault DT, Linge C (1999) Ruby laser irradiation (694 nm) of human skin biopsies: assessment by electron spin resonance spectroscopy of free radical production and oxidative stress during laser epilation. Photochem Photobiol 70:348–352

16   Kim JC, Choi YC (1995) Regrowth of grafted human scalp hair after removal of the bulb. Dermatol Surg 21:312–313

17   Kligman AM, Peters L (1984) Histologic changes in human hair

follicles after electrolysis: a comparison of two methods. Cutis 30:169–176

18 Lask G, Elman M, Slatkine M, Waldman A, Rozenberg Z (1997) Laser-assisted hair removal by selective photothermolysis: Preliminary results. Dermatol Surg 23:737–740

19 Liew SH (1999) Unwanted body hair and its removal: a review. Dermatol Surg 25:431–439

20 Liew SH, Ladhani K, Grobbelaar AO, Gault DT, Sanders R, Green CJ, Linge C (1999) Ruby laser assisted hair removal success in relation to anatomic factors and melanin content of hair follicles. Plast Reconstr Surg 103:1736–1743

21 Liew SH, Ladhani K, Grobbelaar AO, Gault DT, Green CJ, Linge C (1999) Ruby laser assisted hair removal reduces the coarseness of regrowing hairs: fallacy or fact? Br J Plast Surg 52:380–384

22 Liew SH, Grobbelaar AO, Gault DT, Green CJ, Linge C, The effect of ruby laser light on cellular proliferation of epidermal cells. Ann Plast Surg 43:519–522

23 McCoy S, Evans A, James C (1999) Histological study of hair follicles treated with a 3-msec pulsed ruby laser. Lasers Surg Med 24:142–150

24 McDaniel DH, Lord J, Ash K, Newman J, Zukowski M (1999) Laser hair removal: A review and report on the use of the long pulsed alexandrite laser for hair reduction of the upper li, leg, back and bikini region. Dermatol Surg 25:425–430

25 Manuskiatti W, Dierickx C, Gonzalez S, Lin D, Campos VB, Gonzalez E,

Anderson RR (1999) Laser hair removal affects sebaceous glands and sebum excretion: A pilot study. J Am Acad Dermatol 41:176–180

26 Nanni CA, Alster TS (1999) Laser assisted hair removal: side effects of Q-switched Nd:YAG, long pulsed ruby and alexandrite lasers. J Am Acad Dermatol 41:165–171

27 Nanni CA, Alster TS (1999) Longpulsed alexandrite laser-assisted hair removal at 5,10 and 20 milliseconds pulse duration. Lasers Surg Med 24:332–337

28 Oliver RF (1966) Whisker growth after removal of the dermal papilla and lengths of follicle in the hooded rat. J Embryol Exp Morph 15:331-347

29 Olsen EA (1999) Methods of hair removal. J Am Acad Dermatol 40:143–155

30 Saitoh M, Uzulca M, Sakemoto M (1970) Human hair cycle. J Invest Dermatol 54:65

31 Schroeter CA, Raulin C, Thurliman W, Reineke T, De Potter C, Neumann HA (1999) Hair removal in 40 hirsute women with an intense laser-like light source. Eur J Dermatol 9:374–379

32 Williams R, Havoonjian H, Isagholian K, Menaker G, Moy R (1998) A clinical study of hair removal using the long-pulsed ruby laser. Dermatol Surg 24:837–842

33 Weir V, Woo TY (1999) Photo-assisted epilation - review and personal observations. J Cutan Laser Ther 1:135–143

Epilation
mit langgepulsten Nd:YAG-Lasern

U. HOHENLEUTNER, S. LORENZ

EINLEITUNG

Infrarotlicht einer Wellenlänge von 1064 nm, wie es ein Nd:YAG-Laser emittiert, kann 5–7 mm tief in die Haut eindringen [3]. Zwar ist die Absorption des Gewebewassers bei 1064 nm höher als etwa bei den Lasern im sichtbaren Bereich; dies wird jedoch durch die starke Streuung ausgeglichen, die für die Nd:YAG-Laser-Strahlung die oben angegebenen Eindringtiefen ermöglicht [3]. Obwohl die Absorption in Melanin bei 1064 nm niedriger ist als etwa für Farblichtlaser (532 nm, 694 nm), ist wahrscheinlich die Absorption in Melaninpigment relativ gesehen immer noch deutlich höher als in nicht pigmentierter Haut. Dies ist die Voraussetzung für die selektive Photothermolyse pigmentierter Haarfollikel mit dem Nd:YAG-Laser. Dabei könnten die hohen Eindringtiefen einen weiteren Vorteil darstellen, da Haarfollikel oft einige Millimeter tief in der Haut liegen.

Kurzgepulste, sog. Q-switch-Nd:YAG-Laser mit Pulszeiten im Nanosekundenbereich stehen seit längerem zur Behandlung von Tätowierungen und pigmentierten Hautveränderungen zur Verfügung und können für diese Indikationen als etabliert gelten [2, 9]. Seit kurzem gibt es auch Nd:YAG-Laser mit Pulslängen im Millisekundenbereich, deren Pulslängen den thermischen Relaxationszeiten der Haarfollikel besser entsprechen. Eine italienische Vorabstudie berichtet über gute Erfolge mit einem 4-ms-Nd:YAG-Laser bei der Epilation verschiedenster Haarfarben [1].

Im Rahmen einer prospektiven Probandenstudie sollten die Effektivität, die Nebenwirkungen und die Dauer des Epilationserfolgs mit dem langgepulsten Nd:YAG-Laser erforscht werden. Die Ergebnisse nach einem halben Jahr Nachbeobachtung werden hier vorgestellt.

Patienten und Methoden

Im Rahmen einer prospektiven Studie wurden 29 freiwillige Probanden (22 Frauen, 7 Männer) im Bereich des Unterschenkels behandelt. Die Verteilung der Haarfarbe an den Beinen: 5 blond, 21 braun und 3 schwarz.

Die Behandlungen wurden mit einem Nd:YAG-Laser (DEKA, Smartepil, 1064 nm) mit 4 mm Spotgröße, 4 ms Impulsdauer und 40 J/cm^2 Energiedichte durchgeführt (Abb. 5.15–5.18).

Der Laser wurde fünfmal im Abstand von 4 Wochen angewendet, wobei jeweils dieselben mit Hilfe einer standardisierten 6-Felder-Schablone identifizierten 3×3 cm großen Areale unter sukzessiver Auslassung eines Areals behandelt wurden. Ein unbehandeltes Areal diente als Kontrolle. Somit ergab sich nach Abschluss der fünften Behandlung je ein Areal mit 1, mit 2, mit 3, mit 4 und mit 5 Behandlungsdurchgängen sowie ein Kontrollareal. Alle Areale wurden jeweils direkt vor der Behandlung rasiert und ein dünner Film Ultraschallgel wurde zur ▶

Kühlung aufgetragen. Als Vorbehandlung war ausschließlich eine mindestens zwei Wochen zurückliegende Rasur zulässig.

Die Beurteilung und Photodokumentation des Befunds erfolgte jeweils vor den einzelnen Lasersitzungen und im Abstand von 3 und 6 Monaten nach Abschluss der letzten Lasertherapie durch die behandelnden Ärztinnen. Eine Kontrolle nach 12 Monaten ist vorgesehen, steht aber derzeit noch aus. Somit ergeben sich für die Felder mit unterschiedlicher Anzahl an Behandlungdurchgängen etwas unterschiedliche Nachbeobachtungsintervalle.

Der Epilationserfolg wurde anhand der ausgebliebenen Haare im Vergleich zum Kontrollareal ermittelt. Dabei erfolgte die Beurteilung nach dem optischen Eindruck (ohne Haarzählung). Die Einteilung war wie folgt: 1 = > 95% Reduktion, 2 = > 75%, 3 = 50–75%, 4 = 25–50%, 5 = < 25% Haare weniger als im Kontrollareal, 6 = kein Effekt.

Ergebnisse

Epilationserfolg

Einen Monat nach einer einzelnen Behandlung zeigte sich ein Ausbleiben von mehr als 50% der Haare in 44,9% der Areale. Durch mehrfache Behandlung konnte eine Steigerung dieses Prozentsatzes auf Werte um 70% erreicht werden. Abb. 1 zeigt eine detaillierte Aufschlüsselung der Ergebnisse nach ein- oder mehrfacher Behandlung im Vergleich, die Nachbeobachtungszeit ist dabei jeweils 1 Monat.

Durch mehrfache Behandlung konnte nicht nur die kurzzeitige (1 Monat Nachbeobachtungszeit) Effektivität der Epilation insgesamt deutlich gesteigert, sondern auch die Dauerhaftigkeit des Epilationserfolgs verbessert werden. Während nach ein- oder zweimaliger Behandlung ein über 50%iger Epilationserfolg lediglich 2 Monate anhielt, war nach viermaliger Behandlung zunächst ein Erfolg über 4 Monate zu verzeichnen.

Bei den Follow-up-Untersuchungen zu 1–4 Behandlungen zeigte sich eine auffallende zeitliche Dynamik. Dabei kam es zunächst über Monate hinweg zu einer Abnahme des Epilationserfolgs, der dann wieder zunahm. Der Abstand zwischen Abnahme des Erfolgs und erneuter Zunahme umfasste bei einmaliger Behandlung ca. 10 Monate. Bei zweimaliger Behandlung kam es schon nach 7 Monaten zu einer Umkehrung der Tendenz, und nach fünfmaliger Behandlung konnte zwischen der Kontrolle nach 3 und nach 6 Monaten ohne vorherige Verschlechterung der Ergebnisse eine Zunahme des Epilationserfolges verzeichnet werden.

Auch bei blonden Haaren konnte mit dem langgepulsten Nd:YAG-Laser eine Reduktion der Haare erreicht werden. Nach fünfmaliger Behandlung war bei drei von fünf Probanden eine Reduktion der Haare um 50–75% zu verzeichnen, die über 6 Monate anhielt.   ▶

Nebenwirkungen

Passagere oder dauerhafte Nebenwirkungen wie Hypo- oder Hyperpigmentierungen traten auch bei stark gebräunten Probanden nicht auf. Lediglich bei einer Probandin kam es nach Laserapplikation zu einer Follikulitis, die zur Ausbildung einer kleinen, leicht atrophen Narbe im behandelten Areal führte.

Die Behandlung selbst verursachte mit zunehmender Pulszahl wachsende Missempfindungen wie Kribbeln, Brennen, Gefühle von Wärme, Nadelstichen oder kleinen Explosionen unter der Haut. Diese Missempfindungen nahmen mit der Häufigkeit an Behandlungen ab. In Einzelfällen zeigten sich posttherapeutische Quaddeln für einige 10 Minuten, kleine perifollikuläre Bläschen sowie Brennen bei Wasserkontakt.

Diskussion

Für den langgepulsten Nd:YAG-Laser lag bisher nur eine Therapiestudie von Bencini et al. [1] vor. Die Autoren behandelten eine relativ heterogene Patientengruppe (normal Behaarte, Patienten mit Hypertrichose, Hirsutismus, Transsexuelle) mit verschiedenen Haarfarben (weiß bis schwarz) mit dem 4-ms-Nd:YAG-Laser bei 23–56 J/cm^2. Die Autoren berichten, dass für eine vollständige Epilation je nach Haartyp und -dicke 3–8 Behandlungen erforderlich seien und dass alle Haartypen und -farben außer weiße Haare epilierbar waren. Allerdings werden keinerlei Nachuntersuchungen angegeben und die Dauer der Wirksamkeit bleibt offen. Nebenwirkungen außer Brennen bei der Anwendung höherer Energiedichten und flüchtige Erytheme nach Behandlung wurden nicht beobachtet.

Ziel dieser Studie war es, an Probanden unter kontrollierten Bedingungen und in gleichen Körperarealen die Wirkung und vor allem die Langzeiteffektivität des langgepulsten Nd:YAG-Lasers für die Epilation zu prüfen.

Die bisherigen Ergebnisse weisen darauf hin, dass sich dieser Laser mit 4 ms, 40 J/cm^2 und 4 mm Durchmesser zur Entfernung von störender Behaarung eignet und, anders als der langgepulste Rubin- oder Alexandritlaser [6, 10], auch bei blonden Haaren, wenngleich mit mäßigem Erfolg, einsetzbar ist.

Das zunächst insbesondere nach wenigen Behandlungszyklen erfolgende Nachwachsen der Haare ist durch die Tatsache erklärbar, dass es wie bei der Elektroepilation bei im Telogen behandelten Follikeln wahrscheinlich zu einer Wachstumsretardierung nur für Wochen, bei in Anagen behandelten dagegen für Monate kommt [8]. Nach Lin et al. [4] sind ausschließlich im Anagen befindliche Follikel einer laserinduzierten Schädigung zugänglich.

Die Telogenrate beträgt an den Beinen zwischen 62 und 88 % bei einer Anagendauer von 3–6 Monaten und einer Telogendauer von 4–6 Monaten [7]), sodass zur Erfassung der meisten Follikel in einer Anagenphase sicher mehrfache Behandlungen über 4–6 Monate erforderlich sind. Möglicherweise wird allerdings durch die laserinduzierte Follikelschädigung die Telogenphase direkt induziert ▶

187

und vielleicht auch verkürzt [5], sodass schneller eine neue Anagenphase auftritt, die dann einer Laserepilation besser zugänglich ist. Mehrfache Behandlungen könnten so zu einer anagenen Synchronisation des Haarwachstums führen, die wiederum die Effektivität der Epilation steigern könnte.

Das zunächst erfolgende Wiederwachsen der Haare, das nach 1–4 Behandlungen erfolgte und nach 3–10 Monaten wieder rückläufig war, könnte auch daraus resultieren, dass vom unvollständig geschädigten Follikel noch ein (abortiver? kürzerer?) Haarzyklus durchlaufen wird, bevor er sein Haarwachstum einstellt.

Mindestens 3–4 Behandlungen scheinen unseren Ergebnissen zufolge im Bereich der Beine notwendig zu sein, um ein dauerhaftes Ergebnis zu erreichen.

Ab einer fünfmaligen Behandlung scheint sich der Epilationserfolg nicht mehr vorübergehend zu verschlechtern, sondern es trat sogar eine Verbesserung der erreichten Ergebnisse ein. Hier könnten die Follikel, bedingt durch die wiederholte Behandlung, stärker geschädigt sein und damit direkt nach Ablauf der (laserinduzierten und kürzeren?) Telogenphase das Haarwachstum einstellen.

Ob sich bei der nächsten Kontrolluntersuchung nach weiteren 6 Monaten das Ergebnis weiter verbessert, weil die Follikel nach Ablauf ihrer Telogenphase die Haarproduktion zunehmend einstellen, oder ob regenerierte Follikel das Haarwachstum wieder aufnehmen, ist derzeit noch völlig offen. Das Ergebnis des 12-Monate-Follow-Up bleibt abzuwarten.

Das Nebenwirkungsprofil des langgepulsten Nd:YAG-Lasers mit seiner sehr geringen Tendenz zu Hypo- oder Hyperpigmentierungen ermöglicht auch die Behandlung bei dunkleren Hauttypen, die sonst aufgrund der zu erwartenden Nebenwirkungen bis hin zur Narbenbildung schwierig ist. Dies spiegelt sich auch in der Tatsache wider, dass ein langgepulster Nd:YAG-Laser in den USA die FDA-Zulassung für die Epilation beim Hauttyp VI erhalten hat.

Zusammenfassend ist der langgepulste Nd:YAG-Laser als eine gute Alternative bei der Epilationsbehandlung aller Haarfarben und Hauttypen anzusehen. Unsere Untersuchungen an den Unterschenkeln der Probanden sind sicher nicht ohne weiteres auf andere Körperareale übertragbar. Dennoch sind an den meisten Körperstellen, wo die Epilation klinisch wichtig ist, hier vor allem im Gesicht, die Telogenraten der Haare wesentlich geringer und die Haarzyklen kürzer [7], sodass die Ergebnisse in diesen Arealen eher noch besser sein sollten als gerade an den Beinen.

Die Dauerhaftigkeit des Epilationserfolgs kann zu diesem Zeitpunkt noch nicht über die Dauer von einem Jahr hinaus beurteilt werden, die bisherigen Ergebnisse lassen jedoch auf ein gutes, eventuell sogar permanentes Langzeitergebnis hoffen.

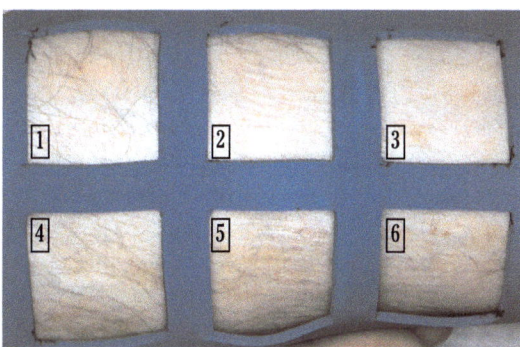

Kontrollareale
1 = 3 x behandelt (14 Monate)
2 = 4 x behandelt (13 Monate)
3 = 5 x behandelt (12 Monate)
4 = Kontrollareal
5 = 1 x behandelt (16 Monate)
6 = 2 x behandelt (15 Monate).

5.16

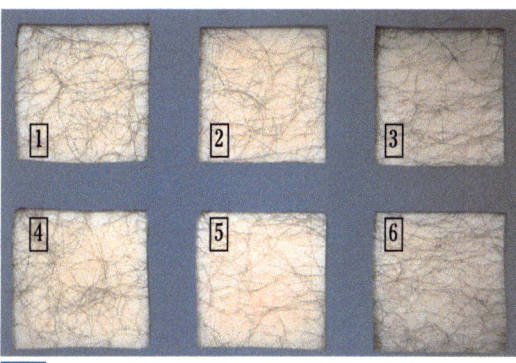

Kontrollareale
1 = 3 x behandelt
2 = 4 x behandelt
3 = 5 x behandelt
4 = Kontrollareal
5 = 1 x behandelt
6 = 2 x behandelt.

5.17

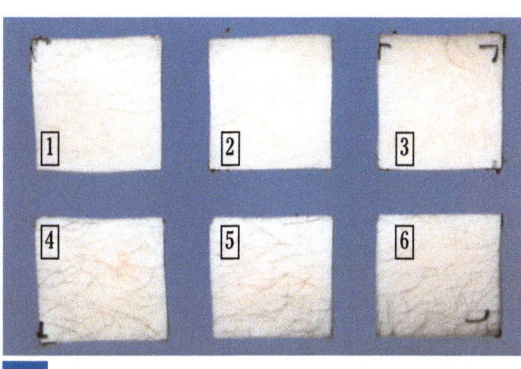

Kontrollareale
1 = 3 x behandelt (2 Monate)
2 = 4 x behandelt (1 Monate)
3 = 4 x behandelt (1 Monate)
4 = Kontrollareal
5 = 1 x behandelt (4 Monate)
6 = 2 x behandelt (3 Monate).

5.18

Literatur

1   Bencini PL, Luci A, Galimberti M,
    Ferranti G (1999) Long-term epilat-
    ion with long-pulsed
    Neodimium:YAG laser. Dermatol
    Surg 25:175–178

2   Kilmer SL, Lee MS, Grevelink JM,
    Flotte T, Anderson RR (1993) The Q-
    switched Nd:YAG laser effectively
    treats tattoos: a controlled, dose-re-
    sponse study. Arch Dermatol
    129:971–978

3   Landthaler M, Haina D, Brunner R,
    Waidelich W, Braun-Falco O (1986)
    Effects of argon, dye and Nd:YAG
    lasers on epidermis, dermis, and
    venous vessels. Lasers Surg Med
    6:87–93

4   Lin TD, Manuskiatti W, Dierickx CC,
    Farinelli W, Fisher ME, Flotte T,
    Baden HP, Anderson RR (1998) Hair
    growth cycle affects hair follicle
    destruction by ruby laser pulses. J
    Invest Dermatol 111:107–113

5   McCoy S, Evans A, James C (1999)
    Histological study of hair follicles
    treated with a 3-msec pulsed ruby
    laser. Lasers Surg Med 24:142–150

6   Nanni CA, Alster TS (1999) Long-
    pulsed alexandrite laser-assisted hair
    removal at 5, 10, and 20 millisecond
    pulse duration. Lasers Surg Med
    24:332–337

7   Olsen EA (1999) Methods of hair
    removal. J Am Acad Dermatol
    40:143–155

8   Richards RN, Meharg GE (1995)
    Electrolysis: observations from 13
    years and 140,000 hours of experi-
    ence. J Am Acad Dermatol
    33:662–666

9. Ross EV, Naseef G, Lin C, Kelly M,
    Michaud N, Flotte TJ, Raythen J,
    Anderson RR (1998) Comparison of
    responses of tattoos to to picose-
    cond and nanosecond Q-switched
    Neodymium:YAG lasers. Arch
    Dermatol 134:167–171

10 Wimmershoff MB, Scherer K, Lorenz
    S, Landthaler M, Hohenleutner U
    (2000) Hair removal using a 5-msec
    long-pulsed ruby laser. Dermatol
    Surg 26:205–209

IPL-Epilation
Dosisfindung und Langzeitstrategien

S. HOFFMANN

EINLEITUNG

Es können alle Hauttypen epiliert werden. Dabei sind prinzipiell Gesamtpulszeiten von 2 ms bis über 16 ms möglich. Mit der Zunahme der Gesamtpulszeit kann die Selektivität für das Haar erhöht werden. Die notwendige Gesamtenergie ist von der Stärke und vom Pigmentgehalt der Haare im Wurzelbereich abhängig. Pausenzeiten (delay) sind abhängig vom Hauttyp. Die Filterauswahl ist ein Kompromiss aus Haarfarbe, Hautfarbe und erforderlicher Eindringtiefe. Je höher der Anteil kurzwelligen Lichts, umso eher muss mit Nebenwirkungen gerechnet werden. Um diese möglichst gering zu halten, sollte eine Testbehandlung durchgeführt werden. Für eine gute Compliance sollten die Patienten aktiv in die Planung der Behandlung einbezogen werden.

Patienten und Methoden

Das mittels einer Blitzlampe erzeugte hochenergetische Licht der IPL-Technologie (Intense Pulsed Light) deckt ein Wellenlängenspektrum zwischen 500 und 1200 nm ab. Durch Computersteuerung wird je nach verwendetem Gerät eine Folge von bis zu fünf definierten Lichtimpulsen (duration time) in festgelegten Intervallen (delay time) möglich.

Mittels Cut-off-Filtern (590, 615, 645, 695, 755 nm) wird der Längenwellenbereich unterhalb des jeweils angegebenen Werts eliminiert und es steht ein variables Wellenlängenfenster für unterschiedliche Haar- und Hautfarben zur Verfügung.

Entsprechend der zu epilierenden Fläche können vier Größen von Filtervorsätzen (Quarzkristallquader mit einseitiger Filterbeschichtung) eingesetzt werden. Für das PhotoDerm stehen die Größen 0,64 cm^2 (0,8×0,8), 1,2 cm^2 (0,8×1,5) und 2,8 cm^2 (1,0×4,5), für das EpiLight die Größen 2,8 cm^2 (0,8×3,4) und 4,5 cm^2 (1,0×4,5) zur Verfügung. Je nach Softwareausstattung des Geräts sind Impulsraten im 1,5- bis 10-s-Takt möglich.

Vorteile der IPL-Technologie

Aus der großen Variabilität der physikalischen Parameter resultieren bei konsequenter Ausnutzung der Möglichkeiten folgende Vorteile für die IPL-Technologie:

- Es kann fast jede Haarfarbe erfolgreich therapiert werden. Klinisch weiße ▶

Haare sind zumeist pigmentfrei, somit ohne entsprechendes Zielchromophor und dadurch nicht wirksam behandelbar.
* Es kann jeder Hauttyp (Einteilung nach Fitzpatrick I–VI) ohne bleibende Nebenwirkungen (s.u.) dauerhaft epiliert werden.
* Es ist ein vergleichsweise schmerzarmes Verfahren.

Aus den technischen Möglichkeiten der Geräte und der Art der Applikation der Lichtimpulse auf die Haut ergeben sich weitere Vorteile der IPL-Technologie:
* Jede Körperregion ist behandelbar.
* Es ist ein relativ schnelles Verfahren. Applikationsfrequenz bei neuesten Geräten 0,75 Hz. Große Epilationsflächen sind durch den relativ geringen Zeitaufwand und durch das schmerzarme Vorgehen keine große Belastung für den Patienten und den Behandler.

Nicht zuletzt spricht der lange Erfahrungszeitraum (seit 1994 in Deutschland) als ein Vorteil für die IPL-Technologie.

Voraussetzungen für die IPL-Therapie

Um eine möglichst erfolgreiche und komplikationsfreie Behandlung der Haare mit der Blitzlampe zu errreichen, sollten möglichst folgende Bedingungen beachtet werden:
* Haar dunkler als die Haut:
  Das Zielchromophor Melanin bzw. seine Varianten müssen durch die höhere Konzentration im Haar zu einer signifikant stärkeren Erhitzung des Haars als die zwangsläufig mitbehandelte Haut führen. Dabei darf die Haut nicht dauerhaft geschädigt werden.
* Haut zur Behandlung so hell wie möglich:
  Wie für jede Photoepilation ist auch für die IPL-Technologie der „Schneewittchentyp" - schwarze Haare auf weißer Haut - der Idealfall. Um sich diesem Optimum aus hoher Effizienz und geringen Nebenwirkungen anzunähern, kann es in der Praxis durchaus sinnvoll sein, 3–4 Monate auf das Abklingen einer Sonnen-/Solariumbräune zu warten.
* Haarlänge zur Therapie zwischen 0 und 5 mm:
  Bei großen Haardichten (z. B. Bart) sollte die Haarlänge 1 mm nicht überschreiten, um die Effizienz der Epilation durch oberflächliche Absorption nicht zu stark zu beeinträchtigen. Für das praktische Vorgehen hat sich bei großflächiger Epilation eine Haarlänge zwischen 3 und 5 mm als günstig erwiesen. Durch die sofort sichtbare Reaktion der Haare kann der Behandler eine versehentliche Doppelbehandlung der Haut vermeiden.
* Intensive Sonnen-/Solariumbestrahlung:
  Eine vermehrte, künstliche oder natürliche UV-Exposition sollte ebenso wie eine vorausgegangene IPL- bzw. Laserbehandlung mindestens 4 Wochen vor ▶

der Therapie vermieden werden. Nach der Behandlung sollte dies ebenfalls vermieden werden, damit keine postinflammatorischen Hyperpigmentierungen entstehen.

- Möglichkeit der Nachsorge:
Eine kurzfristige Wiedervorstellung nach dem Behanldungstag sollte dem Patienten angeboten werden, da bei einer Epilationsbehandlung auch Nebenwirkungen wie z. B. eine Verbrennung auftreten können.

Grundlagen der Parameterauswahl

Verschieden Einstellungsvarianten ermöglichen unter gleichen Voraussetzungen (z. B. braunes Haar bei Hauttyp II) eine ähnliche Sofortreaktion am behandelten Haar (Tab. 5.21).

	Energie [J/cm2]	Pulslänge [ms]	Filterwahl
	16	2	590–755 nm
	28	5	590–755 nm
	32	7	590–755 nm
	37	10	590–755 nm
	45	2x7	590–755 nm

5.21 Tabelle

IPL-Parameter: Einstellungsvarianten in Abhängigkeit von Pulslänge und Filterwahl

- Gesamtpulszeit:
Die Effektivität ist nach unseren Beobachtungen durch eine Verlängerung der Gesamtpulszeit auf über 10 ms deutlich besser, erfährt jedoch bei Pulszeiten über 16 ms keine erkennbare weitere Steigerung. Zudem ermöglichen lange Gesamtpulszeiten eine nebenwirkungsarme Epilation, auch bei dunkleren Hauttypen.
- Dosis:
Die Effektivität und die Dosis scheinen über einen großen Bereich in direkter proportionaler Abhängigkeit zu stehen. Zumindest ermöglicht eine Erhöhung der Energiedichte auch wesentlich dünnere und/oder pigmentärmere Haare zu therapieren. Das Optimum sollte jedoch im Kompromiss mit auftretenden Nebenwirkungen gesucht werden.
- Wellenlänge:
Die Verwendung kurzwelliger Filter scheint insbesondere bei Haaren vom blonden Typ die Effektivität der Therapie wesentlich zu begünstigen. ▶

- Behandlungsintervall:
  Durch individuelle Behandlungsintervalle - entsprechend dem Nachwachsen der Haare - scheint eine Optimierung der Sitzungsanzahl (Behandlungen pro Flächeneinheit) möglich.

Hauttypen und Dosisfindung

In Tab. 5.22 werden die Hauttypen entsprechend ihrer Reaktionsform in der Einteilung nach Fitzpatrick definiert.

Die Bestimmung des Hauttyps durch sorgfältige Anamnese und Befunderhebung bildet die Grundlage einer nebenwirkungsarmen Epilationsbehandlung. Dabei sollte ein geringer Bräunungsgrad (durch Sonnen- und Solariumexposition) ausschlaggebend für den Beginn einer Behandlung sein. Wichtigste Voraussetzung für den Erfolg der Therapie bleibt jedoch ein signifikant höherer Melaningehalt der Haare gegenüber der Haut. Die angegebenen Dosiswerte sind als orientierende Parameter anzusehen und können im Einzelfall durchaus nach oben bzw. unten differieren. Mit der Entscheidung für eine Behandlung hat sich neben einer obligaten Fotodokumentation des entsprechenden Behandlungsareals eine sog. Testbehandlung bewährt.

Hauttypen	Dosis		
	Energie [J/cm2]	Pause [ms]	Pulslänge [ms]
Hauttyp I	45–52	10–20	2 x 7
Hauttyp II	40–50	20–30	2 x 7
Hauttyp III	30–45	40–50	2 x 7
Hauttyp IV	25–40	40–60	2 x 7
Hauttyp V	20–30	60–80	2 x 7
Hauttyp VI	15–25	80–100	2 x 7

Tabelle **5.22**

Hauttypen und Dosis

Testbehandlung

Nach Auswahl des entsprechenden Energieminimums (z. B. Hauttyp III = 30 J/cm^2) und des Filters (z. B. dunkelbraunes Haar = 755 nm) erfolgt der Test in vitro und in vivo.

In-vitro-Test
- Ein Haar der geplanten Behandlungsfläche wird auf einem Holzspatel in Gel gebettet. ▶

- Das Haar wird mit dem Energieminimum „beblitzt".
- Zeigt das Haar typische thermische Veränderungen (Schrumpfen, Kräuseln, Auflösen des Haars) geht es weiter mit dem In-vivo-Test.
- Ist keine Veränderung zu erkennen, sollte in 1–2-Joule-Schritten gesteigert werden, bis der Effekt eintritt. Bei starker Gel-Erwärmung ist der Versuch mit einem neu eingebetteten Haar fortzusetzen.

In-vivo-Test

- Liegt die in vitro ermittelte Energie noch im Bereich des Hauttyps (z. B. Hauttyp III < 45 J), kann ein Test der Haut im späteren Behandlungsgebiet mit 1–3 Spots durchgeführt werden. Dabei sollte die Energieeinstellung etwa 2–3 J/cm2 unter dem ermittelten In-vitro-Wert liegen. Mögliche auftretende Nebenwirkungen sind damit nicht auszuschließen, fallen jedoch nicht so heftig aus. Die Möglichkeit für eine Kontrollvorstellung am nächsten bzw. übernächsten Tag sollte in jedem Fall vereinbart werden.
  - Nebenwirkungsfreier Test:
    Eine Behandlung mit den im In-vitro-Test ermittelten Parametern ist möglich. Bislang sind damit bleibende Nebenwirkungen (Narben, Pigmentstörungen) nicht aufgetreten, können jedoch mit letzter Sicherheit nicht ausgeschlossen werden. Passagere Nebenwirkungen (nach der erforderlichen Anhebung um die zuvor gesenkten 2–3 J/cm^2) entsprechend einer Verbrennung ersten bis zweiten Grades, wie z. B. relativ starke Schmerzen, starke Rötung unter Schorfbildung sowie eine vorübergehende Pigmentstörung sind im Einzelfall durchaus möglich.
  - Testareal mit Rötung (Footprint):
    Sind durch den Test Zeichen einer Verbrennung aufgetreten, ist von einer augenblicklichen Behandlung abzusehen. Wenn durch Verlegen des Behandlungstermins eine Reduzierung des Bräunungsgrads der Haut möglich ist, sollte nochmals ein Test der Hautreaktion durchgeführt werden.

Behandlungsablauf

Am Beispiel einer Epilation am Kinn soll ein Behandlungsablauf mit einer Blitzlampe dargestellt werden:

1. Beratung:
   - Wünsche der/des Patientin/en festhalten.
   - Möglichkeiten des Verfahrens/Mehrfachbehandlung/hormonelle Einflüsse darstellen.
   - Nebenwirkungen/Komplikationen erläutern.
   - Verhalten vor und nach der Behandlung besprechen.   ▶

195

2.   Fotodokumentation
3.   Testbehandlung
4.   Erste Behandlung (nach 2 Tagen bis 4 Wochen):
    •   Stark gekühltes Gel (mindestens 5 mm starke Streifen) auftragen.
    •   „Non-Touch-Technik" verwenden.
    •   Nachbehandlung mit sog. Therapielaser (675/685 nm, z. B. Fa. Heltschel/Österreich) für 10–15 min bzw. simultan bei großen Flächen für wesentlich kürzere Schmerzreaktion und verkürzte Rötungszeit.
5.   Zupfen der behandelten Haare ist bis maximal eine Woche nach der Therapie erlaubt
6.   Danach ist Rasur aller neu auftretenden Haare für ca. 4–5 Wochen erlaubt
7.   Zweiter Behandlungstermin:
    •   sehr stark abhängig von der zu behandelnden Lokalisation;
    •   optimaler Termin: Haardichte bleibt seit einer Woche unverändert;
    •   kurzfristigere Termine auf Wunsch jederzeit früher möglich.
8.   Weitere Behandlungstermine sollten immer individuell geplant werden (Tab 5.23).

Tabelle **5.23**

Behandlungsintervalle (Empfehlung)

Behandlungsintervalle Minimum = 4 Wochen	Gesicht	ca. 6 Wochen
	Bikini/Achsel	ca. 12 Wochen
	OS/US	12–20 Wochen
	Rücken	12–30 Wochen

Nebenwirkungen

Auf folgende Nebenwirkungen sollte der/die Patient/in unbedingt hingewiesen werden, da sie trotz sachgerechter Behandlung auftreten können und (aus forensischer Sicht) mit den Risiken einer ästhetisch-plastischen Operation vergleichbar sind:

•   Schmerzhaftigkeit während und nach der Behandlung;
•   Zeichen einer Verbrennung ersten bis zweiten Grades;
•   vorübergehende Schorfbildung;
•   Hyperpigmentation;
•   Hypopigmentation;
•   Narbenbildung.

Fehlerquellen

In folgenden Situationen ist eine besondere Sorgfalt erforderlich, um das Nebenwirkungsrisiko zu minimieren. Dabei sind folgende potenzielle Fehlerquellen zu beachten:

- Bei großflächigen Behandlungen
    starke Filtererhitzung tritt bei hoher Pulszahl auf;
    Erwärmung des Gels ist möglich.
- Nach dem Handteilwechsel muss die zuletzt verwendete Energie zwischen 2 und 5 J/cm^2 reduziert werden.
- Auch beim Behandlerwechsel sollten gleich bleibende Techniken gewährleistet sein.
- Fehlerhafte oder falsche anamnestische Angaben des Patienten sind nicht auszuschließen. Daher sollte vor jeder Therapie nochmals nach einer Lichtexposition und neuen Medikamenten gefragt werden.

Literatur

siehe Kapitel 5.7 und 5.8

Langzeit-Haarentfernung mit IPL

C. SCHROETER

EINLEITUNG

Die permanente Haarentfernung ist heute mehr denn je ein Problem in der täglichen Praxis von Dermatologen, plastischen Chirurgen, Kosmetikerinnen usw. In den letzten Jahren wurde eine Reihe neuer Verfahren und Technologien zur Haarentfernung entwickelt und auf den Markt gebracht. Einen zentralen Stellenwert nimmt hierbei die Photoepilation mit Hilfe verschiedener Lasertypen wie Rubin-, Alexandrit- oder Nd:YAG-Lasern sowie Blitzlampen ein. Im Rahmen einer ersten Studie zur dauerhaften Haarentfernung mit einer Blitzlampe, der sog. Intense-Pulsed-Light-Technologie (IPL) wurden 10 weibliche Patienten des Medical Centre Maastricht zufällig aus-

gewählt. Der Behandlungszeitraum erstreckte sich von 1994 bis 1997. Das mittlere Alter der Patientinnen betrug 39,6 Jahre. Es wurden mindestens drei bis maximal zehn Behandlungen pro Patient durchgeführt. Die Pulsintervalle variierten von 0–50ms und die Energiedichten von 26–46 J/cm², bei Filtern von 570 und 590 nm. Ein Nachbeobachtungszeitraum von 44 Monaten zeigte, dass im Durchschnitt 89,5% der behandelten Haaren nicht wiedergekommen waren.

Die Studie belegt damit die Möglichkeit einer dauerhaften Haarentfernung mit Blitzlampensystemen.

Die permanente oder zumindest dauerhafte Haarentfernung ist von großem klinischen und sozialen Interesse. Bis jetzt waren keine effizienten Techniken ohne bleibende Nebenwirkungen wie z. B. Narben verfügbar. Jedem Patienten sollte die Frage gestellt werden, ob er eine temporäre und symptomatische Lösung zur Haarentfernung sucht wie beispielsweise das Rasieren, Zupfen, Wachsen oder die Behandlung mit Chemikalien oder ob er eine dauerhafte Haarentfernung wünscht [11, 14, 22]. Bis heute standen drei verschiedene Epilationsmethoden zur Verfügung: Elektrolyse, Thermolyse und die sog. Blend-Methode [16].

Bei jeder dieser drei Methoden werden Nadeln in den Follikel eingeführt. Die Kombination von Elektrolyse und Thermolyse bezeichnet man hierbei als Blend-Methode.

Alle genannten Methoden erwiesen sich als nicht ausreichend effektiv und hinterließen kleine Wunden oder Narben. Aus diesen Gründen suchte man nach geeigneteren Methoden ohne bleibende Nebenwirkungen. Beginnend mit dem Rubinlaser wurden im Laufe der 90er-Jahre die ersten Laser entwickelt und erstmals zur Behandlung pigmentierter Läsionen eingesetzt. Kuriloff beschrieb 1988 zum ersten Mal ein Konzept, in dem die selektive Photothermolyse angewandt wurde, um Haare mit Licht zu entfernen [7]. Ein zentraler Gesichtspunkt ist hier, ▶

dass das Laserlicht tief genug in die Haut penetrieren kann, um den Haarfollikel zu erreichen und im dort vorhandenen Melanin absorbiert zu werden.

Die selektive Photothermolyse basiert auf einer thermisch induzierten Follikelnekrose, die in einem begrenzten Areal des Haarfollikels infolge der Lichtabsorption durch Melanin hervorgerufen wird. Die Selektivität des Verfahrens beruht auf einer geeigneten Auswahl von Pulszeiten, Pulsfolgen und Energiedichte des verwendeten Systems.

Im Lauf der 90er-Jahren werden Laser bereits vielfach als therapeutisches Mittel zur Haarentfernung eingesetzt [3, 4, 13].

Eine Studie von Melanie Grossman zur Photoepilation mit dem Rubinlaser auf Grundlage der selektiven Photothermolyse des Haarfollikels konzentrierte sich auf 13 Freiwillige. Das Haarwachstum wurde nach 1, 3 und 6 Monaten bestimmt. Nach 6 Monaten fand sich ein erneutes Haarwachstum von ca. 50% ohne Pigmentveränderung der Haut oder Narbenbildung [6].

Liew zeigte in einer Studie mit dem Rubinlaser, dass die Ergebnisse bei Patienten mit heller Haut besser ausfielen, da die dunklere Haut aufgrund des höheren Melaninanteils in der Epidermis mehr Licht absorbierte. Die daraus resultierende epidermale Überhitzung führte zu entsprechend stärkeren Nebenwirkungen an der Haut [9]. Das Haar, das nach der Behandlung wieder wuchs, erschien weniger dick aufgrund einer temporären Verminderung des Haardurchmessers [10]. In einer weiteren Studie von Liew wurden die ultrastrukturellen Veränderungen in der Haut nach Rubinlaserbehandlungen zur Haarentfernung evaluiert. Die Resultate zeigten selektive Schäden am Haarfollikel mit mikroskopischen Veränderungen in der fundamentalen Epidermis [8].

Auch die Behandlung mit langepulsten ND:YAG-Lasern [21], Q-switched ND:YAG-Lasern [12], sowie langgepulsten Rubin- und Alexandritlaser führte zu dauerhaften Haarfollikelnekrosen. Dabei war die Haut intakt mit einem hohen Prozentsatz entfernter Haare.

Den Lasersystemen folgten breitbandige Bltzlampensystem (Intense Pulsed Light, IPL), die ursprünglich entwickelt wurden, um oberflächliche Gefäßeläsionen wie Besenreiser, Couperose und Teleangiektasien zu behandeln [2, 18, 19]. Das IPL-System bietet die Möglichkeit, eine Reihe von Parametern individuell an den Patienten anzupassen. Somit erfolgt entsprechend der selektiven Photothermolyse eine gezielte Energieabgabe in die Haut, ohne dabei eine übermäßige Erhitzung der Umgebung der behandelten Struktur zu provozieren [20]. Die Blitzlampentechnik reduziert das Risiko von Nebenwirkungen durch konsequente Anwendung des Prinzips der selektiven Photothermolyse.

Bis heute ist keine Langzeitstudie zur Haarentfernung mittels Blitzlampensystemen bekannt, die auf einen Nachbeobachtungszeitraum von mehr als 2 Jahren zurückblicken kann.

1997 wurde eine Studie von M. H. Gold et al. veröffentlicht, die Effizienz und Sicherheit des Epilight-Systems zur Langzeithaarentfernung untersucht. In ▶

dieser Studie mit 31 Patienten und einer einmaligen Behandlung konnte eine Clearance von 60% erzielt werden. Die Nachbeobachtungszeit lag jedoch nur bei 12 Wochen. Das Verfahren wurde als sicher und effektiv eingestuft [1].

1999 folgte eine Studie von Weiss et al., in der die Wirksamkeit der IPL-Systeme zur Reduktion des Haarwachtums betrachtet wurde. In der Haarzählung konnte 6 Monate nach der Behandlung eine Reduktion von 33% belegt werden und das IPL-System wurde auch hier als effektive Modalität zur Langzeit Haarentfernung beurteilt [5]. Der Einsatz des IPL-Systems zur Langzeitenthaarung mit Filtern von 615–695 nm wurde von N. S. Sadick et al. untersucht. Wiederum zeigten sich überzeugende Ergebnisse mit einer von der Anzahl der Behandlungen abhängigen Haarreduktion und geringen bis vernachlässigbaren Nebenwirkungen [23].

Ziel unserer Studie war die Evaluierung des IPL-Systems im Hinblick auf eine dauerhafte Haarentfernung mit entsprechend langer Nachbeobachtung der behandelten Patienten.

Patienten und Methoden

10 behandelte Frauen wurden zufällig aus den Patienten des Medical Centre Maastricht, Niederlande, rekrutiert, um an dieser Studie teilzunehmen. Der Behandlungszeitraum erstreckte sich von 1994 bis 1997. Es wurden mindestens drei bis maximal zehn Behandlungen pro Patient durchgeführt. Die Pulsintervalle variierten von 0–50 ms und die Energiedichten von 26–46 J/cm^2, bei Filtern von 570 und 590 nm. Neben einer umfassenden klinischen und Familienanamnese der Patientinnen wurden eine Anamnese bezüglich des Haarwuchses erhoben. Falls nötig, wurden die Patientinnen zur weitere Abklärung in die Endokrinologie oder Gynäkologie überwiesen. Das mittlere Alter der Patientinnen betrug 39,6 Jahre mit einem Minimum von 31 und einem Maximum von 50 Jahren.

Die Patientinnen wurden entsprechend dem Hauttyp nach Fritzpatrick eingeteilt:

5 Patientinnen waren Hauttyp II,

4 Patientinnen Hauttyp III,

1 Patientin Hauttyp IV.

10 Patientinnen hatten dunkles Haar und 2 mit blonden Anteilen.

Bei 9 Patientinnen wurde das Haar an der Oberlippe und dem Kinn entfernt, bei einer Patientin nur am Kinn. Alle Patientinnen hatten einen normalen Menstruationszyklus, 2 nahmen Antikonzeptiva. Eine Patientin war in Hormontherapie und 7 nahmen keine Medikamente. Zwei der 10 Patientinnen wiesen eine positive Familienanamnese für Überbehaarung auf. Eine Patientin rasierte sich täglich, 9 zupften täglich und von diesen haben wiederum 3 bis zu 5 Minuten täglich sowie 6 länger als 5 Minuten am Tag gezupft. Verschiedene Ärzte sahen und kategorisierten die Patientinnen. Den Patientinnen wurde geraten, sich am Tag vor der Behandlung zu rasieren, nicht zu zupfen oder zu entwachsen und eine ▶

201

Sonnencreme mit hohem Lichschutzfaktor über den gesamten Behandlungszeitraum anzuwenden. Als Nachbehandlung wurden Eispacks eingesetzt, um das behandelte Areal zu kühlen. Falls nötig wurde lokal Flammanzinecreme aufgebracht.

Bei allen Patientinnen wurden Haarzählungen der Testspots unter dem Kinn nach jeweils 1 Woche, 1 Monat und 3 Monaten durchgeführt. Der Prozentsatz der Haare vor der Behandlung wurde verglichen mit dem Prozentsatz der Haare, die nach der letzten Behandlung gezählt wurden.

Technologie des IPL-Systems

Das Wirkprinzip der IPL-Systeme basiert auf der selektiven Photothermolyse. Die Systeme geben inkohärentes Licht mit einem Breitspektrum von 500–1200 nm ab. Durch Einsatz verschiedener Kantenfilter zwischen 515 und 755 nm werden kurzwellige Spektralanteile ausgefiltert. Die Pulslängen betragen zwischen 2 und 25 ms und sollten unter der thermischen Relaxationszeit des Follikels liegen, um eine Überhitzung des angrenzenden Gewebes zu verhindern.

Das IPL-System bietet unterschiedliche Pulsmodi mit wahlweise Einzel-, Doppel- oder Tripelimpulsen und kontrollierten Intervallen zwischen den Einzelimpulsen. Diese Intervalle können genutzt werden, um der Epidermis die Möglichkeit einer zwischenzeitlichen Abkühlung zu geben.

Die verfügbare Energiedichte liegt zwischen 3 und 90 J/cm², die Fleckgröße bei 8×35 mm². Vor der Behandlung wird gekühltes Gel aufgebracht, um einer thermischen Schädigung der Epidermis vorzubeugen und die Lichteinkopplung zu verbessern.

Ergebnisse

Die Patienten empfanden die Behandlung allgemein weniger schmerzhaft als die Nadelepilation. Die Sofortreaktion war abhängig von der jeweils eingesetzten Energiedichte, Pulsdauer und dem Pulsmodus. Bei Pulszeiten kürzer als 3 ms wurde eine höhere Inzidenz von Ödemen und Erythemen beobachtet.

Bei Hauttyp II mit dunklerem Haar fielen die Nebenwirkungen deutlich geringer aus als bei Hauttyp III. Es wurde nur eine Patientin mit Hauttyp IV behandelt. Die primäre epidermale Nebenwirkung bei Patientinnen der Hauttypen III und IV war ein Erythem. Bei diesen Patientinnen wurden bis zu 24 Stunden nach der Behandlung Abdrücke des Applikators (Footprints) beobachtet, die nachdunkelten und nach etwa 4–7 Tagen abblassten. Permanente Hyperpigmentierung wurde nicht beobachtet. Die Haut am Hals und der Oberlippe reagierte empfindlicher auf die Lichteinwirkung und zeigte deutlich mehr Haarausfall als Wangen oder Kinn. Die Anzahl der Behandlungen korrelierte mit ▶

der Haarfarbe der Patientinnen. Blonde Haare benötigten signifikant mehr Behandlungen als dunklere Haare.

Vereinzelt wurde bei zufällig ausgewählten Patientinnen das behandelte Haar ausgezupft und mit unbehandeltem Haar von der gegenüberliegenden Seite des Kinns verglichen. Bei der mikroskopischen Untersuchung wurde deutlich, dass das behandelte Haar verkürzt und an der epidermalen Grenze gebrochen war mit einem teilweise geschädigten Follikel, während das unbehandelte Haar eine normale innere und äußere Haarwurzelscheide und einen normalen Follikel aufzeigte.

Nach im Mittel 5–6 Behandlungen und einem Nachbeobachtungszeitraum von 44 Monaten wurde bei den 10 hirsuten Patientinnen eine durchschnittliche Haarentfernung von 89,5% mit einem Minimum von 18% und einem Maximum von 95% erreicht.

Diskussion

Diese Studie belegt, dass eine dauerhafte Haarentfernung mit IPL-Systemen möglich ist. Die derzeit eingesetzten Standardverfahren wie z. B. Nadelepilation verursachen langfristig zu starke Nebenwirkungen. In unserer Studie beobachteten wir eine dauerhafte Haarentfernung von im Mittel 89,5%. Die Effizienz ist jedoch abhängig von Haarfarbe sowie Hauttyp. Die Parameter mussten deshalb für jede einzelne Patientin individuell eingestellt werden. Nach der Bestimmung des optimalen Parametersatzes für den betreffenden Patienten konnte das Haar einfach und trotz zum Teil hoher Energiedichten sicher entfernt werden, ohne das umliegende Gewebe in Mitleidenschaft zu ziehen.

Hautinfektionen, wie beispielsweise die bei der Epilation häufige Follikulitis, konnten vermieden werden. Weiterhin können mit den IPL-Systemen große Flächen behandelt werden, ohne Antibiotika oder Hydrocortisoncreme anzuwenden. Andere Methoden wie die Nadelepilation, die den germinativen Haarbulbus zerstört, indem eine Nadel in den Follikel eingestochen wird, verursachen insbesondere an der Oberlippe und dem Kinn zu starke Nebenwirkungen. Diese äußern sich in oberflächlichen Krusten, Erythem- und Narbenbildung, sowie eine daraus resultierenden irregulären Oberfläche. Die Nebenwirkungen können über Jahre nach der Behandlung bestehen bleiben und nur durch eine Reduktion des eingesetzten Stroms verhindern werden [15].

Auch im Gewebe rund um den Follikel hinterlässt die Nadelepilation häufig Narben. Dieses Narbengewebe erklärt die besseren Resultate mit einer zugleich geringeren Zahl an Behandlungssitzungen bei Patienten, an denen vorher keine Nadelepilation durchgeführt wurde. Im Narbengewebe nimmt das Haar nicht mehr den kürzesten Weg zur Hautoberfläche, sondern schlängelt sich auf Umwegen nach oben, sodass die Energiedichte wesentlich höher sein muss um das Haar auf seiner ganzen Länge zu erreichen.   ▶

Aus den genannten Gründen mussten neue Methoden entwickelt werden, die deutlich weniger Nebenwirkungen aufweisen und dazu noch vergleichbar effizient sind wie die „Blend-Methode". Die dauerhafte Haarentfernung mit IPL-Blitzlampensystemen erfüllt diese Bedingungen, da sie bei korrekter Anwendung keine Narben hinterlässt und die Hautstruktur intakt bleibt.

Bei der Anwendung des IPL-Systems wird die Energie des Lichtstrahls im Pigment des Haars absorbiert und in Wärme umgewandelt. Aufgrund der Wärme koaguliert der Haarfollikel im tiefen dermalen Bindegewebe, was wiederum eine teilweise oder komplette Nekrose im Anschluss an die Behandlung hervorruft. Die Nekrose konzentriert sich auf die direkte Umgebung des Follikels und betrifft nicht das angrenzende dermale Bindegewebe. Nekrotische Haarzellen werden von Makrophagen phagozytiert und innerhalb von 3–4 Wochen durch Bindegewebe ersetzt. Es verbleiben einige wenige dezentralisierte Gruppen von pigmentierten Makrophagen. Diese verschwinden mehrere Wochen nach der Behandlung. In unserer Studie konnte gezeigt werden, dass die ernährenden Gefäße und der M. erektor pili intakt bleiben. Abhängig von dem zerstörten Areal der dermalen Papille folgt ein kompletter Verlust des Einzelhaars oder aber ein sog. Abortivhaar, das nicht komplett zerstört wurde und eine verminderte Dicke und Länge aufweist.

Abhängig von der Haarfarbe und Dicke wurden unterschiedliche Energiedichten eingesetzt, um den Haarfollikel zu zerstören. Bei der Anwendung höherer Energiedichten erlaubt das IPL-System der Epidermis durch Pulssequenzen zwischen den Pulsen abzukühlen und dennoch genügend Wärme zu entwickeln um den Haarfollikel zu zerstören [17].

Die durch den Einsatz verschiedener Kantenfilter mögliche Anpassung des Wellenlängenspektrums an unterschiedliche Hauttypen und Haarfarben erlaubt eine flexible Anwendung des Systems bei der Vielzahl individueller Patienten. Aufgrund der großen Auswahl möglicher Geräteparameter bietet das IPL-System klare Vorteile im Vergleich zu den bekannten traditionellen Methoden. Größere Areale können effizient behandelt werden und die Narbenbildung wird vermieden. Ein weiterer Vorteil ist die im Vergleich zur Nadelepilation deutlich geringere Schmerzempfindung während der Behandlung.

Zusammenfassend können wir aus dieser Studie schließen, dass sich IPL-Systeme bei richtiger Anwendung sehr gut zur dauerhaften Haarentfernung eignen und so gut wie keine langfristigen Nebenwirkungen hervorrufen.

Literatur

1   Anderson RR, Parrish RR (1983) Selective photothermolysis: precise microsurgery by selective absorption of puls radiation. Science 220:524–527

2   Chui CT, Grekin RC, LeBoit PE, Zachary CB (1999) Long-pulsed ND:YAG for hair removal: Early histological changes. LaserNews.net 1:3–6

3   Dover JS, Margolis RJ, Polla LL, Wantanabe S, Hruza G, Parrish J, et al (1989) Pigmented guines pig skin irradiated with Q-switched ruby laser pulses. Morphologic and histologic findings. Arch Dermatol 125:43–49

4   Finkelstein LH, Blatstein LM (1991) Epilation of hair-bearing urethral grafts using the neodymium-yag surgical laser. J Urol 146:840–842

5   Gold MH, Bell MW, Forster TD, Street S (1997) Long-term epilation using the epilight broad band, intense pulsed light hair removal system. Dermatol Surg 23:909–913

6   Grossmann MC, Dierickx C, Farinelli W, Flotte T, Anderson R (1996) Damage to hair follicles by normal-mode ruby laser pulses. J Am Acad Dermatol 35:889–894

7   Kuriloff DB, Finn DG, Kimmelman CP (1988) Pharynogooesophageal hair growth: The role af laser epilation. Otolaryngol Head Neck Surg 98:342–345

8   Liew SH, Cerio R, Saratchandra P, Grobbelaar AO, Gault DT, Sanders R, Green CJ, Linge C (1990) Ruby laser assisted hair removal: an ultrastruc-tural evaluation of cutaneous damage. Br J Plast Surg 52:636–643

9   Liew SH, Grobbelaar A, Gault D, Sanders R, Green CJ, Linge C (1999) Hair removal using the ruby laser: clinical efficacy in Fitzpatrick skin types I–V and histological changes in epidermal melanocytes. Br J Dermatol 140:1105–1109

10 Liew SH, Ladhani K, Grobbelaar AO, Gault DT, Sanders R, Green CJ, Linge C (1999) Ruby laser-assisted hair removal reduces the coarseness of regrowing hairs: fallacy or fact? Br J Plast Surg 52:380–384

11 Lynfield VL, MacWilliams P (1970) Shaving and hair growth. J Invest Dermatol 55:170–172

12 Nanni CA, Alster TS (1998) A Practical Review of Laser-Assisted Hair Removal Using the Q-Switched Nd:YAG, Long-Pulsed Ruby, and Long-Pulsed Alexandrite Lasers. American Society of Dermatologic Surgery pp 1076–1512

13 Oshry T, Rosenthal G, Lifshitz T, Shani L, Yassur Y (1994) Argon-green laser photoepilation in the treatment of trachomatous trichiasis. Opthal Plast Reconstr Surg 10:253–255

14 Richard RN, Uy M, Meharg GE (1990) Temporary hair removal in patients with hirsutism: A clinical study. Cutis 45:199–202

15 Richards RN, McKenzie MA, Meharg GE (1996) Electoepilation (electrolysis) in hirsutism. J Am Acad Dermatol 15:693–697

16 Richards AN, Meharg GE (1995)
    Electrolytis: Observations from 13
    years and 140.000 hours of experi-
    ence. J Am Acad Dermatol 33:662–666

17 Sadick NS, Weiss RA, Shea CR, Nagel
    J, Nicholson J, Prieto VG (2000) Long-
    term photoepilation using a broad-
    spectrum intense pulse light source.
    Arch Dermatol

18 Schroeter CA, Neumann HAM () An
    intense light source: the
    PhotoDermR VL-flashlamp as a new
    treatment possibility for vascular
    skin lesions. J Dermatol Surg

19 Schroeter CA, Wilder D, Keiner M,
    Raulin C, Neumann H (1995)
    PhotoDermR VL treatment of leg
    teleangiectasia. JEADV Suppl. 1
    5:W76

20 Schroeter CA, Wilder D, Reineke T,
    Thürlimann W, Raulin C, Neumann
    HAM (1997) Treatment of leg telan-
    giectasia up to 1mm with the
    PhotoDerm VL intense pulsed light
    source. EJD 7:38–42

21 Trueb RN, Elsner P, Burg G (1993)
    Pseudomonas-aeruginosa-Follikulitis
    nach Epilation. Hautarzt 44:103–105

22 Wagener RF Jr (1990) Physical
    methods for the management of hir-
    sutism. Cutis 45:319–326

23 Weiss RA, Weiss MA, Marwaha S,
    Harrigton AC (1999) Hair removal
    with a non-coherent filtered flash-
    lamp intense pulsed light source.
    Lasers Surg Med 24:128–132

Haarentfernung
mit der zweiten Generation der IPL-Systeme

A. TROILIUS, C. TROILIUS

EINLEITUNG

Die Nachfrage nach sicherer und effizienter Haarentfernung ist derzeit steigend. Obgleich langfristige Haarentfernung durch die Verwendung von Lasern und nicht kohärenten Lichtquellen demonstriert worden ist, war es wegen des langen Wachstumszyklus bzw. Restzyklus des normalen menschlichen Haarfollikels schwierig, dauerhafte Haarentfernung zu beweisen.

Die Bewertung der Haarentfernung in der Bikinitzone erfolgte mit der zweiten Generation der IPL-Lichtquellen. Dabei wurden zehn weibliche Patienten (20 Bikinibereiche) mit dunklen Haaren und Hauttyp II–IV mit einem IPL-System (Kantenfilter 600 nm) viermal mit einem Intervall von einem Monat behandelt. Die Zählung der Haarfollikel erfolgte mit einem Computerfotografiesystem vor der Behandlung sowie 4 und 8 Monate nach der Behandlung.

Eine Haarreduktion von 74,7 % wurde 4 Monate nach der Behandlung und von 80,2 % 8 Monate nach der letzten Behandlung festgestellt. Es zeigten sich nur minimale Nebeneffekte und während der Behandlung wurden weder Schmerzen noch andere Unannehmlichkeiten registriert.

Die aktuelle Studie beweist, dass das neue IPL-System sowohl sicher als auch effizient Haare entfernt. Da der Betrachtungszeitraum von 8 Monaten zweimal dem Haarzyklus in der Bikinizone entsprach, war die in dieser Studie erreichte Haarreduktion lang andauernd.

Viele Menschen wünschen sich entweder mehr Haare oder wollen unerwünschte Haare entfernen. Traditionelle Methoden der Haarentfernung wie z. B. Rasieren, Zupfen, Wachsen oder Epilieren sind mit klinischen Einschränkungen und Nebenwirkungen verbunden. Haarentfernung mit Methoden, die Licht verwenden, wurden schon 1979 [6, 28] entdeckt und seit 1995 haben die Öffentlichkeit und die Industrie ein großes Interesse an den neu entwickelten Haarentfernungslasern und Intense-Pulsed-Light-Lichtquellen gezeigt. Leider sind klinische Studien zum Beweis der dauerhaften Wirkung und der klinischen Sicherheit dieser Methoden hinter der weltweiten Verwendung der Systeme zurückgeblieben.

Behandlungen mit verschiedenen Lasern wie z. B. Rubinlaser [3, 8, 15, 23], Alexandritlaser [4, 9], gütegeschaltetem Neodym-Yttrium-Aluminium-Granat-Laser (Nd:YAG) [2, 11, 18] und Diodenlaser ebenso wie Breitbandlicht haben bestätigt, dass Haarwachstum signifikant [10, 16, 27] verzögert werden kann. Jedoch ist es bisher schwierig gewesen, die Ergebnisse der verschiedenen Geräte im Hinblick auf die Langzeit- oder dauerhafte Haarentfernung zu vergleichen, da der Betrachtungszeitraum einiger Studien zu kurz war, sodass weder der vollständige ▶

Wachstumszyklus noch die Erholungszeit der Haarfollikel abgedeckt werden konnten. Ebenso ist es verwirrend, dass viele Studien verschiedene anatomische Bereiche mit unterschiedlichen Haarwachstumszyklen in einer Studie betrachtet haben. Die Bewertung der Möglichkeiten der verschiedenen Systeme bei der Haarentfernung kann unkorrekt sein, wenn nicht für eine exakte Zählung der Haarfollikel gesorgt wird. In der vorliegenden Studie wurde für diesen Zweck ein Computerfotografiesystem (CIS) verwendet.

Mit der Absicht, die Möglichkeit der langfristigen Haarentfernung mit den neuen IPL-Geräten zu bewerten, wurde ein Betrachtungszeitraum von mindestens zwei vollständigen Haarwachstumszyklen gewählt. Dazu war ein Zeitraum von 8 Monaten für die Haare der Bikinizone nötig (Richards-Meharg-Tabelle).

Patienten und Methoden

Insgesamt 11 gesunde Frauen ohne hormonelle Störungen und mit einem Durchschnittsalter von 31 Jahren ($\bar{U} \pm 9{,}2$) (Abstand von 21–56) wurden auf beiden Seiten ihrer Bikinizone behandelt.

Alle Versuchspersonen hatten dunkelblonde bis dunkle Haare mit einem Fitzpatrick-Hauttyp von II–IV, wobei die Mehrheit bei Hauttyp III lag. Die Bräunung der Behandlungsbereiche variierte zwischen null und stark; die Mehrheit hatte eine mittlere Pigmentierung.

Das IPL-System

Die Ellipse Relax Light 1000 (Danish Dermatologic Development, Hoersholm, Dänemark) ist eine zweite Generation von IPL-Systemen, die für eine Langzeitepilation und die Behandlung von Gefäßen entwickelt wurden und deren Wirkungsmechanismus auf der Theorie der selektiven Photothermolyse [1] basiert.

In der vorliegenden Studie wurde ein Handstück zur Haarentfernung mit einer speziellen Dual-Modus-Filterung verwendet. Es besteht aus einer hoch energetischen Blitzlampe und einem fixierten und versiegelten 600-nm-Kantenfilter zusammen mit einem wassergefüllten Filter, der Wellenlängen über 950 nm reduziert. Der wassergefüllte Filter absorbiert alle Wellenlängen, die aufgrund der nicht spezifischen Erhitzung des in der Epidermis enthaltenen Wassers zu Hautverbrennungen führen würden. Diese integrierte Wasserfilterung erweitert das therapeutische Fenster und es besteht deshalb keine Notwendigkeit, den Filter in Abhängigkeit von Hauttyp und Pigmentierung zu wechseln. Die große Behandlungsfläche von 48 × 10 mm erhöht die Eindringtiefe des Lichts in das Hautgewebe. Der direkte Kontakt zwischen dem Lichtkristall und der Haut wird durch die dünne·Schicht eines optischen Kontaktgels hergestellt und die Form des Lichtkristalls erlaubt eine Wiederverwendung der reflektierten und zerstreuten Photonen, indem sie zurück auf die Haut reflektiert werden (Photorecycling) (Abb. 5.19). ▶

Behandlungsablauf

Vor der Behandlung wurde der Leistenbereich fotografiert und rasiert. Ein transparentes optisches Kontaktgel wurde auf die Haut aufgetragen. Die Testgebiete wurden in einem Durchlauf mit einer Überlappung von 10% behandelt. Es wurden keine Kühlungen oder andere Nachbehandlungen angewendet.

Mit einem Behandlungsintervall von 4–5 Wochen wurden bei jeder Versuchsperson auf beiden Seiten der Bikinizone vier Behandlungen durchgeführt. Während der Behandlung wurde das Handstück mäßig auf die Haut gedrückt, um die Blutgefäße der Haut zu leeren. Dies hatte auch eine Vertiefung der Gelschicht, in der die Behandlung durchgeführt wird, zur Folge. Es waren keine Linienführungsbögen notwendig.

Die thermische Erholungszeit (Relaxationszeit) der relativ dicken Haare in der Bikinizone liegt im Bereich von 30–50 ms. Das IPL-System kann an eine Pulsdauer von bis zu 50 ms angepasst werden. Für alle Versuchspersonen wurde eine Pulsdauer von 44,5 ms gewählt. Ein Lichtimpuls bestand aus einer Kette von vier Einzelpulsen von 10 ms mit Abständen von 1,5 ms. Der verwendete Energiefluss lag durchschnittlich bei 18,3 ($\hat{U}$ ± 3,3) J/cm^2. Bei den nachfolgenden Untersuchungen wurde eine digitale Fotografie 4 und 8 Monate nach der letzten Behandlung (Abb. 5.20) durchgeführt. Zwei von 11 Patienten wurden 10 Monate nach der Behandlung untersucht und die Behandlungsergebnisse hinsichtlich der Haarreduktion hatten sich im Vergleich zur Untersuchung nach 4 Monaten verbessert. Die Fotografien wurden mit einem Computersystem (Mirror Image Software System; Canfield Clinical Systems, Fairfield, NJ, USA) gespeichert und analysiert. Es wurde eine standardisierte Aufnahmeeinstellung verwendet. Die Aufnahmen erfolgten in der Mitte des Leistenbereiches, wobei die Beine der Versuchsperson um 60° abgewinkelt wurden, um bei jeder Untersuchung eine identische Spannung der Haut im Leistenbereich zu erhalten. Beim Vergleich der Fotografien wurden die unterschiedlichen Brennweiten während der Belichtung kompensiert. Jede Fotografie wurde im Computer mit einem Tabellierprogramm auf eine Standardgröße kalibriert, und zur Haarzählung wurden Testgebiete von 25 × 25 mm gekennzeichnet. Beim Vergleich der Aufnahmen ein und derselben Versuchsperson wurde der Zielbereich zunächst auf einem Bild vor der Behandlung gekennzeichnet. Alle folgenden Aufnahmen von der Versuchsperson wurden dann im gleichen Bereich verglichen.

Die computergestützten Fotografien können vergrößert und in der Helligkeit bearbeitet werden, was die Zählung der verschiedenen Haarstoppel im Testbereich erleichtert.

Ergebnisse

Es wurde der Wilcoxon-Test für gepaarte Stichproben verwendet; p<0,05 wurde als die Ebene der Signifikanz betrachtet. ▶

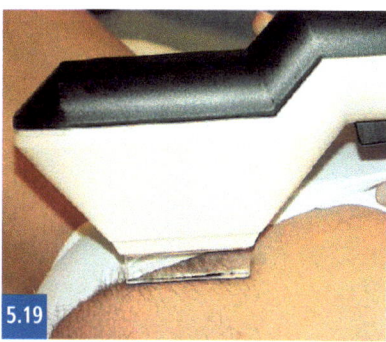

Demonstration der Verwendung des Handstücks des IPL-Systems auf der Haut.

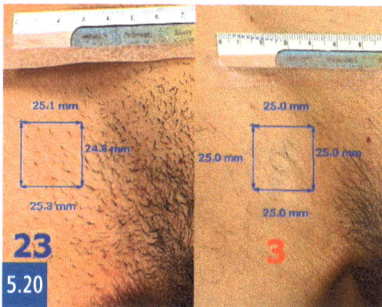

Bikinizone vor (linker Bereich) und 8 Monate nach (rechter Bereich) vier IPL-Behandlungen. Gezeigt wird, wie die Follikel mit Hilfe des Computerfotografiesystems gezählt werden.

Vor der Behandlung wurden in den Zielbereichen von 25 × 25 mm durchschnittlich 33,9 (Û ± 9,4) Haare gezählt. Bei der ersten Nachuntersuchung 4 Monate nach der letzten Behandlung zeigten 20 Behandlungsbereiche eine Reduktion der durchschnittlichen Haaranzahl um 74,7% (Û ± 18,3%).

8 Monate nach der letzten Behandlung konnte eine durchschnittliche Haarreduktion von 80,2% (Û ± 20,3%) registriert werden (Tab. 5.24). Die Ergebnisse, eingeteilt in schlecht (0–24%), mittel (25–49%), gut (50–74%) und sehr gut (75–100%) sind in Tab. 5.25 dargestellt. Die individuellen Ergebnisse für jede einzelne Versuchsperson werden in Tab. 5.26 gezeigt.

Tabelle **5.24**

Haarreduktion – gezeigt wird das Minimum und das Maximum ebenso wie die Durchschnittswerte nach 4 und 8 Monaten

Haarreduktion	nach 4 Monaten (%)	nach 8 Monaten (%)
Minimum	42,4	42,9
Maximum	100,0	100,0
Mittelwert	74,7	80,2
Standardabweichung	18,3	20,3

Tabelle **5.25**

Die Verteilung der Ergebnisse der Haarreduktion nach 4 und 8 Monaten

Haarreduktion (%)	nach 4 Monaten (%)	nach 8 Monaten (%)
0–25	0,0	0,0
25–50	15,0	15,0
50–75	30,0	15,0
75–100	55,0	70,0

Beachtliche 70% der Versuchspersonen hatten eine exzellente (75–100%) Haarreduktion. Es gab keinen statistisch signifikanten Unterschied zwischen der erreichten Haarreduktion nach einem Betrachtungszeitraum von 4 Monaten und 8 Monaten. Dies bedeutet möglicherweise, dass eine dauerhafte Haarreduktion erreicht worden ist. Zwei der Versuchspersonen litten vor Behandlungsbeginn an einer Follikulitis (Entzündung des Haarfollikels), die durch die Rasur eingewachsener Haare verursacht wurde und bereits nach der ersten Bahandlung komplett abheilte. Nach den Behandlungen verfügten alle Versuchspersonen über eine weichere Hautstruktur und die Qualität der verbliebenen Haare wechselte von einem ▶

Bikinizone	nach 4 Monaten			nach 8 Monaten		
	vorher	nachher	Reduktion [%]	vorher	nachher	Reduktion [%]
1 links	33	11	42,7	33	6	81,8
2 links	50	11	78,0	50	17	66,0
3 links	21	1	95,2	25	0	100,0
4 links	37	19	48,6	37	17	54,1
5 links	25	5	80,0	25	0	100,0
6 links	30	9	70,0	30	6	80,0
7 links	34	15	55,9	34	19	44,1
8 links	48	18	62,5	48	12	75,0
9 links	30	6	80,0	30	3	90,0
10 links	29	0	100,0	29	1	96,6
1 rechts	45	20	55,6	45	3	93,3
2 rechts	55	8	85,5	55	16	70,9
3 rechts	31	3	90,3	31	0	100,0
4 rechts	40	13	67,5	40	23	42,5
5 rechts	20	0	100,0	20	0	100,0
6 rechts	29	4	86,2	29	4	86,2
7 rechts	28	15	46,4	28	16	42,9
8 rechts	33	9	72,7	33	3	90,9
9 rechts	30	7	76,7	30	2	93,3
10 rechts	30	0	100,0	30	1	96,7

5.26 Tabelle

Individuelle Haarreduktion von 20 Behandlungsseiten nach 4 und 8 Monaten. Die Messungen vorher und nachher repräsentieren die Anzahl der Haare im Zielbereich von 25x25 mm

dunkleren zu einem helleren und dünneren Haartyp. Personen mit dickeren Haaren reagierten langsamer als jene mit dünnen Haaren.

Nebenwirkungen

Es wurden nach der Behandlung keine wesentlichen Komplikationen - weder sofort noch später - beobachtet. Bei den meisten Versuchspersonen zeigte sich eine leichte Rötung sowie eine geringfügig erhöhte Sensibilität im Behandlungsbereich, die innerhalb von 2 Tagen zurückgingen. Nach der zweiten Behandlung ▶

entwickelten sich bei zwei Versuchspersonen kleine Blasen als Folge rasierter Haarreste, die verbrannt waren und an der vorderen Oberfläche des Lichtkristalls fest hingen. Bei beiden Personen heilten die Blasen innerhalb einer Woche ohne jegliche Narben ab. Bei keinem Patienten traten Pigmentveränderungen nach der Behandlung auf. Die Patienten wurden aufgefordert, den mit der Behandlung verbundenen Grad der Unannehmlichkeit beziehungsweise des Schmerzes auf einer analogen Skala von 1–10 zu bestimmen. Dabei war 0 als „kein Unbehagen bzw. Schmerz" definiert und 10 stand für den „maximal vorstellbaren Schmerz". Die durchschnittliche Schmerzbeurteilung lag bei 5 im mittleren Behandlungsbereich und innerhalb der seitlichen Behandlungsbereiche bei 3.

Diskussion

Nach unserem Wissen ist dies die erste veröffentliche Studie, die die zweite Generation der IPL-Technologie untersucht. Die vorliegende Studie belegt, dass mit einem sehr hohen Prozentsatz eine Haarreduktion nach mehr als zwei vollständigen Haarwachstumszyklen in der Bikinizone ohne bedeutende Nebeneffekte erreicht wird. Diese Ergebnisse sind möglicherweise auf die sehr lange Pulsdauer zurückzuführen, die der thermischen Relaxationszeit der relativ dicken Haare in der Bikinizone entspricht. Ungeachtet des Betrachtungszeitraums von mehr als zwei vollständigen Haarwachstumszyklen ist nicht bekannt, ob die Haarentfernung dauerhaft ist. Holecek u. Ackermann[13] merken an, dass für dauerhafte Haarentfernung die Zerstörung der Haarpapille unentbehrlich ist, obwohl Oliver [20] und Costsarelis et al. [7] behaupten, dass sich Haarfollikel auch ohne den Haarbalg regenerieren können. Histologisch wurden die Miniaturisierung und die granulomatöse Degeneration der Haarfollikel nach der Behandlung mit einem Rubinlaser im Normalmodus gezeigt, mit weniger Wirkung bei blonden Haaren und einem bedingten Effekt auf die Haarreduktion [8]. Auf der anderen Seite fanden McCoy et al. [17] heraus, dass eine dauerhafte Follikelzerstörung nach einer Behandlung mit einem 3 ms gepulsten Rubinlaser nicht feststellbar war. Neue anagene Follikel bleiben nach drei Behandlungen weiterhin sichtbar, aber es zeigen sich keine Haare jenseits der Epidermis. Die Autoren schlussfolgerten, dass möglicherweise durch Laser verursachte Beschädigungen des Isthmus und des oberen Stamms die Wechselwirkung zwischen dermalen und epidermalen entwicklungsfähigen Zellen stören und so wahrscheinlich den normalen Wachstumszyklus hemmen oder verändern.

Ob sich die Haare zum Zeitpunkt der Behandlung in der anagenen Phase (Wachstumsphase) oder in der telogenen Phase (Kolbenhaare) befinden, kann für die Enthaarung durch Licht wichtig sein, weil nur Haare in der anagenen Phase besonders empfindlich auf chemische, zytostatische, physikalische, hormonelle, ansteckende oder entzündliche Einflüsse [5] reagieren.   ▶

Es ist nicht bekannt, ob dies auch auf die durch Laser oder IPL-Systeme verursachte Zerstörung zutrift. Aufgrund des nicht synchronen, zyklischen
Wachstums [14, 22, 24, 25] sind nicht alle Follikel zum Zeitpunkt der Behandlung
in der Wachstumsphase. Es sind deshalb immer mehrere Behandlungen desselben
Areals erforderlich, um sicherzustellen, dass alle Follikel in der anagenen Phase
behandelt werden. Daher sollten auch nicht feste Behandlungsabstände vereinbart, sondern die nächste Behandlung durchgeführt werden, wenn eine bestimmte Anzahl Haare wieder zu wachsen beginnt. Rasieren beeinflusst nicht die Quote
oder die Dauer der anagenen Phase oder den Durchmesser des menschlichen
Haars [19], aber es löst möglicherweise eine Synchronisierung der telogenen und
anagenen [26] Phase aus. Deshalb sollten die Patienten angewiesen werden, die
Haare einige Tage vor der Behandlung zu rasieren.

In dieser Studie wurden nur minimale Nebenwirkungen registriert. Dies
kann auf das große „therapeutische Fenster" zurückgeführt werden, das durch die
„duale Filterung" des Blitzlichts erreicht wird. Die Lichtfilterung reduziert die
unspezifische Absorption in dem die Haarfollikel umgebenden Gewebe. Dem-
zufolge wurde keine epidermale Kühlung verwendet. Das durchsichtige Gel wurde
zur Lichteinkopplung nur in einer dünnen Schicht aufgetragen. Nach der
Behandlung waren keine kühlenden Packungen oder kühlenden Mullkompressen
notwendig, es sei denn, der Patient entwickelte Erytheme oder Streifen. Diese
kamen während der Studie nur selten vor.

In der Praxis sollten die Pulsweite und der Energiefluss an den Hauttyp und
die Pigmentierung angepasst werden. In der Studie von Hasan et al. [12] entwickelte eine Patientin mehrfache postinflammatorische Hyperpigmentierungen
auf ihrem Oberschenkel, was auf die Sonneneinstrahlung nach der Haarentfernung mit einem Rubinlaser im Normalmodus zurückzuführen war. Vor der
Therapie sollte bei allen Patienten mit Nachdruck betont werden, dass ultraviolet-
te Strahlung vor und einige Monate nach der Behandlung zu vermeiden ist.

Bis heute wurden nicht viele vergleichbare Studien veröffentlicht. Lask et al.
[16] führten eine vergleichende Bewertung des Rubinlasers, des Alexandritlasers
und weiterer Breitband-IPL-Systeme durch und fanden heraus, dass alle Geräte
bei einer sorgfältigen Patientenauswahl sicher und effizient funktionieren. Es gibt
eine kontinuierliche und mitunter rasante Weiterentwicklung von Lasern und
IPL-Systemen und es ist zeitweise schwierig, die neuesten Informationen zu erhalten. Deshalb kann es für den Arzt problematisch sein, in diesem expandierenden
Markt das beste System auszuwählen. Bei allen Geräten besteht immer noch ein
gewisses Potenzial Komplikationen zu verursachen, wenn sie unsachgemäß verwendet werden. Um optimale Ergebnisse zu erreichen, empfiehlt es sich, präzise
den Behandlungsanleitungen zu folgen.

Eine Standardisierung von Behandlungsparametern für Langzeit- oder dauerhafte Haarentfernung und vergleichbare Untersuchungen zu verschiedenen
Haarentfernungsmethoden werden begrüßt. Olsen [21] schlägt vor, dass solche ▶

Haarstudien in nicht androgen beeinflussten Bereichen bei Frauen durchgeführt werden sollten und dass die Nachbehandlungsperiode idealerweise einen vollständigen Haarwachstumszyklus dieses Körperbereichs umfasst plus einer zusätzlichen 6-monatigen Genesungszeit. Diesen Vorgaben wurde in der vorliegenden Studie entsprochen, wobei betont wird, dass die vorgestellten Daten vielleicht nicht dauerhaft, aber doch für einen sehr langen Zeitraum gültig sind.

Literatur

1   Andersson RR, Parrish JA (1983) Selektive Photothermolyse: Präzise Mikrochirurgie durch selektive Absorption pulsierender Strahlung. Science 220:524–527

2   Bencini PL, Luci A, Galimberti M, et al (1999) Langzeitepilation mit einem langgepulsten Neodym:YAG Laser. Dermatol Surg 25:175–178

3   Bjerring P, Zachariae H, Lybecker H, et al. (1998) Bewertung des freilaufenden Rubin-Lasers bei der Haarentfernung. Eine retrospektive Studie. Acta Derm Venereol 78:48–51

4   Boss WK Jr, Usal H, Thompson RC, et al. (1999) Ein Vergleich der Lang-Puls und Kurz-Puls Alexandrit-Lasersysteme für Haarentfernung. Ann Plast Surg 42:381–384

5   Braun-Falco O, Heilgemeir GP (1985) Die Trichose, strukturelle und funktionelle Basis, Durchführung und Interpretation. Semin Dermatol 4:40–52

6   Clement M Haarentfernung mit dem Rubin-Laser. PCT Patentanwendung GB94/02682

7   Costsarelis G, Sun TT, Lavker RM (1990) Markierte einbehaltene Zellen, die sich im Balgbereich einer Haareinheit befinden: Implikationen für Follikelstammzellen, Haarzyklus und die Hautkarzinogenese. Cell 61:1321–1327

8   Dierickx CC, Grossman MC, Farinelli WA, et al (1998) Dauerhafte Haarentfernung mit einem Rubin-Laser im Normal-Modus. Arch Dermatol 134:837–842

9   Finkel B, Eliezri YD, Waldman A, et al. (1997) Gepulste Alexandrit-Lasertechnologie für nicht-invasive Haarentfernung. J Clin Laser Med Surg 15:225–229

10 Gold MH, Bell MV, Foster TD, et al. (1997) Langzeit-Epilation durch Verwendung des Epilight Breitband, Intense Pulsed Light-Haarentfernungssystem. Dermatol Surg 24:128–132

11 Goldberg DJ, Littler CM, Wheeland RG (1997) Örtlich Aufhängungs-unterstützte Haarentfernung mit dem gütegeschalteten Nd:YAG-Laser. Dermatol Surg 23:741–745

12 Hasan AT, Eaglstein W, Pardo RJ (1999) Sonnenindizierte postinflammatorische Hyperpigmentierung nach Haarentfernung mit Lasern. Dermatol Surg 25:113–115

13 Holecek BU, Ackerman AB (1993) Anschwellungs-Aktivierungs-Hypothese: ist es gültig? Am J Dermatol 15:235–257

14 Kligman AM (1995) Der menschliche Haarzyklus. J Invest Dermatol 33:307–316

15 Lask G, Elman M, Slatkine M, et al. (1997) Laserunterstützte Haarentfernung durch selektive Photothermolyse. Einleitende Ergebnisse. Dermatol Surg 23:737–739

16 Lask G, Eckhouse S, Slatkine M, et al. (1999) Die Rolle der Laser und Intense Light Lichtquellen bei der Photoepilation: eine vergleichende Bewertung. J Cutan Laser Ther 1:3–13

215

17 McCoy S, Evans A, James C (1999) Histologische Studie von Haarfollikeln, die mit einem 3-msec gepulsten Rubin-Laser behandelt wurden. Lasers Surg Med 24:142–150

18 Nanni CA, Alster TS (1997) Optimierung der Behandlungsparameter für die Haarentfernung durch Verwendung einer örtlichen karbonbasierenden Lösung und einer 1064-nm gütegeschalteten Neodym:YAG Laserenergie. Arch Dermatol 133:1546–1549

19 Oh HS, Smart RC (1996) Eine Östrogen-Leitungsbahn reguliert den telogenen-anagenen Haarfollikelübergang und beeinflusst das Hautzellenwachstum. Proc Natl Acad Sci USA 93:125525–30

20 Olivier RF (1967) Die experimentelle Induktion des Bartwachstums in der Hausratte durch Einpflanzung von Hautpapillen. J Embryol Exp Morph 18:46–51

21 Olsen E (1999) Methoden der Haarentfernung. J Am Acad Dermatol 40:143–155

22 Randall VA, Ebling FJG (1991) Saisonale Veränderungen beim menschlichen Haarwachstum. Br J Dermatol 124:146–151

23 Rossman MC, Dierickx C, Farinelli W, et al. (1996) Zerstörung der Haarfollikel durch Pulse eines Rubin-Lasers im Normal-Modus. J Am Acad Dermatol 35:889–894

24 Sato Y (1976) Der Haarzyklus und seine Kontrollmechanismen In Koboti T, Montagna W, (Eds) Biology and Disease of the Hair. University Park Press, Baltimore 3–13

25 Straile WF, Chase HB, Arsenault C (1961) Wachstum und Unterscheidung von Haarfollikeln in aktiven und ruhigen Perioden. J Exp Zool 148:205–221

26 Trotter M (1923) Die Resistenz von Haaren gegenüber bestimmten Wachstumsstimulanzien. Arch Derm Syph 7:93–98

27 Weiss RA, Weiss MA, Marwaha S, et al. (1999) Haarentfernung mit einer nicht-kohärent gefilterten Blitzlampe einer Intense Pulsed Light Lichtquelle. Lasers Surg Med 24:128–132

28 Zaias N (1997) Methode zur Haarentfernung. U.S. Patent 1991. Dermatol Surg 23:737–739

6

Anhang

Geräteauswahl zur Photoepilation

G. KAUTZ, K. RICK

In den letzten Jahren hat die Anzahl der Systheme zur Photoepilations sehr stark zugenommen. Wie in den vorhergehenden Kapiteln gezeigt, können die unterschiedlichen Enthaarungslaser und Blitzlampensystheme sehr erfolgreich eingesetzt werden.

Mit dieser Übersicht möchten wir dem Einsteiger die Möglichkeit geben, sich auf dem Markt der Behandlungssystheme zur orientieren. Der Fortgeschrittene erhält zudem eine Vielzahl von Kontaktadressen, um neueste Produktinformationen und aktuelle Literatur direkt bei den Geräteherstellern zu erfragen.

Eine derartige Übersicht kann bei dem raschen Wandel der Systheme nie vollständig sein. Deshalb ist es unser Ziel, neben den wissenschaftlichen Informationen aus unserem Lehrbuch dem Leser auch direkte Kontaktmöglichkeiten zur Industrie an Hand zu geben. Weitere Laserfirmen und Therapieinformationen können auch im Internet recherchiert werden.

Nachfolgend ist eine Auswahl einzelner Systeme von verschiedenen Herstellern in alphabetischer Reihenfolge aufgeführt. Eine Gewähr für Vollständigkeit und Richtigkeit der nach Angaben der Hersteller zusammengestellten technischen Daten kann aus o. g. Gründen nicht gegeben werden.

A.R.C. Laser GmbH

Modell: VariLas

Technische Daten:

Lasermedium	Diodenlaser
Wellenlänge	808 nm
Energiedichte	0,3–427 J/cm^2
Pulsdauer	10–300 ms
Pulsfrequenz	0,5–25 Hz
Spotgröße	0,6–8,0 mm
Abmessungen	58 × 48 × 15 cm
Gewicht	20 kg

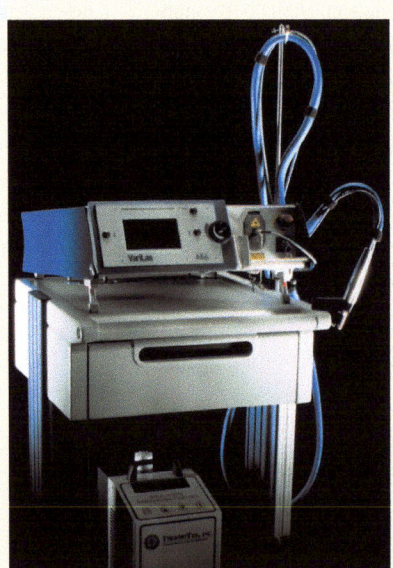

Anschrift:

Von-Brentano-Str. 31c
D-90542 Eckental-Forth
Tel.:   +49 (0)91 26 / 25 98 -0
Fax: +49 (0)91 26 / 25 98 29
e-mail: info@arclaser.de

Candela

GentleLase Mini

Technische Daten:

Lasermedium	Alexandrit-Laser,
Wellenlänge	755 nm
Pulsdauer	3 ms
Pulsfrequenz	1,5 Hz, (0,5/1,0/1,5)
Spotgröße	6/8/10/12/15/18 mm
Energiedichte	bis zu 100 J/cm^2
Hautkühlung	DCD™-Cryogen HFC 134 a
Abmessungen	89 cm (H), 41 cm (B), 71 cm (T)
Gewicht	95 kg

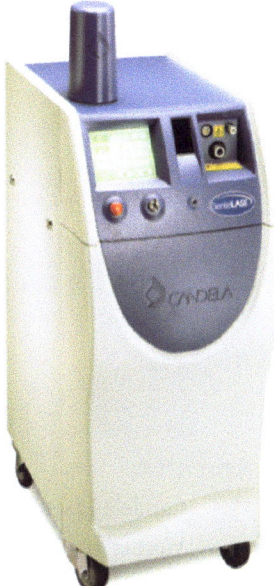

Anschrift:

Candela Laser Deutschland GmbH

Werner-Heisenberg-Str. 2

D-63263 Neu-Isenburg

Tel.:   +49 (0)61 02 / 59 98 50

Fax: +49 (0)61 02 / 59 98 517

e-mail: info@candelalaser.de

www.candelalaser.de

Candela

Gentle YAG

Technische Daten:

Lasermedium	Nd:YAG-Laser
Wellenlänge	1064 nm
Pulsdauer	3 ms
Pulsfrequenz	1,5 Hz, (0,5/1,0/1,5)
Spotgröße	6/8/10/12/15/18 mm
Energiedichte	bis zu 180 J/cm^2
Hautkühlung	DCD™-Cryogen HFC 134 a
Abmessungen	89 cm (H), 41 cm (B), 71 cm (T)
Gewicht	95 kg

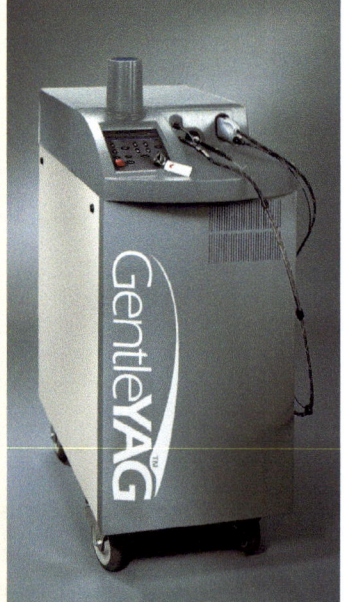

Anschrift:

Candela Laser Deutschland GmbH
Werner-Heisenberg-Str. 2
D-63263 Neu-Isenburg
Tel.:   +49 (0)61 02 / 59 98 50
Fax: +49 (0)61 02 / 59 98 517
e-mail: info@candelalaser.de
www.candelalaser.de

CoolTouch Corporation

Modell: Cooltouch Varia

Technische Daten:

Lasermedium	Nd:YAG
Wellenlänge	1064 nm
Pulsdauer	300 ms–500 ms
Spotgröße	3–10 mm
Energiedichte	bis 500 J/cm^2
Hautkühlung	gepulstes Cryogenspray
Abmessungen	79 cm (H), 53 cm (L), 46 cm (B)
Gewicht	73 kg

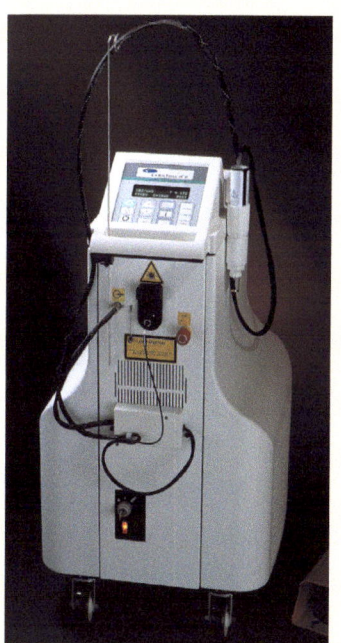

Anschrift:

Laser Point AG
Aspastr. 24
D-59394 Nordkirchen
Tel.:   +(49)25 96 / 97 22 0
Fax: +(49)25 96 / 97 22 22
e-mail: info@laserpoint.ag
www.laserpoint.ag

Cynosure

Acclaim 7000

Technische Daten:

Lasermedium	Nd:YAG-Laser
Wellenlänge	1064 nm
Pulsdauer	0,4, 1, 5, 10, 20, 40, 60, 100, 300 ms
Pulsfrequenz	5 Hz
Spotgröße	3/5/7/10 mm
Energiedichte	Bis zu 300 J/cm^2
Hautkühlung	Kaltluft- oder Kontaktkühlung
Abmessungen	99 cm (H), 35 cm (B), 55 cm (T)
Gewicht	82 kg

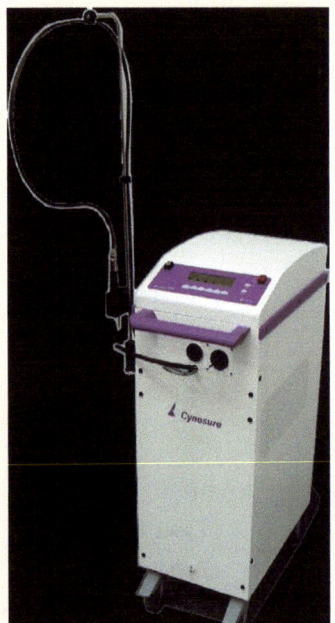

Anschrift:

Cynosure GmbH
Boschstr. 11 a
D-63225 Langen
Tel.:   +49 (0)61 03 / 20 11 100
Fax: +49 (0)61 03 / 20 11 111
e-mail: info@cynosure.de
www.cynosure.de

Cynosure

Apogee 5500

Technische Daten:

Lasermedium	Alexandritlaser
Wellenlänge	755 nm
Pulsdauer	0,5, 5, 10, 20, 40, 60, 100, 300 ms
Pulsfrequenz	1–3 Hz
Spotgröße	5/10/12,5/15 mm
Energiedichte	25–50 J/cm^2
Abmessungen	99 cm (H), 35 cm (B), 55 cm (T)
Gewicht	82 kg

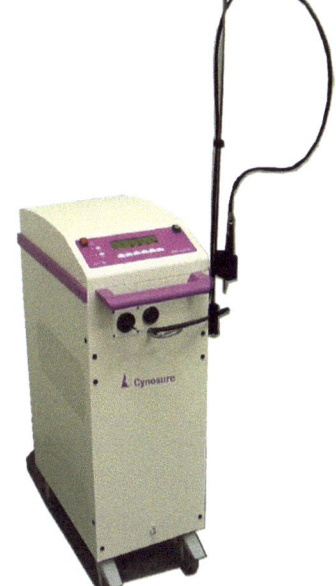

Anschrift:

Cynosure GmbH
Boschstr. 11 a
D-63225 Langen
Tel.:   +49 (0)61 03 / 20 11 100
Fax: +49 (0)61 03 / 20 11 111
e-mail: info@cynosure.de
www.cynosure.de

Cynosure

Apogee 9300

Technische Daten:

Lasermedium	Alexandritlaser
Wellenlänge	755 nm
Pulsdauer	5, 10, 20, 40 ms
Pulsfrequenz	2–5 Hz
Spotgröße	10/12,5/15 mm
Energiedichte	25–50 J/cm^2
Abmessungen	114 × 50 x 83 cm (H B T)
Gewicht	129 kg

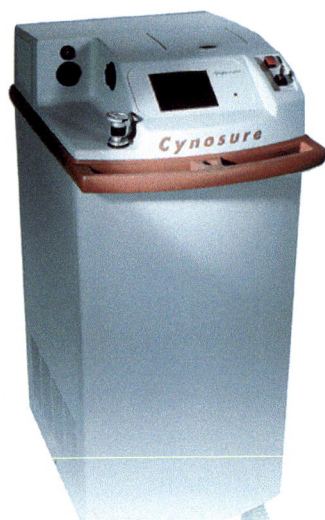

Anschrift:

Cynosure GmbH
Boschstr. 11 a
D-63225 Langen
Tel.:   +49 (0)61 03 / 20 11 100
Fax: +49 (0)61 03 / 20 11 111
e-mail: info@cynosure.de
www.cynosure.de

Danish Dermatologic Development A/S

Ellipse FL EX

Technische Daten:

Energiequelle	Blitzlampe
Spektrum	600–950 nm
Pulsdauer	0,5–88,5 ms
Pulsfrequenz	0,5–1,1 Hz
Energiedichte	Bis zu 21 J/cm^2
Spotgröße	10 mm × 48 mm
Abmessungen	70 cm (T), 51,8 cm (B), 158,6 cm (H)
Gewicht	140 kg

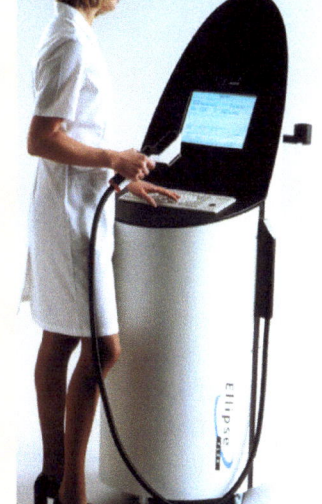

Anschrift:

DDD-Deutschland
Wilhelm-Thoedor-Römheld-Str. 14
D-55130 Mainz
Tel.:   +49 (0)61 31 / 92 11 92
Fax: +49 (0)61 31 / 92 11 97
e-mail: ddd.deutschland@3d.dk
www.3d.dk

DEKA

Modell: Smartepil LS

Technische Daten:

Lasermedium	Nd:YAG
Wellenlänge	1064 nm
Pulsdauer	4 bis 30 ms
Pulsfrequenz	bis 5 Hz
Spotgröße	4/5/6 mm
Energiedichte	$25 - 90 \ J/cm^2$
Abmessungen	59 cm (H), 53 cm (L), 20 cm (B)
Gewicht	40 kg

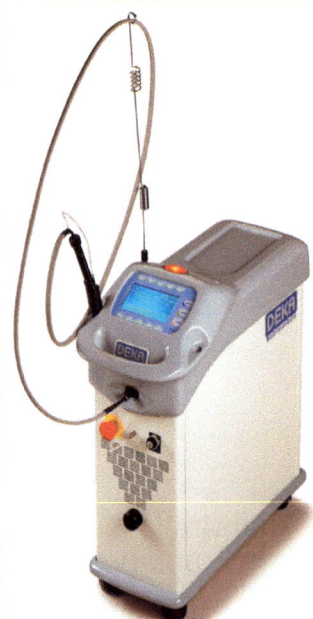

Anschrift:

DEKA-LMS

Vertriebs GmbH

Am Wald 1

D-85354 Freising

Tel.:   +49 (0)81 67 / 69 62 56

Fax: +49 (0)81 67 / 69 62 58

e-mail: info@deka-lms.de

www.dekalaser.com

DEKA

Modell: Smartepil II

Technische Daten:

Lasermedium	Nd:YAG
Wellenlänge	1064 nm
Pulsdauer	4 bis 30 ms
Pulsfrequenz	bis 6 Hz
Spotgröße	5/7 mm
Energiedichte	$25 - 90 \text{ J/cm}^2$
Abmessungen	92 cm (H), 75 cm (L), 33 cm (B)
Gewicht	80 kg

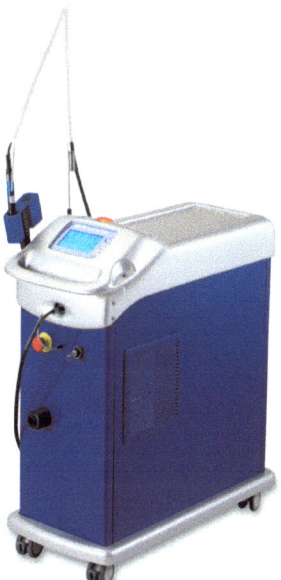

Anschrift:

DEKA-LMS
Vertriebs GmbH
Am Wald 1
D-85354 Freising
Tel.:   +49 (0)81 67 / 69 62 56
Fax: +49 (0)81 67 / 69 62 58
e-mail: info@deka-lms.de
www.dekalaser.com

DEKA

Modell: PHOTOSILK

Technische Daten:

Energiequelle	Blitzlampe
Spektrum	500–950 nm
Pulsdauer	2–25 ms
Pulsfrequenz	Bis 1 Hz
Spotgröße	46 mm × 18 mm (8,3 cm^2)
Energiedichte	3–32 J/cm^2
Hautkühlung	Kontaktkühlung
Abmessungen	103 cm (H), 48 cm (L), 50 cm (B)
Gewicht	65 kg

Anschrift:

DEKA-LMS
Vertriebs GmbH
Am Wald 1
D-85354 Freising
Tel.:   +49 (0)81 67 / 69 62 56
Fax: +49 (0)81 67 / 69 62 58
e-mail: info@deka-lms.de
www.dekalaser.com

Lumenis

LightSheer

Technische Daten:

Lasermedium	AlGaAs Diodenarrays
Wellenlänge	800 nm
Impulsdauer	5–400 ms
Pulsfrequenz	Bis 2 Hz
Spotgröße	9×9 mm
Energiedichte	10–100 J/cm^2
Kühlung	Kontaktkühlung
Abmessungen	38 cm (H), 43 cm (B), 51,5 cm (T)
Gewicht	27 kg

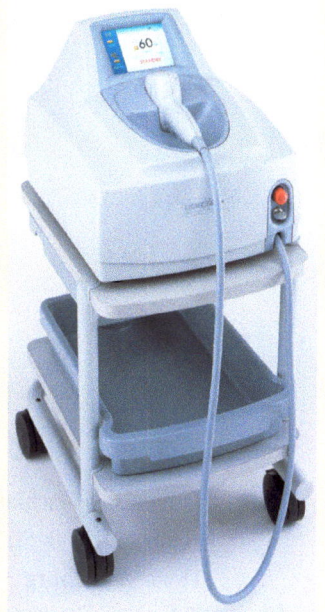

Anschrift:

Lumenis Deutschland GmbH
Heinrich-Hertz-Str. 3
D-64807 Dieburg
Tel.:   +49 (0) 61 03 / 83 35-0
Fax: +49 (0) 61 03 / 83 35-300
e-mail: info@lumenis.de
www.lumenis.de

Lumenis

Quantum HR

Technische Daten:

Energiequelle	Blitzlampe
Spektrum	645–1200 nm
Pulsdauer	6–18 ms
Pulsfrequenz	0,5 Hz
Spotgröße	34 mm × 8 mm
Energiedichte	15–45 J/cm^2
Hautkühlung	Kontaktkühlung
Abmessungen	100 cm (H), 40 cm (L), 40 cm (B)
Gewicht	75 kg

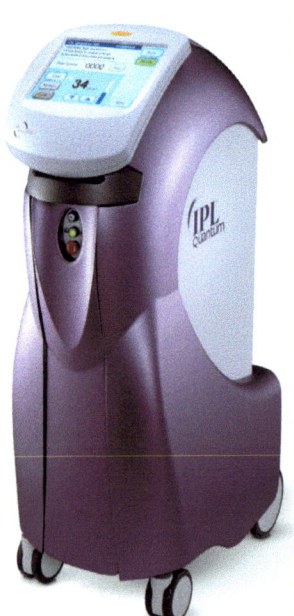

Anschrift:

Lumenis Deutschland GmbH
Heinrich-Hertz-Str. 3
D-64807 Dieburg
Tel.:   +49 (0) 61 03 / 83 35-0
Fax: +49 (0) 61 03 / 83 35-300
e-mail: info@lumenis.de
www.lumenis.de

Lumenis

VascuLight (IPL EpiLight Head)

Technische Daten:

Energiequelle	Blitzlampe
Wellenlängen	590–1200 nm
Pulsdauer	2,5–7 ms
Pulsfrequenz	0,33 Hz
Spotgröße	$45 \times 10, 35 \times 8, 8 \times 8$ mm
Energiedichte	20–65 J/cm^2
Abmessungen	148 cm (H), 87 cm (L), 56 cm (B)
Gewicht	160 kg

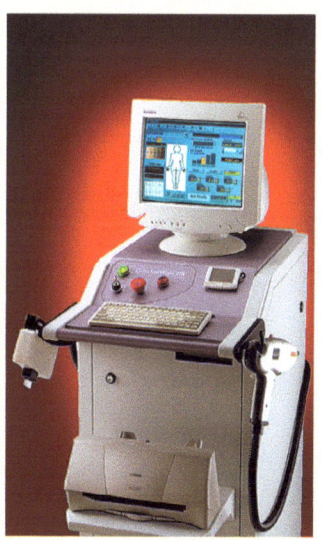

Anschrift:

Lumenis Deutschland GmbH
Heinrich-Hertz-Str. 3
D-64807 Dieburg
Tel.:   +49 (0) 61 03 / 83 35-0
Fax: +49 (0) 61 03 / 83 35-300
e-mail: info@lumenis.de
www.lumenis.de

MedArt

Modell: MedArt 435

Technische Daten:

Lasermedium	Diodenlaser
Wellenlänge	810 nm
Spotgröße	1,2/2,5/8 mm
Energiedichte	bis 200 J/cm^2
Pulsdauer	10–1000 ms
Pulsfrequenz	0,3–100 Hz
Abmessung	15cm (L), 51 cm (B), 15 cm (H)
Gewicht	13 kg

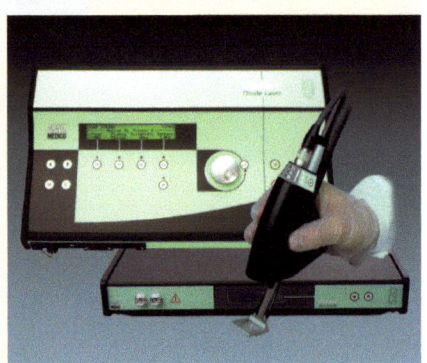

Anschrift:

MedArt (Deutschland) GmbH
Rudendorfer Weg 39
D-96188 Stettfeld
Tel.:   +49 (0)95 22 / 70 72 22
Fax: +49 (0)95 22 / 70 72 10
e-mail: medart-deutschland@asah.dk
www.asah.dk

Palomar

Modell: EsteLux

Technische Daten:

Energiequelle	Blitzlampe
Spektrum	525–1200 nm
Pulsfrequenz	Bis 1 Hz
Spotgröße	16 × 46 mm
Energiedichte	bis 15 J/cm^2
Hautkühlung	Kontaktkühlung
Abmessungen	36 cm (H), 29 cm (L), 48 cm (B)
Gewicht	22 kg

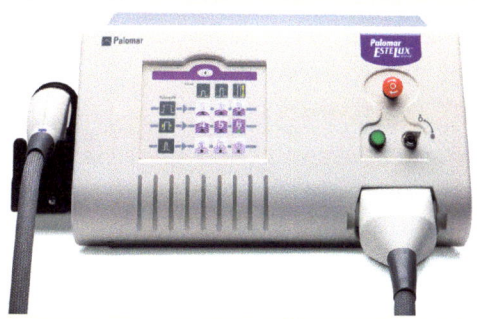

Anschrift:

Laser Point AG
Aspastr. 24
D-59394 Nordkirchen
Tel.:   +(49)25 96 / 97 22 0
Fax: +(49)25 96 / 97 22 22
e-mail: info@laserpoint.ag
www.laserpoint.ag

Palomar

Modell: MediLux

Technische Daten:

Energiequelle	Blitzlampe
Wellenlängen	650–1200 nm
Pulsfrequenz	Bis 1 Hz
Spotgröße	12×28 mm
Energiedichte	bis 28 J/cm^2
Hautkühlung	Kühlspray
Abmessungen	36 cm (H), 29 cm (L), 48 cm (B)
Gewicht	22 kg

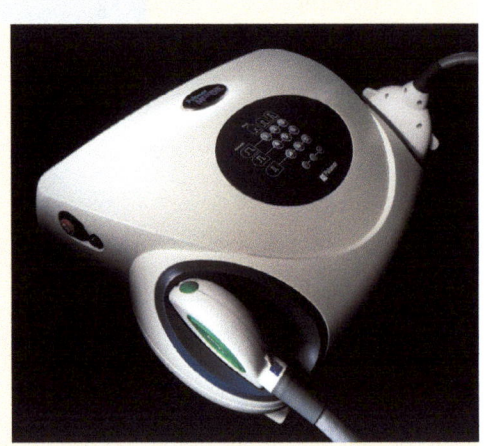

Anschrift:

Laser Point AG
Aspastr. 24
D-59394 Nordkirchen
Tel.: +(49)25 96 / 97 22 0
Fax: +(49)25 96 / 97 22 22
e-mail: info@laserpoint.ag
www.laserpoint.ag

Polymed

Modell: Lyra i

Technische Daten:

Lasermedium	ND:YAG-Laser
Wellenlänge	1064 nm
Pulsdauer	10–100 ms
Energiedichte	bis 900 J/cm^2
Pulsfrequenz	bis 10 Hz
Spotgrößen	1,0–5,0 mm/10 mm
Kühlung	Kontaktkühlung
Abmessungen	42 cm (H), 31 cm (B), 58 cm (T)
Gewicht	38 kg

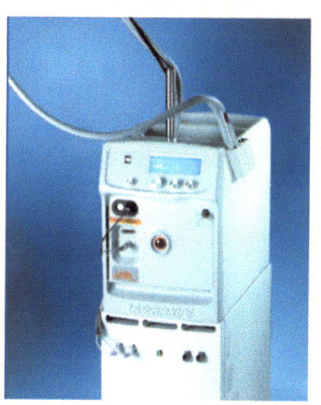

Anschrift:

Polymed gGmbH
Temmenhauser Str. 32
D-89134 Blaustein
Tel.:   0 73 04/80 39 6-0
Fax: 0 73 04/80 39 6-25

Syneron

Modell: Aurora

Technische Daten:

Energiequelle	Blitzlampe kombiniert mit bipolarem Radiofrequenzstrom
Spektrum	580–980 nm
Spotgröße	12 × 25 mm
Energiedichte	5 – 45 J/cm^2 Licht
	5 – 20 J/cm^3 RF-Strom
Pulsdauer	bis 100 msec Licht
	bis 200 msec RF-Strom
Hautkühlung	Kontaktkühlung
Abmessung	30 cm (L), 30 cm (B), 90 cm (H)
Gewicht	25 kg

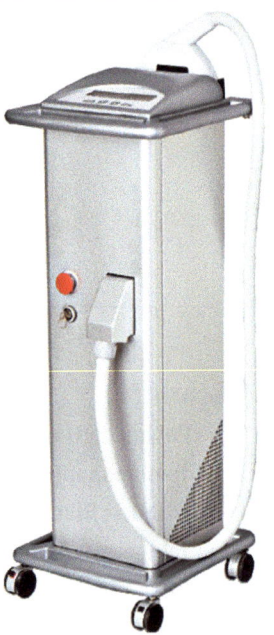

Anschrift:

Syneron GmbH
Ludwig-Ganghofer-Str. 7
D-82031 Grünwald
Tel.:   +49 (0)89 / 64 24 81-0
Fax: +49 (0)89 / 64 24 81-70
e-mail: info@syneron.de
www.syneron.de

Syneron

Modell: Polaris

Technische Daten:

Energiequelle	Diodenlaser kombiniert mit bipolarem RF Strom
Wellenlängen	900–920 nm
Spotgröße	bis 7 × 12 mm
Energiedichte	bis 140 J/cm^2 Laserlicht
	bis 100 J/cm^3 RF Strom
Pulsdauer	variabel bis 200 msec Laserlicht
	variabel bis 200 msec RF-Strom
Pulsfrequenz	3 pps
Hautkühlung	Kontaktkühlung
Abmessung	38 cm (L), 38 cm (B), 90 cm (H)
Gewicht	25 kg

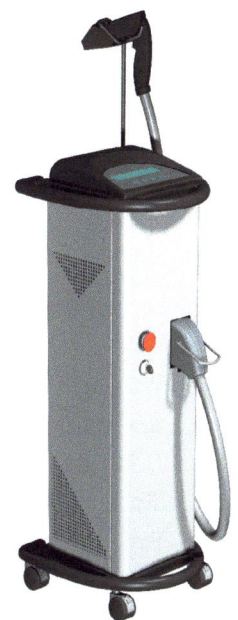

Anschrift:

Syneron GmbH
Ludwig-Ganghofer-Str. 7
D-82031 Grünwald
Tel.:   +49 (0)89 / 64 24 81-0
Fax: +49 (0)89 / 64 24 81-70
e-mail: info@syneron.de
www.syneron.de

WaveLight

Modell: Arion

Technische Daten:

Lasermedium	Alexandrit
Wellenlänge	755 nm
Spotgröße	6, 8, 10/12/14 mm
Energiedichte	bis zu 40 J/cm^2
Pulsdauer	1–50 ms
Pulsfrequenz	1–5 Hz
Abmessung	102 cm (L), 35 cm (B), 84 cm (H)
Gewicht	71 kg

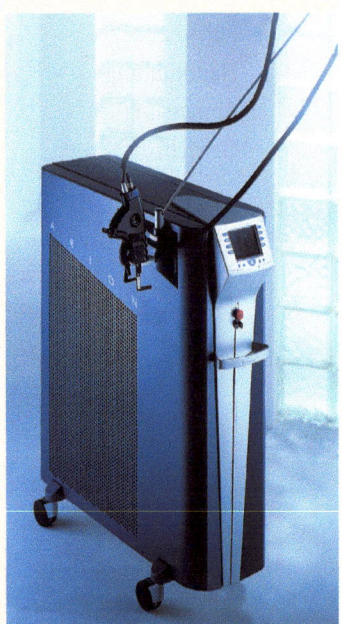

Anschrift:

WaveLight Laser Technologie AG
Am Wolfsmantel 5
D-91058 Erlangen
Tel.:   +49 (0) 91 31 / 61 86 0
Fax: +49 (0) 91 31 / 61 86 111
e-mail: info@wavelight-laser.com
www.wavelight-laser.com

WaveLight

Modell: Mydon

Technische Daten:

Lasermedium	Nd:YAG
Wellenlänge	1064 nm
Spotgröße	1,5/3/5/7/10 mm
Energiedichte	10–450 J/cm^2
Pulsdauer	0,5–90 ms
Pulsfrequenz	1– 4 Hz
Hautkühlung	Kontaktkühlung
Abmessung	102 cm (L) × 35 cm (B) × 84 cm (H)
Gewicht	73 kg

Anschrift:

WaveLight Laser Technologie AG
Am Wolfsmantel 5
D-91058 Erlangen
Tel.:　　+49 (0) 91 31 / 61 86 0
Fax:　　+49 (0) 91 31 / 61 86 111
e-mail:　info@wavelight-laser.com
www.wavelight-laser.com

Ausbildung, Fort- und Weiterbildung in der Lasertherapie

G. KAUTZ

Die adäquate Ausbildung in der Licht- und Lasertherapie ist in den medizinischen Berufen zumeist noch kein regulärer Bestandteil. Daher ist es notwendig, neben den Laserschutzkursen, die weitere Fort- und Weiterbildung selbst zu organisieren. Im Folgenden möchten wir Ihnen einige Kontaktadressen nennen. Hier erhalte Sie die notwendigen Informationen über die entsprechenden Veranstaltungen.

Die Adressenangabe ist nur eine Auswahl. Eine Gewähr für Vollständigkeit und Richtigkeit der Angaben kann nicht gegeben werden.

Studiengang Lasermedizin

Universität Greifswald
Studiengang für Lasermedizin
Ferdiand-Sauerbruch-Str.
17487 Greifswald
Tel.:   +49 (0) 38 34 / 86 0
www.unigreifswald.de

Laserschutzkurse

Krankenhaus Neukölln
Direktor: Prof. Dr. Berlien
Rudower Str. 48
12351 Berlin
Tel.:   +49 (0) 30 / 60 04 38 31
Fax: +49 (0) 30 / 60 04 38 70
e-mail: lasermed@knk.berlin.de

Uniklinik Kaiserslautern FB Physik
Erwin-Schrödinger-Str.
67663 Kaiserslautern
Tel.:   +49 (0) 6 31 / 20 17 318
Fax: +49 (0) 6 31 / 20 17 192
www.laserschutzkurs.de

Universität Ulm
Abt. für Lasertherapie
Oberer Eselsberg
89081 Ulm
Tel.:   +49 (0) 7 31 / 50 00
www.universitaetulm.de

Lasergesellschaften

Deutsche Dermatologische Lasergesellschaft e.V. (DDL)
Fachverband von Hautärzten mit Spezialisierung auf Lasertherapie
e-mail-Kontakt: sekretariat@ddl.de
e-mail: info@ddl.de
www.ddl.de

IL^2AS
International Laser and Light Aesthetic Society e.V.
Syker Str. 42
27211 Bassum
Tel.:   +49 (0) 42 41 / 93 320
e-mail: info@iplas.net
www.ILAS-Society.com
www.IL2AS.com

Internet zum Thema Epilation

z. B. mit den Suchhilfen:

www.google.de
www.yahoo.de

finden Sie ständig aktuelle Arbeiten zur Thematik.

Sachverzeichnis

MIX
Papier aus verantwortungsvollen Quellen
Paper from responsible sources
FSC® C105338

If you have any concerns about our products,
you can contact us on
ProductSafety@springernature.com

In case Publisher is established outside the EU,
the EU authorized representative is:
Springer Nature Customer Service Center GmbH
Europaplatz 3, 69115 Heidelberg, Germany

Printed by Libri Plureos GmbH
in Hamburg, Germany